干 眼 茶 馆

主 编　马晓萍　孙兴怀

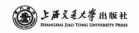

上海交通大学出版社
SHANGHAI JIAO TONG UNIVERSITY PRESS

内容提要

本书名为《干眼茶馆》，取材于复旦大学附属中山医院眼科马晓萍主任医师开设的微信公众号"干眼茶馆"。本书精选了其中两百余名医生及读者的文章，分为4个部分："掌柜坐堂"收集了关于眼科各种疾病的近200篇科普文章，涉及手术、治疗、康复多个方面；"他山之石"收集了眼科外其他各科在公众号上的十余篇文章，包括肿瘤科、血液科等；"心灵驿站"为公众号上多位医生和读者的十多篇感悟，包括医疗过程和生活的诸多方面；"荣誉殿堂"列出了中外对眼科发展有杰出贡献的10名医学大家的生平简介。

本书内容如其名，轻松愉快，既可供眼科专科医师阅读，以便采诸家之长，共同提高，又可供普通大众阅读，以便进一步了解眼科疾病，从而保护好自己的眼睛。

图书在版编目（C I P）数据

干眼茶馆 / 马晓萍，孙兴怀主编. —上海：上海交通大学出版社，2017

ISBN 978-7-313-18125-1

Ⅰ.①干… Ⅱ.①马… ②孙… Ⅲ.①眼病-防治②眼-保健 Ⅳ.①R77

中国版本图书馆 CIP 数据核字（2017）第 220679 号

干眼茶馆

主　　编：马晓萍　孙兴怀			
出版发行：上海交通大学出版社	地　　址：上海市番禺路 951 号		
邮政编码：200030	电　　话：021-64071208		
出 版 人：谈　毅			
印　　刷：苏州市越洋印刷有限公司	经　　销：全国新华书店		
开　　本：880mm×1230mm　1/32	印　　张：10.625		
字　　数：301 千字			
版　　次：2017 年 9 月第 1 版	印　　次：2017 年 9 月第 1 次印刷		
书　　号：ISBN 978-7-313-18125-1/R			
定　　价：36.50 元			

序一

　　马晓萍老师的干眼茶馆要出书，邀约我写个序，我很高兴能有这个荣幸。我认识马老师的时间不是特别长，但她的乐观向上、艺术修养与专业精神给了我十分深刻的印象。后来我知道她发起了"干眼茶馆"，并将其在眼科医师中做得十分有影响。干眼茶馆的文章很实用，而且通俗易懂，不仅有专业的介绍，而且有各种关于人文和艺术方面的内容，每一篇文章的可读性均很强。有一次，她向我约一篇文章，我因为时间紧，将一篇极为专业的文章初稿发给了她，她给予了细致的修改，经过她的修改后，文章的可读性与吸引力都明显提高。通过这一小事，我看到了她工作的细致与专业。作为一位非常优秀的眼科专家，平时的工作十分繁忙，她能将"干眼茶馆"坚持下来，实属不易，时间的投入，精神的坚持，没有热爱与责任是很难持之以恒的，这种精神让我敬佩。

　　我相信这本书一定会得到大家的喜爱。

刘祖国
厦门大学眼科研究所

序二

　　临床医师每天的工作是接诊患者,检查、诊断、用药、手术,若是在大学医院工作的医生,还要教学和研究,其工作之繁忙可想而知。眼科的临床诊疗工作更是一个"细活",事关患者的视力,容不得半点马虎。眼科医生被称为"光明天使",也是影视节目中常见的医生形象的代表。不过其光鲜的表面,覆盖着的却是诸多的心血和辛劳。

　　复旦大学附属中山医院眼科的马晓萍主任医师在繁忙的医、教、研工作的余暇却不辞辛劳,在网上开了一家"干眼茶馆",这家"茶馆"并不卖茶,但却广召天下客,欢迎各方人士到茶馆里来"坐坐"。医生们来坐坐,略微放松一下心情,跟同道们交流一下工作或学习的心得,谈点逸闻趣事;民众也可以来坐坐,听听医生们谈到的医学知识,也可提点自己的想法和要求。这家茶馆不收费、不打烊、无定规,"年中无休",来去自由。几年下来,"生意"兴隆,人皆称善,只是辛苦了马医师。不过马医师却乐此不疲,因为她觉得这茶馆事实上也是医患之间的一座桥梁、一种信息时代的沟通模式、一种新的医学知识普及的方式。

　　马医师的茶馆开了几年下来,还真收集了不少医学科普知识的帖子,"茶客"里面眼科医生多，当然以眼科的科普内容为主，其他科的医生也会来凑凑热闹，被马医师"逮住"，留下点"科普"。这些原本是闲聊之作，马医师逐一加工，形成了一篇篇短文，短小精干、要言不烦，汇成了一本有趣的医学科普书——《干眼茶馆》。

马医师要我写个序，我出于对这种"很时代化"的医学科普的兴趣，在这书的卷首点缀几句，向各位读者推荐此书："很值一读"。当然也希望各位常来这茶馆坐坐，静听与闲聊皆宜，晒一己之干货，采诸家之所长。

祝愿干眼茶馆兴旺；祝愿各位同道事业进步，身心健康；祝愿各位读者身体健康，外加眼睛明亮。

复旦大学上海医学院内科学教授
上海市科普作家协会名誉理事长
杨秉辉
2017 年 8 月

序三

"干眼茶馆龙门阵",让你拥有"好视力"!

　　身为眼科医师,在临床与患者接触后,深深有感于医患之间由于专业的鸿沟造成的沟通不易。有感于此,在繁重的医务工作之余,我开始着力于接触各种卫教渠道以化解医病矛盾。这些年受各医院、媒体、机关团体或企业之邀约,我针对眼睛疾病治疗及护理等主题进行演讲,多年来累积了数百场的演讲资料,也将演讲内容加以整理化为文章发表,或者出版书籍公之于众。目的是为了让民众能以正确的观念及有效率的做法,保护眼睛,避免伤害,以及了解病因、防止恶化。

　　在海峡两岸的眼科会议中,偶然认识复旦大学附属中山医院马晓萍主任医师,我们在交流中了解彼此在推广卫教领域具有共同的理念。在得知马老师竟然在繁重工作之余,不辞辛劳在网上建立"干眼茶馆"作为医患之间的沟通桥梁。在马老师的热心邀约下,我自然义不容辞地成为"干眼茶馆"的"茶客"之一,有时闲聊数句。

　　"干眼茶馆"以轻松有趣的氛围,不但同时引进医界众精英提供宝贵的经验与心得,也一举两得地成为大众获得众医师精彩医学知识的桥梁,从而拉近了医患关系,我也从中获益良多。马老师全年无休、热心奉献的公益行为,真是令我非常敬佩。现在马老师再进一步,将"茶馆"内累积的宝贵专业知识化零为整，汇总编辑成书，帮助读者深入浅出、更有组织性地一起来为眼睛健康把关的做法，真是大众读者的一大福音。

我个人感到非常荣幸能为读者推荐这本好书——《干眼茶馆》！最后，祝大家能在喝茶之余，拥有好视力！

中国台湾新竹国泰综合医院

陈莹山

前言

　　一直以来就有一个愿望,很想编一本关于眼科的科普书,把平时诊治过程中的点点滴滴分享给大家。2016 年年初,在复旦大学附属中山医院、复旦大学眼耳喉鼻科医院诸多同事和全国范围内诸多同仁的鼓励和支持下,创建了"干眼茶馆"公众微信号,开号以来,很受大众欢迎。诸多同行踊跃投稿,许多普通读者也积极留言,整个"茶馆"人气很旺、"生意兴隆"。这让我们非常感动,再次坚定了我们把"干眼茶馆"上的美文汇编成册的信心。

　　2017 年 3 月起,我们征询了"干眼茶馆"上几位"掌柜"和"茶客"的意见,他们也表示支持,于是,我们便开始着手相关的工作。历经半年,终于成稿。当你打开这本书时,你会觉得这本书浅显易懂,但又内容丰富新颖。"掌柜坐堂"里收集了眼科领域的新的治疗方法和热点话题,包括眼科医生必须掌握的一些新技能,每一篇、每一页,都会让你赏心悦目,每天花几分钟就能学到一个知识点,而不是像教科书那样需要死记硬背;"他山之石"里收集了一些其他科室的医生贡献的文章,多对眼科的发展和眼病的防治有建设意义;"心灵驿站"收集了"干眼茶馆"上发表的一些医生的感悟和心得,读来让人感同身受,美文共赏;"荣誉殿堂"收集了 10 位对眼科发展有杰出贡献的中外科学家的生平介绍。每一篇文章都短小精悍,可以让读者日有所得。为方便携带,我们特地把这本书做成了小开本,亦是希望读者可以可以随时分享"干眼茶馆"的精华。

在汇集本书内容的过程中,"干眼茶馆"里的每位编者都非常认真,对自己负责的内容进行了仔细审核,力求完美不放过任何一个细节,他们都在各自的专业领域勤恳地工作,积累了丰富的临床经验,百忙之中还能为此书尽心尽力,在此,我们发自内心地谢谢他们。另外,上海交大出版社和上海富吉医疗器械有限公司也对本书的出版给予了大力支持,在此一并感谢。还要感谢厦门眼科研究所刘祖国教授、复旦大学附属中山医院的杨秉辉老院长,中国台湾新竹医院陈莹山教授为本书作序,他们的鼓励和支持给了我们继续前行的动力。

因时间紧促,虽全力以赴,但书稿中必定存在需要改进之处,欢迎广大读者批评指正。此外,这次编写过程中,因篇幅所限,"干眼茶馆"上部分作者的文章并未收录入这一辑,我们计划纳入后期的第二辑中,相信通过第一辑的积淀,我们在做第二辑的时候肯定能更上层楼。

马晓萍　孙兴怀

2017 年 8 月 31 日

目录

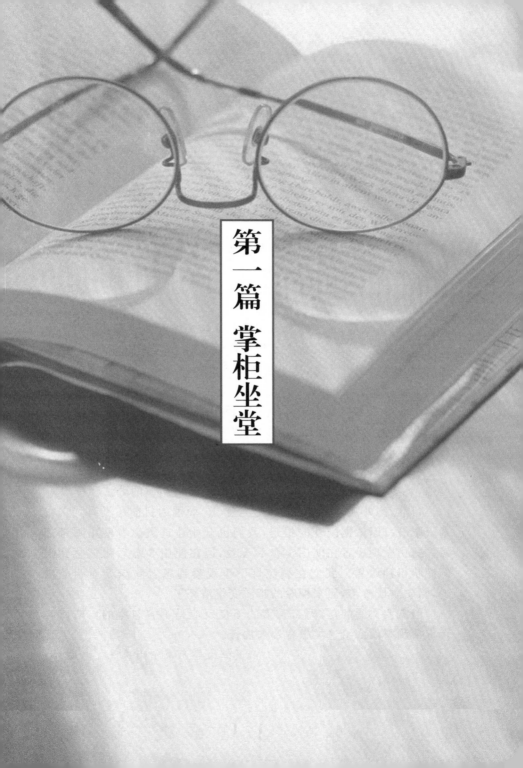

第一篇　掌柜坐堂

1 "阿奇哥"的浪漫史

口服阿奇霉素对眼睛有用吗？今天又接到一朋友的电话问口服阿奇霉素到底啥作用啊？朋友的妈妈自从开过白内障后眼睛就没舒服过，一会儿异物感，一会儿干涩感，刺激感很厉害，总之每天都抱怨白内障开坏了。朋友心想给妈妈托人找的是最好的白内障专家，怎么就开坏了呢？

朋友带着疑惑带妈妈来眼科检查，我在裂隙灯下发现她母亲睑板腺的开口阻塞了，沿着睑缘可以见到很多牙膏样的脂质栓子，睑缘红红的。原来睑板腺出问题了！

这是咋回事？

原来，手术后，患者因为担心手术伤口发炎而在一段时间内不做睑缘的清洁工作，再者，因为她年纪较大，激素水平紊乱，也导致了睑板腺开口的阻塞。于是，除了睑缘的清洁和按摩外，我们给老人用了阿奇霉素口服。

阿奇霉素和红霉素一样都是大环内酯类抗生素，最近在眼科权威期刊 *Ophthalmology* 上发表了阿奇霉素治疗睑缘炎的研究。该文章报道口服阿奇霉素后，患者的泪膜破裂时间、角结膜染色及泪液分泌量都较疾病对照组改善。其主要作用机制可能是抑制睑缘的炎症反应，刺激睑板腺上皮细胞的分化和代谢，促进脂质的分泌和排出。

目前，国外阿奇霉素滴眼液已经上市，而国内目前还没有阿奇霉素滴眼液。但依据国外的报道，我们也开始让这类患者使用阿奇霉素。随访发现患者在使用 1 盒后无效，但在使用 3 盒后明显感到眼部症状得到改善。我们在裂隙灯下也观察到患者睑缘充血明显减少，脂质质量改善，原来稠厚的脂质变得清亮了。

但需要提醒的是：阿奇霉素的不良反应是不容忽略的！期待阿奇霉素滴眼液会给这类患者带来福音。

（复旦大学附属中山医院　马晓萍）

2 "钙"世情缘

儿童常常需要补钙,儿童如何补钙才是最有效又安全的呢?

(1)提倡母乳喂养,母乳中含有婴儿体内代谢所需要的钙;人工喂养的婴儿需要添加辅助食品,如蛋类、瘦肉类、豆制品及动物肝脏等,这些食物都含有丰富的钙,可以补充其钙摄入量的不足。

(2)怎样选择富含钙的食物?海水中的钙元素含量排在各类元素的第五位,浸泡在海水中的动植物是理想的补钙食物。此外,虾皮、芝麻酱、乳类、蛋类、豆类、坚果类及深颜色的蔬菜等都是补钙的好食品。

(3)钙在体内转运过程中,必须有维生素 D 的协助。维生素 D 通过一系列复杂的转化,才能够调节钙、磷代谢,从而促进骨骼形成,富含维生素 D 的食物有鱼肝油、动物肝脏、蛋类及肉类等。孩子应多进行户外活动,以促进体内维生素 D 的合成。

(4)钙与磷是一对亲密的伙伴,如果磷摄入过多,将影响钙的吸收。一般钙与磷的比值为 $1:1.2\sim1.5$,两者相比要特别注意补充钙,因为磷广泛存在于自然界的食物中。

(5)我国居民的日常饮食以植物性食物为主,其含有的草酸、植酸、纤维素较多,这些物质与钙结合,形成不溶解的物质,从而影响了钙的吸收。为了减少该物质的形成,可以先用开水将一些含草酸等较多的绿叶蔬菜焯一下,使食物中含有的草酸、植酸等物质溶解在水中,以减少其在食物中的含量。

(6)在日常饮食中,如果摄入过多的脂肪,脂肪便会与钙结合,形成钙皂,称为皂化作用。该物质从粪便中排出,使钙丢失,因此,在日常饮食中应控制高脂肪类食物的摄入。

(7)钙在碱性环境中不溶解,从而使钙的吸收利用率降低;而酸性环境可以使钙保持溶解状态,利于钙的吸收。维生素 C、柠檬酸等可以使肠道 pH 下降,有利于肠道对钙的吸收。

(8)在日常饮食中,如摄入过多的低聚糖(食糖、甜品等),就会消耗体内的钙,从而降低体内的钙含量。

（9）精神过度紧张或压抑、缺少运动的儿童，即使在日常饮食中的钙摄入量充足，也可能会出现缺钙的现象，因此，在生活中，特别是在进餐时应该给孩子创造一个轻松、良好的氛围。

（10）纠正孩子偏食、素食等不良饮食习惯，力求达到平衡膳食。

需要提醒家长的是：儿童补钙并非多多益善，儿童补钙过多会导致骨化过早，阻碍、影响身高发育。同时，对于长期服用钙剂的孩子，血钙、尿钙容易高出正常值，而产生高钙尿症，也容易产生肾结石，而且结石的质地硬，不规则且数目多，从而影响肾脏的健康。相对而言，从饮食中补钙比较安全。

（复旦大学附属中山医院　于明香）

3 "可怕的"蓝光

蔚蓝的天空，蔚蓝的海洋，蔚蓝的地球，我们蔚蓝的家。蓝色无时无刻不萦绕在我们的身旁。蓝光是可见光的重要组成部分，其波长短，能量高。以往研究报道蓝光会引起黄斑病变，最近又有研究发现蓝光对眼表也会造成损害。

据世界卫生组织（WHO）爱眼协会公布的消息，2006—2008年，因蓝光每年导致全球超过30000人失明。2009年底，爱眼协会发出橙色预警："蓝光对人类的潜在隐性威胁将远远超过苏丹红、三聚氰胺、SARS（非典）、H1N1（甲流）的破坏性，无形中吞噬人的双眼。"

蓝光对人体危害大，但在生活中人们却无法避免。我们每天使用的电子产品，比如电脑、智能手机、平板电脑、电视LED显示屏等，都会发出大量的蓝光。伴随着这些电子产品的普及并渗透到生活的方方面面，每个人接触蓝光的机会急剧增加，由此会导致人体生物钟紊乱或影响视力。

近日，听说"刷屏族"们有了自己的秘密武器，那就是防蓝光眼镜。市面上的防蓝光眼镜林林总总，那我们到底要如何合适地选择和佩戴呢？

（1）本身有近视、老视、远视的人群，如果眼底情况好且近视度数低,可以选择加屈亮度数的防蓝光镜片。

　　(2)本身有近视、老视、远视的人群,如果眼底情况不好或者高度近视,建议选择防蓝光平光镜片中的夹片(直接夹在自己现有的眼镜上)或者套镜(直接套在自己现有的眼镜上),这类镜片能一定程度上缓解视疲劳。

　　(3)对于眼底基础疾病(黄斑变性、出血、糖尿病视网膜病变等)患者,需要比正常人更加注意蓝光对视觉的影响,建议选择全包式防护镜。

　　(4)对视觉质量要求较高的人群,如平面设计师,色彩设计、色差耐受能力低的人群,建议佩戴综合性抗蓝光护目镜,这类防蓝光眼镜的典型特点是几乎无色差,适合室内长期佩戴或者外出。

　　(5)电脑工作者除了佩戴防蓝光眼镜,还可多吃胡萝卜、动物肝脏、玉米等,还可在室内摆放一些绿萝、仙人掌等防辐射的植物。

　　　　　　　　　　　　　(河北邯郸市第一医院　　翟小雨)

4　"青",我想认识你

　　青光眼是常见眼病,而且是主要的致盲眼病。说到青光眼,先要讲讲眼压的概念。眼球内具有一定的压力,我们称为眼内压或眼压。正常的眼压对维持眼睛的视觉功能很重要,如保持眼球的外形、眼球屈光成像系统的光学特性、眼球内的血液循环等。通常认为,当眼压超过一定的限度,就会压迫视觉神经,造成视神经萎缩、视功能损害,医学上称为青光眼。青光眼的视功能损害主要表现为视野,也就是眼睛看到的空间范围缩小或缺损。这种损害是不可逆转的,也就是说青光眼患者已萎缩的视神经目前在医学上还无法使它再恢复功能,因此要及早发现,及时治疗。这就需要进一步了解青光眼的种类及症状。

　　青光眼有多种,从婴儿到老年人都可患病。医学上分三大类:①先天性青光眼;②原发性闭角型和开角型青光眼;③继发性青光眼。继发性青光眼是由其他眼病或全身疾病等引起,主要谈谈前两类青光眼。

先天性青光眼主要是婴幼儿患者,有的在出生前就已发生,特点是大眼球、大角膜(黑眼珠)、雾浊(无光泽)、流泪、怕光、常揉眼睛、哭闹不安。如有这些情况,应及早到医院就诊、检查来明确诊断。这类青光眼有家族遗传因素的约25%,因此强调孕期保健,尤其是母亲怀孕的前3个月孕期要注意保护。先天性青光眼的治疗主要是手术,越早越好。

原发性青光眼有闭角型和开角型之分,主要是治疗方案的不同,表现有急性和慢性。急性发病的表现症状明显,往往有虹视、眼痛、视力明显下降、眼球充血,严重的有头痛、恶心呕吐,甚至发热。有些患者被误认为"急性胃肠炎""偏头痛""重感冒"等。除了典型症状外,许多患者可表现为一过性的虹视、视力模糊、眼胀和鼻根部酸痛,经休息后可以自行解除。这些症状轻微,患者容易忽视,以致失去早期诊治的机会。

急性青光眼都是闭角型青光眼,是我国主要的青光眼类型。慢性青光眼的特点是隐匿起病,往往在不知不觉中发展,有许多病例常常是到中、晚期才发现。慢性青光眼有闭角型和开角型两种。临床表现相似,早期常容易产生视觉疲劳、眼部不适,有的可表现为变性近视、视力模糊等。如有上述症状应做详细的眼科检查如压平眼压、电脑阈值视野、房角检查等。如明确为青光眼,则需根据具体病情拟订合适的治疗方案,进行药物或手术治疗。

这里强调的是青光眼是一种终身疾病,一定要依从医生的嘱咐,定期随访检查。

(复旦大学附属眼耳鼻喉科医院　孙兴怀)

5 "视力定型"后也需注意视力保护

在视力有问题多年后,你还会像刚发现视力问题时那样关注视力的保护矫正吗?大部分视力问题患者的回答是"否"。最重视视力保护的是青少年,或者说是他们的家长。而二三十岁以上的成年近视患者不仅在亮度复查（验光）的频率和主动性上不如青少年患者，对配镜换镜的重视程度也有相当幅度的下降，连续疲劳用眼的情况也更严重。更有甚者，有三分之一的成年人在最近一次配镜时，连光也懒得验了。

深入调查发现，出现这种现象的主要原因是很多近视患者存在用眼卫生的误区，认为视力也会随着身体发育的结束而定型，定型后视力问题就不会再恶化，所以也无须太关注视力保护。正是基于这一认识的差异，目前公众对视力问题的产生比较敏感，对视力问题的发展相对不敏感，对视力问题只有"短期治疗"观念，而没有形成"长期治疗"观念。

"视力定型"事实上主要是指眼球的发育状况。人出生后随着年龄的增长，眼球的体积不断增大，视网膜、视器及视皮层的神经细胞及其相互联结的组织结构逐渐发育完善，一般人在6～8岁时，视觉系统会发育到正常水平，到20岁左右，眼球发育基本完成。但这并不代表视觉系统从此就不会变化，视力问题就不会恶化，如果成年人不注意视力保护，同样会像青少年一样加重视力问题。

因此，建议近视患者不仅要重视视力问题刚出现时的短期治疗，更要注意眼睛的长期保健，尤其是避免长时间用眼过度，以及佩戴质量合格适合自己的眼镜。

评注：视力保健是终身性的。青少年时期和老年时期的视力变化较快，但在人生的各个阶段都需要给以足够的关注。正如近年来大家日益重视的年度身体健康体检一样，没有问题的可以及时发现，已存在屈光不正的可以了解是否发生变化。切莫等到有明显的视力变化时才引起重视，要做到防患于未然。对已有视力问题的人群，"短期治疗"观念是远远不够的，务必建立长期的眼保健意识。不仅在刚出现视力问题时要注意通过各种医疗手段进行矫正，而且在视力问题较为稳定后仍然需要定期检查、重新验光配镜等方式进行常规的眼保健。通常已有屈光不正的应每年做一次验光检查，没有屈光不正的也应每两年做一次视力检查。对承担着社会工作和家庭生活双重压力的青中年人群更应如此。

（复旦大学附属眼耳鼻喉科医院　孙兴怀）

6 "罪魁祸首"竟是青光眼

56 岁的李阿姨近来心情焦虑,经常唉声叹气,昨天因为一件小事与邻居发生了争执,回家后突然发生头痛伴恶心呕吐,家人第一反应是脑中风,急忙送到内科急诊就诊,查了 CT、磁共振均未发现明显脑部病变。在医生的仔细询问下,李阿姨才发现自己忽视了眼痛和视力下降的症状,3 天后转诊到眼科时才发现"罪魁祸首"竟是青光眼,可惜视神经已发生了不可逆性损伤。

闭角型青光眼是亚洲人较为常见的青光眼类型,根据房角关闭的状态分为急性和慢性两种。当急性闭角型青光眼大发作时,急剧的眼压升高会刺激三叉神经末梢,反射性引起三叉神经分布区域的疼痛,引起患者眼痛和头痛,眼压升高也会引起迷走神经兴奋,诱发恶心呕吐,患者常因剧烈的头痛和胃肠道症状而忽略眼部情况,因此多前往神经内科或者消化科就诊,假如未关注眼部症状而误当作脑部疾病诊疗,延误了眼科治疗,持续的高眼压会导致视神经损伤甚至不可逆性失明。

部分急性闭角型青光眼发作前的前兆期或是慢性闭角型青光眼患者会出现眼胀痛、鼻根酸胀,偶有头痛、失眠,休息后可缓解,因此多数患者未加重视或误以为偏头痛而不当就诊,直到发生了视神经萎缩和视野缩小后才发现是青光眼惹的祸。

因此当出现急性头痛或是慢性头痛未见明显脑部病变时应警惕有可能是青光眼在作怪,尤其是当患者头痛的同时伴发视物模糊、视力下降、虹视现象时应高度怀疑。其中虹视现象是急性眼压升高时的常见症状,患者看灯光时会出现类似彩虹样的光环,外圈红色,内圈蓝绿色,这是由于高眼压引起角膜水肿,产生了棱镜效应。症状较为明显的眼压升高时,指压眼球会发现患者眼球较硬,角膜水肿,瞳孔变大。由急性眼压引起的头痛必须在眼压降低后才可得到缓解。

闭角型青光眼的发作经常会伴有一些诱发因素,比较常见的为情绪波动、过度疲劳、暗室环境、长时间低头工作等。因此对于高危人群(年龄大于 50 岁、高度远视、有青光眼家族史等)应避免发脾气,注意生活规律,劳逸结合,减少在暗室和低头伏案工作的时间,定期进行眼科体检。部分存在闭角倾向的患者可以预防性地使用毛果芸香碱或是激光虹膜周切术以防止发作。

(复旦大学附属眼耳鼻喉科医院　文雯)

7　13岁男孩被迫辍学的"罪魁祸首"

用手机玩游戏,一玩就是三四个小时。

近日,一位年仅13岁的小男孩出现眼红、眼部异物感、视力下降、极度怕光、头疼等症状,他家长说他常常无法集中精力,已经无法上学了,来到医院眼科就诊,结果他被确诊患有干眼症,角膜上皮脱落,视疲劳,而且还有屈光问题。好在经过治疗,他的眼干症状明显缓解。

干眼症原本是老年人的常见病,但近年来却呈现年轻化趋势。这和现在年轻人长期、过度使用电脑、手机等电子设备有关。很多人早晨起床第一件事和睡觉前的最后一件事就是看手机,上厕所也离不开手机,朋友聚会、乘坐地铁时也会对着手机屏幕,或追剧,或刷朋友圈,或看微博,或玩游戏……每天看手机或电脑3小时以上的人,90%患有干眼症。

由手机、电脑等导致的干眼症又称视频终端干眼症,据统计每10个干眼症患者中,就有1个属于视频终端干眼症患者。而且,患视频终端干眼症的患者人数每年成倍递增。

为什么看手机和电脑会导致干眼症呢?

眼睛正常情况下每分钟眨16次,眨眼时眼睑像个雨刮一样将泪水均匀地分布于眼球表面,使用手机电脑上网、看视频、长时间阅读等导致眨眼次数下降,每分钟只有2~3次。长时间不眨眼,导致水分大量蒸发,眼睛就会出现诸多不适症状,导致干眼症。

如何有效预防视频终端干眼症?

(1) 减少使用手机的时间或删掉冗余的手机应用程序。

(2) 多参加一些有益身心的群体活动,比如做运动、健身、郊游等。

（3）用眼过度后应适当放松，养成多眨眼的习惯，最好每5秒钟眨一次眼。

（4）保证充足的睡眠，减少或舒缓压力。多锻炼，保持健康的身体。

（5）尽量少用空调，不要在空调房里待得太久。

（6）一旦出现干眼症状，要及时就医。

（7）另外，富含多种维生素、微量元素、蛋白质、鱼油的饮食也可预防干眼症。

（河北省眼科医院　肖丽）

8　800度以上高度近视当心白内障

一名 28 岁女性本身有 1000 度的高度近视，最近突然感觉视力模糊，就医检查发现这 1 年内，两眼近视各激增 200 度，原来是罹患早发性白内障。白内障主要好发于 60 岁以上老年人，若年轻就有白内障多属高度近视，主因是眼球和晶状体老化速度快。提醒若出现度数激增、看东西模糊，最好就医检查看是否为白内障引发的度数增加。

白内障是因为晶状体变得混浊、水肿，导致看不清楚，也是成年人近视度数突然增加的主因。近视度数愈高，眼球和晶状体的老化速度就愈快，更容易提早引发白内障，尤其度数高达 800 度以上的病理性近视患者，更要当心，如果出现度数突然激增，眼睛看东西宛如隔层毛玻璃般雾雾的，最好赶快就医检查视力验光，确认是否为白内障。日常最重要的就是限制用眼时间，屏幕愈小观看时间要愈短，像看手机屏幕 20 分钟后就应休息，最理想是每天看计算机时间在 6 小时内，下班后使用手机、平板电脑等不超过 4 个小时，出可以佩戴太阳眼镜以保护晶状体。就医接受治疗若戴眼镜矫正，视力仍可达 0.5 以上，则建议以调整眼镜或隐形眼镜度数为主，但如果经过调整后，仍无法满足患者的视力需求，则可以咨询医师后，进行手术改善。

根据统计，西方人发生白内障的年龄 90% 都是在 60 岁以上，但在台湾的白内障患者却有年轻化趋势。观察发现,不少人40岁就罹患白内障,主要都是800度以上的病理性高度近视,又加上现在平板计算机、智能手机的盛行,眼睛长期黏在屏幕上,会加重眼近,使度数激增以及加快眼球、晶状体的老化速度。一般来说,18岁以后的近视度数就会稳定不再增加,许多成人度数激增后,往往以为只是眼睛疲劳引起的暂时性现象,但如果休息后也没好转,可能就要当心是白内障引起的度数增加,尤其近年因高度近视造成白内障者,已有年轻化趋势;若发现视力模糊、休息后也没好转,或是戴原来的眼镜仍看不清楚,最好及时就医。日常也可以补充叶黄素、虾红素保健品来护眼,剂量并非愈高就愈有效,重点是要持续稳定服用,前者服用6毫克、后者服用4毫克就足够,可在每天早餐过后搭配开水服用。

(中国台湾新竹国泰综合医院　陈莹山)

9　MGD 的精准治疗模式

睑板腺功能异常(MGD)从发病率来看实际上是一个亚洲人多发的常见眼表疾病。打开MGD精准治疗的大门,需要三把钥匙:

第一,我们需要准确评估MGD的严重程度及发病机制,睑缘炎症,睑板腺分泌异常,还是睑板腺阻塞,这决定我们治疗的大方向;

第二,MGD不同于其他干眼,物理治疗是它的前提和基础,要合理地选择MGD物理治疗模式;

第三,综合治疗方案的启动时机,眼表是一个大的微环境,相互影响,如何根据眼部的联动损伤制定个体化的治疗方案,实际上每个人都还在摸索。

一般根据睑缘的形态和泪膜的变化来判断MGD的严重程度。近年来,进一步提出对于难治性的睑缘炎可能还要关注睑缘的微生态,包括螨虫的检查。毛囊蠕形螨、皮脂蠕形螨在MGD的发生发展过程中起到关键的作用。对腺体的评估实际上是基于红外线的腺体成像,根据腺体的丢失率及它的形态做一个大致的判断。我们现在所应用的腺体功能的评估方法有局限性。

在治疗的模式上现在已经渐渐从一种粗放性的治疗模式向更精准的治疗模式过渡。在治疗方面,需要考虑如何使物理治疗达到更好的效果。

在睑缘的清洁方面,以前我们给大家的建议是用稀释的婴儿香波,实际上这并不是一个很好的方法,最新的研究也发现,用婴儿香波 50% 没有效果甚至加重眼表泪液的不稳定。专门的眼睑清洁剂,可以清洁睑缘菌群,并且眼部刺激性良好。专门的睑缘刷,即海绵的刷头粘上清洁液以后自动做清洁,比较彻底。另外在睑缘清洁的同时,以前比较强调对病理性脂质的清除,但实际上当睑板腺开口发生堵塞时或者角质化时,我们需要进行睑缘探通,对睑缘角质进行清除,以提高腺体通畅性,利于脂质的排出。

完成清洁后需要进行热敷。以前我们讲用毛巾热敷,但它热量的散失非常快,现在建议用专门的热敷眼罩。腺体热敷之后显影比率可明显提高,提示热敷可使腺体恢复一定的分泌功能。关于睑板腺按摩,患者自行按摩约 80% 是无效的,其原因如下:第一,我们对睑板腺阻塞重新分泌的难易程度没做科学的判断,患者的自我按摩只适合于一度的睑板腺阻塞;第二,患者受培训后的熟练程度有很大的差异。现在出现很多帮助患者自我按摩的辅助工具,如硅胶型的患者按摩小夹。二度睑板腺阻塞首先进行医学的睑板腺按摩。现在在国内更进一步开始从手工向自动化过渡,已有热敷和按摩一体化的按摩仪,还有睑板腺热脉动系统。这些自动化设备使医学睑板腺按摩在标准上达到了统一。但是如何预测患者的治疗效果,及追踪其远期治疗情况仍然未得到解决。

除了物理治疗,MGD 还需要药物干预,其中人工泪液是一个很重要的基础疗法,可稳定泪膜、减少蒸发。但人工泪液也需要联合治疗,不同的人工泪液有它不同的特点,在 MGD 人群中眼表上皮的损伤和脂质的缺乏可能同时存在,所以我们考虑不同的人工泪液产品进行协同治疗。还有一些专门的脂质补充剂,给予我们更多选择。

在 MGD 的治疗中还有一个很重要的话题就是关于睑缘炎症的治疗。对于这方面,复方地塞米松眼膏的睑缘涂抹在临床上已经得到广泛的应用。还有一个就是阿奇霉素的使用。在美国,阿奇霉素被用为重度 MGD 的二线用药,它可改善睑缘炎症,帮助恢复腺体功能,并且在停药后还可维持一段时间效用。抗感染治疗里还有一个环节就是当 MGD 有眼外症状时需要进行抗炎药物的全身使用,以帮助改善眼部脂质代谢的异常,在这方面,现在已有新的疗法即 IPL 的介入,通过 IPL 光脉冲的治疗可改善这类患者的眼部症状,包括改善泪膜情况,现在国内已有研究在筛选 IPL 的适应证以更好地评估其治疗效果。

在螨虫的治疗上,目前同样手段有限。可用茶树油提取物清洁睑缘,也有人用甲硝唑凝胶做睑缘涂抹。对于严重的伴有全身痤疮的螨虫患者,可考虑口服伊维菌素进行全身抑螨治疗。在 MGD 中还有一些其他的辅助治疗方法如自体血清、湿房镜和治疗性的角膜接触镜。

在目前已有的 MGD 治疗评估体系中,我们更侧重于对泪膜和眼表损伤的评估,而对于腺体功能的评价方面还需努力。在完成精准的诊断和分级后,结合现有的治疗方法,使 MGD 患者得到更加有效的治疗。

(厦门大学附属厦门眼科中心 刘祖国)

10 OK 镜你知道多少

角膜塑形术(orthokeratology)是利用一片反几何设计的硬性透气性角膜接触镜和镜下的泪液液压作用,暂时性地改变角膜曲率以达到矫正屈光不正目的的技术。由于角膜塑形镜在夜间悄无声息地对角膜进行塑形,白天不戴任何镜片可以维持清晰的视力。这种“夜戴日清”的光学效果,使佩戴者工作、学习、运动更方便;如果佩戴者是孩子,他会因为白天不戴镜而更加自信,社交技能亦有提高。这使得角膜塑形镜成为口耳相传的让人惊呼神奇的“魔镜”,也成为视光医师的掌上明珠。

近年来角膜塑形镜在中国飞速普及,从 2014 年 40 万佩戴者增长到 2016 年 160 万佩戴者,成为视光学领域最蓬勃发展的领域之一。这种数量级的增长受到全世界瞩目,大家都很惊讶"中国到底发生了什么?"

因此,作为欧洲规模最大也是全世界规模最大的特殊角膜接触镜大会——荷兰接触镜大会(netherland contact lens congress, NCC),2016 年邀请了复旦大学附属眼耳鼻喉科医院的陈志博士,在这个享有较高学术声誉的大会上,向来自全世界的 1500 位角膜接触镜专家介绍中国近视防控特别在接触镜方面的努力。

陈博士在会上阐述了当前中国近视防控的严峻形势和国内眼科同行做出的诸多努力,推荐包括增加户外活动时间、规范验配角膜塑形镜、使用低浓度阿托品等科学方法来减缓青少年近视的发展。

目前,已有较多文献证明角膜塑形镜是安全可靠的手段,并且对一些近视也有阻缓作用。但如果验配者忽略了佩戴者的眼表健康状态,就会给治疗埋下隐患。在验配塑形镜时,除了常规验光、角膜地形图等检查,还要仔细评估睑板腺、睑结膜、泪膜状态,如遇到 MGD、过敏性结膜炎、干眼症则要预先处理再验配。佩戴塑形镜后,部分患者泪膜破裂时间缩短,可能出现干眼症状,成人表现更为明显,需要及时补充人工泪液。

(复旦大学附属眼耳鼻喉科医院　陈志)

11　PM2.5 的雾都

张女士这几天看天气预报,发现最近空气污染严重,PM2.5 爆表。就买了防雾霾口罩,每天上下班都戴着。然而一段时间后,张女士发现自己呼吸道保护到了,但眼睛却开始不舒服了,经常眼痒、流泪,她怀疑雾霾是不是对眼睛也有影响呢?

连天的雾霾注销了无尽的意念。冬意萧索,遥望无趣,荒芜的脑海无处播下春天,无山无水,无树无绿,格调一致的高楼亦隐身无觅,那一只低飞的鸟儿,你在寻找什么?

柴静推出的公益纪录片《穹顶之下》席卷微博和朋友圈。一百多分钟的视频,让我们对雾霾心生畏惧,但又无可奈何。

雾霾是飘浮在空气中、直径小于 2.5 微米的细小颗粒物（PM2.5），它被吸入人体的呼吸道后给人的健康带来很大的危害。

事实上，许多研究表明，空气污染会增加过敏性疾病发病率，也会加重疾病严重程度。那么，雾霾是否与过敏性结膜炎发病相关呢？

（1）环境因素对过敏性结膜炎的影响。过敏性结膜炎主要分为季节性过敏性结膜炎和常年性过敏性结膜炎两大类型。季节性过敏性结膜炎与季节相关，比如春季空气中的花粉易作为致敏原导致疾病发生；而常年性过敏性结膜炎的过敏原常在室内，比如猫、狗等动物毛发及螨虫等。

（2）空气污染与过敏性结膜炎发生率。有文献报道雾霾中的过敏原和有害刺激物质会对机体造成影响，从而加重过敏性鼻炎、过敏性哮喘等过敏性疾病的症状或增加其发病率。过敏性结膜炎患者常与过敏性鼻炎伴发，文献报道 30%～70% 的过敏性鼻炎患者伴有过敏性结膜炎。

（3）PM2.5 与过敏性结膜炎。PM2.5 与过敏性结膜炎的直接关系尚未完全证实，但有报道发现空气污染会增加过敏性结膜炎的发病率。但目前还未有 PM2.5 引起过敏性结膜炎的相关基础和临床试验，两者的关系还有待进一步研究。

（4）过敏性结膜炎的治疗。过敏性结膜炎的治疗包括物理治疗和药物治疗。

①过敏性结膜炎患者在发病时冷敷可减轻眼痒、眼红症状。

②患者应避免揉眼，以免刺激肥大细胞释放颗粒（炎症物质），从而加重症状。

③治疗药物主要包括六大类：抗组胺药、肥大细胞稳定剂、抗组胺和肥大细胞稳定剂双效作用药物、非甾体类药物、糖皮质激素以及免疫抑制剂。

④应用人工泪液，可冲刷眼表的过敏原。

⑤佩戴湿房镜，阻挡过敏原，增加泪液冲刷和稀释过敏原。

雾霾依然在那里，等着大家去清理，让我们众志成城，齐心协力，向雾霾发起冲锋，我们的家园一定会更加美丽。

（上海交通大学医学院附属新华医院　沈光林）

12 X-战警——角膜交联手术

在门诊常常会来一些圆锥角膜的患者,这些患者的角膜向前异常膨隆,可致视力急剧下降,角膜薄弱部位还可引起穿孔和瘢痕。最终大约20%的患者需要角膜移植来解决视力障碍,然而,角膜材料的限制和移植手术带来的巨大心理创伤,几乎把患者推向了绝望的边缘。

近年来,角膜交联手术对于圆锥角膜的患者来讲可以说是浴火重生,曾经有一个圆锥角膜患者说,得了圆锥角膜就像是被判了死刑,缓期执行,迟早要做角膜移植,在此之前,似乎只能等待。当我为他做了角膜交联手术,并且告诉他,经过观察,他的角膜并没有任何恶化,而且还有轻微的好转,患者发自内心的释然让我感到非常欣慰,今天通过及早地实施角膜交联手术控制圆锥角膜的发展已经得到越来越多的数据支持,特别是角膜交联机器的不断发展,使手术时间更短,更安全和有效。

角膜交联手术是通过手术增加角膜组织的胶原连接,也就是使角膜"变硬",使圆锥角膜的发展得到了完全的阻止,长期临床研究证明其作用非常稳定。因此早期发现、早期治疗是非常重要的。

在圆锥角膜发展的早期,人们常常以为是近视,随着散光的增加,往往错过了最佳治疗时机。随着病情发展,发现配镜时无法提高视力而被推荐到医院就诊,从而确诊为圆锥角膜。

以往的治疗手段是给予硬性角膜接触镜(RGP),多数患者戴镜后,视力改善。接着就一直戴下去,直到患者因为病情进展,而无法忍受RGP,随后便是漫长的等待角膜移植的时间。研究证明RGP只是改善了患者的视力,并没有阻止圆锥角膜的继续发展。

在临床工作中,多数患者就诊时,圆锥角膜已经发展到中晚期,部分患者是由于无法佩戴RGP而来寻求更有效的治疗方法,经过角膜交联手术后,虽然角膜的膨隆程度停止了发展,但由于存在的高度近视和高度散光仍然没有改善患者的视力,仍需依赖RGP来提高视力,对于在 15～30 岁的人群而言,佩戴 RGP 隐形眼镜是令人头痛的一件事。

随着屈光手术的飞速发展,圆锥角膜患者的归宿不再只是角膜移植,通过角膜交联术联合飞秒激光手术不仅可以控制圆锥角膜的发展,甚至可以实现"摘掉眼镜,回归清晰世界"的梦想。

（河北医科大学第三医院　闫志鹏）

13　安禄山的糖尿病

千年之前,野心勃勃的安禄山发动了令如日中天的大唐由盛转衰的"安史之乱",虽然最终以失败告终,也仍然给大唐王朝造成了伤及筋骨的沉重打击。想当时,枭雄安禄山手握 40 万重兵、有勇有谋,一路上所向披靡、势如破竹:占洛阳、破潼关、踞长安,欺得玄宗出逃、国忠毙命,累得马嵬坡"宛转蛾眉马前死",那是何等的气势、何等的威武,改天换日就在眼前! 可是,谁曾想占有洛阳后的安禄山行军步伐越来越慢。获得初步胜利后,安禄山开始急于享受、暴戾恣睢、称王称帝,最终亡于自己的亲信和儿子之手。

这段历史让很多人好奇,是什么原因让"忮忍多智、善亿测人情、通六蕃语"(《新唐书》)、"以骁勇闻"(《旧唐书》)的安禄山反叛功败垂成,同时令其本人与之前判若两人。

《旧唐书》可能给出了答案:书中反复提及他体肥、目昏、长带疮,进而"以疾加躁急,动用斧钺"。

《资治通鉴》也对此给予了印证:安禄山"目渐昏,至是不复睹物,又病疽,性益躁暴"。

正是这糟糕的健康状况让安禄山深陷躯体之苦,并令其更加暴躁,以致众叛亲离。虽然时隔千年,无法确证他患了何种疾病,但体胖、反复软组织感染、渐进性双目失明的特征性体征,不能不让人高度怀疑他患上了糖尿病。至少,在糖尿病患者中,这三种情况实在不算少见。

糖尿病是一种需要终身治疗的全身性疾病,病变所累及的部位遍及全身。对于眼部来说,以晶状体和眼底视网膜病变最为常见,且与病程长短有密切关系。糖尿病发病20年后,几乎所有患者都有眼部并发症,其中很多并发症发展迅速并且致盲,如白内障、新生血管性青光眼、糖尿病视网膜病变、视神经萎缩等。

因此我们建议:一旦确诊糖尿病的患者,如果有眼部症状的,除积极控制血糖之外,要抓紧时间到眼科进行眼部检查。

对于没有眼部症状的患者我们建议:1型糖尿病患者,在确诊糖尿病3～5年后进行眼科检查;2型糖尿病患者,在确诊糖尿病后立即进行眼科检查。确诊患有糖尿病性视网膜病变的患者每年至少检查一次眼睛,没有视网膜病变的糖尿病患者每2年也需查一次眼底。

根据不同的个人情况,眼科医生会选择相应的检查项目,可能包括眼压、视力、眼底摄片、散瞳检查、眼部OCT或者眼底血管荧光造影等。通过这些检查,医生可以获得用来明确疾病严重程度并进一步制订治疗方案的可靠依据。

往者不可谏,来者犹可追。在科技昌明的今天,我们进行医学科普的目的是让更多的人了解糖尿病及其并发症,以便大家对它能更好地预防,更早地发现,更积极地配合医生进行治疗。倚仗科学,医患联手,大可战胜糖尿病及其眼部并发症这只危害糖尿病患者努力工作和幸福生活的拦路虎。

(复旦大学附属中山医院　牛蔚然)

14　白内障患者术后为何两眼泪汪汪

临床上有很多白内障患者,术后视力能达到1.0。但是常常有白内障术后患者到门诊说眼部不适,还有患者两眼"泪汪汪"地跑到门诊。到底这些患者出现了什么问题?

白内障手术现在发展得非常快,而且手术技术越来越成熟,临床手术也做得越来越完美。那么在这完美之上呢,我们有时候会碰到一些患者,在手术后到医生那里说,医生,我手术做得很好,视力也到了1.0,视力没有问题,但为什么做完手术后我的眼睛开始不舒服了呢？

　　实际上这一系列问题还是要跟眼表疾病挂上钩。这一类患者主要有两大原因，一部分是由于泪膜出现问题，还有一部分是由于眼睑的疾病，在术前大家都没有去关注它们，所以导致术后视力恢复较好，而眼部有不适症状。

　　我们知道，虽然白内障手术已经逐渐朝微创去发展，但它毕竟有角膜的切口，神经的破坏，术前术后用药时药物对眼表的损伤，以及各种器械对眼表的机械性损伤，都对泪膜造成一定的影响。那么就会由于泪膜不稳定而造成眼表的干涩、异物感、畏光感，这就是白内障患者术后一些抱怨的缘由。对于这一类患者，在术前我们应该检测患者的泪膜破裂时间，条件允许的话下，测泪液的分泌量，如果发现患者泪膜破裂时间＜5s，泪液分泌量也在 5mL 以下，我们要有足够重视，或者在术前进行干预，也可以对患者进行一系列术前的科普教育。

　　我们可以在术前做一个荧光素染色，测泪膜破裂时间，同时还可看一下其角膜上皮的健康状态。这对手术评估或者对患者的术前谈话还是有帮助的，就是对患者术后可能出现的干眼做一个很好的解释，比起术后告知，患者的接受度也会更好。

　　以上是关于泪膜方面的原因，那还有一个就是眼睑的影响。医生实际上对眼睑的关注度更少，那么对睑板腺、眼睑的疾病，很多医生还是会忽略的。手术以前如果患者有睑板腺堵塞，我们经常可以看到睑缘脂栓形成，或者眼角有泡沫样分泌物产生，实际上这些在老年人身上非常常见，也都是我们白内障医生术前应该关注的问题。手术刺激对睑缘也会有影响。所以我们也建议在术前对患者睑板腺功能做一个评估。

（复旦大学附属眼耳鼻喉科医院　龚岚）

15　白内障术前切莫忽视睑板腺炎和睑板腺功能障碍

　　随着人们对白内障手术的期望值越来越高，一些患者术后视力恢复很好却总是说眼睛不舒服、视力一会儿清楚一会儿模糊等各种不满意。通常这种症状的患者往往会持续抱怨至少3个月,是这些患者难缠吗?其实不是,原因在于这些患者的眼睛干。干即无水,无水则眼睛得不到很好的滋润和保护。因此,干眼可显著地影响白内障患者的术后视觉质量。由于对于干眼的认识不足,治疗不及时可能会降低患者的满意度。

目前,由于白内障手术所引起的干眼日益得到重视。睑板腺、睑缘是白内障医生术前重点检查的部位,这两个部位的异常都有可能导致术后感染和干眼的风险。据我国台湾一项调查,老年人患睑板腺异常的比例为53%以上。近期的一项研究发现,干眼的患者中睑板腺异常的比例高达87%。正常的人在睑板和结膜囊内都有细菌寄生,对于睑缘炎或睑板腺炎的患者,白内障术后发生细菌性眼内炎和干眼的可能性更高。而术前无睑板腺功能障碍的患者术后也可能发生睑板腺功能障碍,这就更大大提高了干眼的发病率。

通常,细菌大部分来源于患者的结膜囊和睑缘部位,由睑缘病灶的细菌分泌的脂肪酸将睑板腺分泌的脂质分解,破坏泪膜的稳定性,导致泪液没有脂质层的保护从而蒸发过多而引起干眼。同时,长期的睑缘炎也可造成角膜上皮的损伤,导致眼表微环境的破坏,局部抵抗力下降,从而增加眼内感染的危险。因此,术前的裂隙灯检查非常重要,如患睑板腺炎者在裂隙灯下见睑缘充血,睑缘圆钝且不规则,睑板腺开口处阻塞见脂质样分泌物,有时在睑缘见黄色牙膏样分泌物。甚至医生在做白内障手术时,开睑器一打开,患者的眼睑便在睑缘冒出一些油脂。这种患者术后1个月可能出现睑板腺开口栓塞、睑缘充血的可能大于70%。术前患有干眼症的患者术后干眼的症状加重,眼表的炎症反应加重。有的出现角膜溃疡,最严重的是细菌性的眼内炎。近来,睑板腺炎和睑板腺功能障碍这类疾病越来越受到眼科医生的重视,手术需在控制睑缘炎和睑板腺炎之后进行。

手术前明确诊断后治疗方案:①清洁睑缘;②热敷和按摩眼睑,热敷的温度在40℃左右(因为脂质的熔点是40℃左右);③睑缘局部涂典必殊或抗生素眼膏;④必要时口服抗生素,国外口服强力霉素(多西环素),最近文献报道口服阿奇霉素7~10天效果显著;⑤需重视术前术后干眼的治疗；④口服亚油酸 ω—3脂肪酸；⑦对于干眼的患者佩戴湿房镜，用自己的泪液来湿润自己的眼睛。

（复旦大学附属中山医院　马晓萍）

16　白内障这点事

一定要等到白内障"熟透"了才能手术？

不必等到白内障要成熟后才能手术。这种观念已与目前手术的现状不符。以往传统的白内障手术方式是用冰冻方法将混浊的晶体完整地摘除。白内障成熟时，固定晶体的悬韧带也变得比较脆弱，这时手术比较安全、稳妥，所以往往患者要到"伸手不见五指"时才手术。目前国内开展的白内障超声乳化吸出术具有操作简便、手术切口小、术后并发症少和视力恢复快等优点，手术可以在门诊进行并且不用住院，所以比较受到患者的欢迎。但是，这种手术要求混浊的晶体核部较软才能做。倘若等到成熟期，晶体核部变硬，手术就会有困难，手术后的炎症反应和并发症较多。当然，有了白内障应该何时手术，要根据实际情况去选择对患者最有利的手术方法，使患者重见光明。

白内障手术做好了是不是就一劳永逸了呢？

我们术后还是有许多注意事项的，重点把握四个"不"：不要趴着入睡，不要脏水入眼，不要用力揉眼，便秘不要屏气。宗旨就是不要给刚植入囊袋里的人工晶体增加压力，否则容易发生晶体移位。老年人如果便秘症状严重的话，除饮食里增加膳食纤维丰富的蔬菜水果外，还可适当使用通便的药物，总之就是不要屏气。

白内障术后不需要全身使用药物，只需要眼睛局部使用眼药水。但是你真的会点眼药水吗？具体是头后仰，眼睛向上看，一手食指轻拉开下眼睑，另一手持药瓶，将眼药水点入黑眼球和下眼睑之间的眼内，然后轻闭眼 2～3 分钟即可。眼药水用前记得摇一摇！

白内障还会复发吗？

还是有可能的。白内障手术后，发生了后囊膜的混浊或后囊膜皱褶,影响了视力,医学上称其为后发性白内障,简称后发障。可以用激光作后囊膜切开,以获得比较清晰的视力。一般后囊膜的混浊可在手术后不久发生,也可能在数月乃至数年才发生,由于手术技术的不断改进,现在这种情况的发生率已日渐减少。

如何能延缓白内障的发病年龄呢?

白内障这点事讲了这么多,还是希望老年人能在平时的生活中预防白内障。比如在光线强的环境中应戴墨镜,紫外线照射可增加晶状体蛋白变性的可能,加快晶体混浊的速度。注意别让身体脱了水,体内液体电解质紊乱会产生异常的化学物质,会加重晶体混浊的程度。还要注意控制好糖尿病等慢性病。正常情况下晶状体通过囊膜吸收房水中营养物质并排出代谢产物。当体内血糖过高时,晶状体渗透压升高,吸收水分而肿胀,加之蛋白内合成发生障碍,最终导致晶状体浑浊。长期慢性高血糖得不到控制,久而久之就会引起白内障。

总之,希望老年人还能像小孩子那样拥有一双清澈透明的眼睛!

(复旦大学附属中山医院　叶秋莹)

17　白内障治疗的几个误区

最近,我接诊到一位 90 岁高龄的老奶奶。据老奶奶诉说自己已经 3 年多眼睛看不太清了,偶尔有眼胀、流泪等症状。2 年前去当地医院就诊,查出白内障,当时觉得年纪大了,没必要再手术了,所以一直没有接受手术治疗,好在基本生活还能自理。谁知近日老奶奶自觉视力下降影响到了日常生活,是要将就下去还是通过手术获得一个更清晰的视觉呢? 抱着纠结的心态,老奶奶在子女陪同下来到了我院检查。见到医生就问了一大堆问题:医生我这个年纪不用做白内障手术了吧? 手术是不是很痛? 能给我开眼药水回家滴滴么? ……记得当时被老奶奶问得不知该从哪方面开始回答,但是我能感受到老奶奶内心深处还是渴望获得清晰视觉的。就耐心地和老奶奶及家属讲述了白内障治疗的几个误区,希望他们能重新认识白内障的治疗。

1. 别指望用药能治好白内障

现在市面上有很多眼药水、口服药及中药制剂声称能治疗白内障，但通过临床观察，其作用并不很可靠，效果并不明显。

2. 白内障不能等熟了再做

20世纪六七十年代，因为医疗水平和医疗设备受限，白内障手术需要剥离晶状体，如果硬一点、熟一点（指晶状体基本上混浊了），剥起来会容易。但自从我国20世纪90年代开始引进并推广超声乳化手术以来，这种观念已经落伍了。白内障长得越熟越硬，超声粉碎所用的时间和能量越大，对眼睛的破坏越大，手术风险也越大，所以白内障手术要早一点做为好，一旦影响生活，就应该接受白内障手术。

3. 别把手术想得很痛苦

白内障手术一般采用表面麻醉的方法，通过一个很小的切口，采用超声波击碎并摘除晶状体，再以人造晶状体替换混浊晶状体。手术几分钟完成，患者没有明显不适。

4. 晶状体不是越贵越合适

人工晶状体的种类很多，但并不是越贵的越适合，医生会根据患者的情况帮他们选择。如果在术后看近物不是很多，可以放一个单焦点晶状体，看远处正常，看近物时可以戴老花镜。如果对视物要求比较高，可以植入多焦点晶状体。

5. 有糖尿病的患者，白内障要早治

有些患者认为自己有糖尿病了，做白内障手术没有效果而放弃治疗。这种想法是错误的。患有糖尿病的患者，白内障要早做。糖尿病患者通常具有血糖高、伤口较难愈合、瞳孔不易散大等特点，如等白内障发展到晚期再做手术，将大大增加手术的难度与风险；这期间也大大地增加了并发症发生的概率，严重者可达到失明，最终失去手术治疗的机会。糖尿病患者只要控制好血糖，白内障手术是完全可以顺利进行的，绝大部分患者可以达到很好的术后视力。

6. 年纪很大就不适合做白内障手术了么？

白内障发展到了一定程度就应该治疗、做手术。如果患者一般情况好,不管是 60 岁还是 90 岁都应该做手术,因为随着发病时间延长,晶状体过度老化,还会产生青光眼等眼部疾病。甚至有些人在白内障早期,由于病情突然加速,也会继发青光眼,由于起病很急,一夜之间就可以造成失明,此时再想做白内障手术,已经来不及了。因此,白内障手术是否能做要全面评估,不要单纯从年龄上判断。

听完这番解释,老奶奶及家属不再纠结做不做手术这个问题了。待我们评估完老奶奶的全身情况后,于入院第二天行白内障超声乳化＋人工晶状体植入术。术后第一天,视力由术前的 0.1 恢复到了 0.3,术后两周复查时视力恢复到了 0.6,角膜水肿也基本消失,手术非常成功。

温馨提示:没有年龄之分,只要一般情况好,绝大多数患者都能耐受白内障手术。所以没必要让老人在黑暗中度日如年,以免引起严重的并发症,导致晚年生活质量低下。

(复旦大学附属中山医院　杨懿静)

18　宝宝的斜视

王小胖由于双眼内斜,需要手术,住进了眼科病房。但是坐在一边的妈妈脸色沉重,一言不发。李教授正好夜查房,看到了这个情况,知道了小胖妈妈的内心担忧,就把小儿斜视手术前后的注意事项一一道来。

小儿斜视手术往往需要在全麻下进行,对于全麻手术方式,许多家长有恐惧和疑问。如"麻醉会不会影响脑子?""麻醉打针是打在后背脊梁骨里的吗?""手术后会疼痛吗?",许多误解和顾虑往往影响患者家长选择手术的方法而错过了手术时机。

其实全麻手术是非常安全可靠的,全麻手术能减少患者在手术中的不适,减少因此而带来的心跳、血压的波动,尤其是眼外肌手术时,牵拉眼外肌的会有明显的胀痛,通过全麻手术以后可以消除这方面的不适。目前许多医疗上的检查和治疗都采用无痛方式,如无痛胃镜、无痛肠镜、无痛人流、无痛分娩等。所以无需对麻醉太过恐惧。

而且随着技术的发展,现在开展了喉罩麻醉,不再需要插管麻醉,避免了由于插管可能带来的声带影响。

那么在进行小儿斜视手术前需要注意些什么呢?

由于斜视手术是择期手术,所以在手术前患者应该没有感冒、咳嗽、咳痰、哮喘等呼吸道炎症情况。手术前8小时禁食,不能吃任何东西,避免在手术复苏的时候窒息。曾经有小儿调皮,家长也没留意,在手术前偷吃了"可可牛奶",在手术时吸痰的时候吸出了咖啡色的液体,差点让麻醉科医生误认为胃出血。

麻醉清醒后,6小时以后才能进食,一般先进流质,如水、稀粥等。避免进食一些不容易消化的食物如牛奶、高脂肪食物等。因为手术后胃肠道也需要有一个复苏的过程,更何况禁食一天以后,也要避免突然大量进食。此外,由于斜视手术出血量很少,损伤少,所以无须术后大量进食高蛋白、高能量的饮食。一般小儿斜视手术以后无须纱布遮盖,尤其是幼儿,因为遮盖了纱布,给患儿造成的恐惧心理会影响小儿术后的休息。

麻醉清醒后,由于皮肤毛细血管处于一定的开放状态,因此注意保温,避免着凉。有的患者可能由于麻醉药物或者胃肠道反应等会出现恶心、呕吐的问题,也无须太紧张,可以让头侧过来睡,避免误吸入呼吸道。麻醉手术6小时后可以下床活动,无须长期卧床。

听了李教授的话,小胖妈妈终于安心,带着小胖散步去了。

(上海交通大学附属仁济医院　陶晨)

19　被药品说明书遗忘的不良反应

几周前,我接诊了一位同时患有高血压、糖尿病、心房颤动、前列腺增生以及双眼白内障的老大爷。这位老大爷今年已经85岁了,双眼晶体近乎全白,视力自然很差,只有眼前指数。对于眼科来说,像这么大年纪来做白内障手术的患者其实有很多,全身有这么多合并症也并不奇怪。

老大爷也是医院的"常客"了,久病成医,他熟知手术前有很多术前准备，便让我给他看一看，哪些药能吃，那些药术前得停用。

看到这一大堆药，我告诉老大爷降血压、降血糖的药还是得继续吃，但是阿司匹林得停了。保列治的药品说明书上并没有看到眼科相关的禁忌，我就嘱咐老大爷继续吃。

查房时候，上级医生了解到老大爷患有前列腺增生的病情，特意询问了他是否在服用相关药物。这个小细节引起了我的思考——为什么要特意询问前列腺增生药物服用史呢？难道和眼科手术相关？我明明查看了药品说明书，并没有眼科相关禁忌证呀！

下班之后，我再次去查看了详细的药品说明书：保列治（非那雄胺片），属于 5α—还原酶抑制剂，是最常用于治疗良性前列腺增生的药物，通过激素调节机制缩小前列腺体积，缓解症状，增加尿流率，并延缓疾病进展。临床不良反应主要是寒战、冷汗、头晕、性功能受影响、乳腺癌和皮疹等。

中英文说明书上都没有提及眼科相关的不良反应。这就奇怪了，难道上级医生只是一时兴起？

继续查阅文献，终于让我发现了端倪！原来，目前诊疗指南推荐的前列腺增生治疗药物包括 α—受体阻滞剂、5α—还原酶抑制剂、中药等。而 α 受体同样存在于虹膜开大肌中，因此这些药物可导致虹膜肌肉的收缩迟缓，导致白内障术中发生虹膜三联征：①松弛的虹膜基质在正常的前房灌注时出现浪涌现象；②虹膜易从白内障切口脱垂；③术前散瞳后术中进行性瞳孔缩小。也就是虹膜松弛综合征（IFIS），其发生率为 $1\%\sim3\%$。5α—还原酶抑制剂及部分抗精神病药物具有类似的 α—受体拮抗作用，也可导致 IFIS 的发生。

前列腺增生是引起中老年男性排尿障碍最为常见的一种良性疾病。随着年龄的增长，排尿困难等症状也随之增加。研究表明，60岁老年男性发病率超过 50%，而 80 岁以上老年男性前列腺增生发生率超过 83%。对于眼科来说，80 岁以上老人白内障发生率近乎 100%，因此，术前询问相关病史，告知其手术中可能发生的相关不良事件十分重要！

该怎么预防这些不良反应的发生呢？

对于服用前列腺增生药物即将做白内障手术的患者来说，目前临床上推荐：

（1）术前停药 3 天以上，但是也有报道说明停药 1 年以上仍出现 IFIS，所以是否停药仍有争议。

（2）应用 α－受体激动剂，如术中使用稀释后的肾上腺素。

（3）黏弹剂注射在虹膜上方，加深前房，以减少误吸虹膜的可能。

（4）对于瞳孔过小的患者，术中使用虹膜拉钩等机械扩瞳。

（5）做微切口白内障手术，减少虹膜脱垂。

想不到那么全面的药品说明书也有"大意"的时候。这也告诉我们医务工作者，在临床工作上一定要小心谨慎，不仅要看到表面，更要勤于思考、多多联想，以减少临床不良事件的发生。

（复旦大学附属中山医院　张媛）

20　避免过度 3C 眼睛伤害，必补 4 种关键营养素

眼科医师直指，3C 族护眼必须靠四大关键营养素，而且缺一不可！

国内外医学研究显示，手机、平板电脑、计算机等"3C 屏幕"都会因过度使用，造成光线累积性伤害。光线中蓝光的波长较短、频率较高，能量相对也高。光线直接穿入眼球最深处的视网膜中心，感光细胞长时间接受"烧灼"的照射，会因为氧化作用所产生的自由基使视网膜细胞受到伤害，最后导致"黄斑部病变"的形成。

黄斑部的功能在于辨识影像、颜色、光线，使影像清晰呈现，扮演保护屏障、中和蓝光侵害角色的营养成分，即为叶黄素；而光线在视网膜，由感光细胞生成影像，靠 DHA（二十二碳六烯酸，俗称"脑黄金"）来维持活络，让信息快速传达到大脑，使影像更清晰立体；此外，补充虾红素能促进脉络膜血流，供给视网膜养分，花青素与虾红素也能增进对焦调节的能力，以担任护眼的重要角色。综上所述，3C 护眼缺一不可的 4 种关键营养素即是：叶黄素、虾红素、DHA 与花青素。

叶黄素保护黄斑部，使影像清晰

叶黄素是存在于天然植物中的类胡萝卜素，为组成视网膜和黄斑部的重要物质，是很好的抗氧化剂，能中和蓝光，主要有抑制光线、增加对比敏感度与视觉质量、推迟晶状体白内障发生、辅助神经传导的作用。国外研究发现，摄取叶黄素的正确方法在于：吃得久，比吃的剂量高来得好。建议每天摄取 6～10 毫克，至少连续 3～6 个月，才不致让黄斑部持续恶化。

虾红素放松睫状肌、增加调节力

虾红素也是类胡萝卜素的一员，有极强的光线抗氧化作用，能通过血视网膜屏障（BRB），可增进眼球睫状肌放松与对焦、促进脉络膜血流，抑制晶状体混浊，避免白内障发生。

虾红素可作为光线伤害大时的救急，但无法在黄斑部定居，所以不能以保养用的营养补充品观念来看待虾红素，应将它定位为"辅助药物"。

DHA 保护视网膜神经节细胞

视网膜的感光细胞膜有 56% 的成分都是 DHA，故 DHA 可通过 BRB 进入视网膜，促使细胞分化完全、增加柔软度，让感光细胞讯息能更快更准地传递到大脑；尤以鱼油中的 DHA 更有助视网膜及视神经面对氧化压力、避免细胞凋亡。DHA 在使视网膜神经节细胞存活的最重要物质中排第 1 名，只存在于 3 个地方，包括：① 视网膜神经节细胞，占 56%，密度最高；② 大脑，占 20% 大脑容量；③ 男性精子中。

花青素促进视紫质的生长，提升视觉的敏锐度

花青素与眼睛感光细胞有所关联，可促进眼睛视紫质的生长，提升视觉的敏锐度，扩大眼睛在黑暗中的视野范围，并可以稳定眼部的微血管，增加眼部微血管的循环。此外花青素也是强抗氧化剂，抗氧化能力约是维生素 E 的 50 倍、维生素 C 的 20 倍，可以减少自由基的伤害，因此有助于预防白内障和黄斑部退化，也被称为"动脉粥样硬化的解毒药"。另外，花青素还有改善睡眠的功效。

怎样获取这些营养素？

叶黄素来源：以蛋黄生物可利用率最高，也存在于深绿色的蔬菜

和水果中,如菠菜、芥蓝菜、油菜、绿花椰、甘蓝、南瓜等。

虾红素来源:虾、蟹、鲑鱼、藻类等海洋生物当中都可找到。

DHA 来源:藻类、鲲鱼、鳟鱼、沙丁鱼、鲔鱼、鲑鱼等。

花青素来源:蔓越莓、苹果、葡萄、蓝莓(山桑子)、茄子、黑樱桃、黑醋栗等。

过度使用 3C 产品,不但会伤害黄斑部,增加提早罹患黄斑部病变与白内障的风险,还可能使睫状肌松弛退化,造成近视、老视,对眼睛伤害巨大。在室内最好佩戴有防蓝光效果的眼镜,出门在外则建议佩戴有防紫外线功能的变色眼镜或太阳眼镜,做好眼睛的保护;另外,使用 3C 产品 1 小时应该休息 10～20 分钟,且应避免在黑暗中使用 3C 产品。

(中国台湾新竹国泰综合医院　陈莹山)

21　并不是绿色就给你快乐

绿色的植物总是给人带来蓬勃生机,让人满心愉悦。可是你知道吗? 植物在某些时候,却给眼睛带来致盲性创伤。

1. 植物之痛

又到了一年一季的收板栗时节,眼科的急诊繁忙了起来:一天之内能接诊到好几名因为收板栗而被板栗刺扎伤眼睛的患者。部分患者是靠收板栗为生的农民,在起初受伤时因经济、地理等因素未及时到医院就诊,耽误了病情。有的患者让医生十分痛心,就诊时角膜扎伤处已见明显的溃疡,这种溃疡便是眼科医生最为痛恨又无奈的真菌感染溃疡。这种感染十分难控制,控制不佳者角膜可能溃烂穿孔,有一定概率会致盲。

收板栗是个危险活儿,那在座吃板栗的各位是否就安全了呢? 不,真菌的来源并不是板栗,而是大自然中各式各样美丽多姿的植物,因此,但凡被植物划伤,都存在真菌感染的风险。眼科急诊也常会遇到走路时不小心被树枝刮伤的患者,最后发生了真菌感染。

2. 植物之殇

真菌感染如此危险,那我们怎样才能保护好自己呢? 健康的眼睛都是有自我保护屏障的,这就是为什么我们身边植物围绕但是并不会发生真菌感染。一旦眼睛角膜被划伤,屏障被破坏,真菌就容易乘虚而入,在伤口中生长、繁殖。因此,要注意不要被植物划伤角膜。若从事植物相关工作,尤其是与尖锐植物打交道(比如收板栗),最好能带护目镜。倘若不慎被植物划伤,不论是轻是重,一定要予以高度重视,及早就医,要在真菌力量发展壮大之前将它消灭在萌芽状态。

即使在医生的帮助下真菌感染被镇压下来,仍不能掉以轻心,因为有些狡猾的真菌会留下生命力顽强的孢子,就像一颗冬眠的种子,也许某一天它又会卷土重来,发生过真菌感染的患者,一旦有眼部不适的感觉,一定要尽早就医。

3. 植物之解

目前针对真菌感染的治疗,除了药物控制,还可以行手术治疗,在溃疡药物控制不佳持续进展时,适时切除感染部位的部分角膜,希望能将真菌病灶"一窝端",但是切除了部分角膜,就必须要用其他角膜修补。在以前,这些角膜都来源于捐献者,但因来源非常有限,很多患者在等待的过程中其角膜已慢慢溃疡穿孔,常因病情无法控制而导致失明。

为解决角膜的供体紧张问题,我国自主研发了全球首个人工生物角膜,2010 年在全球首次开展了人工生物角膜板层角膜移植。一位患真菌性角膜炎、右眼球的 2/3 被溃疡病灶覆盖、近乎失明的患者接受了移植。2013 年 9 月底,患者复查结果显示:接受移植的右眼视力恢复到 0.4,而正常的左眼视力为 0.5,双眼看上去并无差异。随后,又展开多例人工生物角膜,为多例患者复明,取得了可喜的成果。

面对角膜真菌溃疡,我们终于有了强有力的武器,医学科学的发展,为需要角膜移植的患者带来了巨大的福音。

张明昌教授在全世界开展的第一例人工生物角膜板层移植获得了成功。该产品已获国家批准上市,并在全国推广使用,促成我国自主知识产权的产品上市,对眼科真菌感染疾病的治疗起到了历史性的作用。

(华中科技大学同济医学院附属协和医院 张明昌 谢华桃)

22 虫虫特工队

近期,来眼科就诊的患者诉说自己"眼缘痒、并且老是掉睫毛,眼干涩不适",拔出几根睫毛放在显微镜下一检查,结果吓人一跳——原来是虫虫在作怪啊。有的患者的睫毛根部竟然有 24 条虫子在蠕动!哇,你相信吗?

螨虫是啥东西 蠕形螨虫外表特征:八爪,蜘蛛"远亲",肉眼看不见。饮食习惯:喜食人的汗液、分泌物、脱落的皮屑,繁殖速度极快,两周为一周期。生活环境:地毯、沙发、毛绒玩具、被褥、坐垫、床垫和枕芯等处。

人很容易被螨虫感染,主要是通过接触传播。但很少有人会注意到螨虫竟然会爬到人的眼部来,并且寄居于睫毛的毛囊、皮脂腺和睑板腺内进行交配繁殖。据临床观察,一根睫毛最多可寄居 24 只螨虫!

症状 最常见的就是痒、异物感、眼干、眼红、眼分泌物增多,还有反复睫毛脱落、倒睫等,但也有感染者不存在任何症状。一般情况下睫毛上有一两根螨虫是正常的,对眼睛不会造成很大威胁。但当人疲劳、精神紧张或吃了过多刺激性食物的时候,就会使这种'共栖'条件失调,导致睑缘炎、睑板腺功能障碍等出现。

后果 螨虫感染后会导致睑板腺功能障碍,也就是睑板腺慢性炎症。睫毛上很多碎屑,睫毛根部分泌物堆积,睫毛脱落。如果眼睛长期发炎,会造成角膜上皮的损伤,导致眼表的微环境被破坏,局部抵抗力的下降,从而增加眼内感染的危险。

预防

保证个人和环境卫生 ①注意日常通风,保持屋内清洁、干燥;②家里最好不要铺设地毯;③做好个人卫生,勤洗澡、勤换衣、勤晒被子;④定期清洁空调过滤网。

保持良好的生活习惯 ①劳逸结合,避免过于疲劳和精神紧张;②保持健康饮食,少吃含油脂丰富的食物,如肥肉、煎炸食品等,也要少吃辛辣食品如辣椒、蒜、芥末等,以及巧克力、咖啡、烟、酒等刺激性食品。

如何除螨 ①使用一些无刺激性的婴儿香波或专用药液来清洗局部眼睑缘和睫毛,并进行按摩;有人使用灭滴灵(甲销唑)药液在睑缘擦洗。②茶树精油洁护眼贴将是一个很好的除螨选择。但这些方法均建议患者眼睑闭合的情况下擦洗,以免药液进入眼内。③清晨一定要清洗眼睑,因为夜晚睡觉时,眼睑部位容易有鳞屑堆积。④遇到睑板腺堵塞时,可以热敷眼睑 15 分钟,以此来软化睑板腺分泌物,然后将按摩棒向睑缘的方向推压,挤出分泌物。

(复旦大学附属中山医院　马晓萍)

23　创建中国特色的实用型眼库

苏联眼科学者 Filatov 于 1935 年首创人尸体眼球 2～4℃保存作为角膜移植材料的来源,在战略层面奠定了现代角膜移植发展的物质基础;1945 年美国眼科医生 Paton 在纽约建立世界第一个眼库,从此将角膜移植推向了快车道。

和国外相比,我国角膜移植材料更为短缺。美国器官移植的等待者和器官捐献者之间的比例为 5∶1,英国为 3∶1,而我国高达150∶1,差异悬殊。由于缺乏公民的自愿捐献,中国此前绝大多数的移植器官都来源于死囚捐献。但国际社会对此存在担忧,认为在被囚禁的环境下,死囚很难保证真正自愿选择的自由。法治建设的进步、人权意识的不断提高,使得近年来我国的死囚器官来源大大减少。

前卫生部副部长黄洁夫 2012 年 3 月 22 日在杭州表示,我国将尽快建立器官捐献体系,并承诺在 3～5 年内彻底改变过去主要依靠死囚来获得移植器官的畸形方式。伴随着一个科学、透明的国家层面的人体器官捐献体系的建立,公民逝世后器官捐献将逐步成为中国器官移植的主要来源。

眼库是一项系统工程,必须建立在社会广泛支持的基础上,才能收到实际效益。1995 年姚晓明曾经做过一项调查,在他抽样调查的

3 742 人中,赞同捐献遗体眼球者,仅占 9.67%;1990 年北京志愿登记身后捐献眼球者有 2 500 人,但当这些志愿者死后,其遗嘱却拒绝捐献,真正实现遗愿的仅有十数人。

为推动眼库事业的进程,我国老一辈知名眼科学者身体力行、率先垂范,将自己的眼球捐献给了生前热爱的眼科事业和需要移植角膜的盲人。捐献角膜的第一位眼科先贤就是青岛医学院眼科潘作新教授,他 1983 年去世后,遵照其遗嘱,一只眼球被制作成教学科研标本存放在他工作过的眼科病理室,另一眼球的角膜移植给了一位青年农民。北京同仁医院张晓楼教授 1990 年 9 月 14 日与世长辞,终年 76 岁,根据他生前愿望,9 月 15 日他的角膜被移植到顺义化肥厂工人张成如和北京义利食品厂工人曲国华身上,使两位普通工人重见光明。张晓楼教授也是同仁眼库第一位角膜捐献者。

我国器官移植医学发展远远落后于国力水平。舆论引导不力、传统的保尸习惯,担心捐献意愿会降低医院对自身疾病的治疗力度,担心被摘除的器官可能被出售,害怕捐献行为受到亲朋的异议和嘲笑,医务人员担心动员捐献器官会遭到患者家属责骂和质疑。凡此种种,造成中国的角膜移植手术水平和数量,与世界第二大经济体的地位相去甚远。

从源头上根除角膜手术的障碍,必须构建实用型眼库,从 20 世纪 70 年代开始,我们采取尸体原位角膜取代眼球摘除,将离体角膜片保存在无血清角膜保存液中,取得了良好的临床效果。我们寄希望于这种过渡性改革措施,建立尸体原位角膜采集基本技术和配套措施,向自愿捐献角膜的逝者和社会公众宣传,希望在我国遗体捐献立法以前,角膜移植事业能上一个新台阶。

(复旦大学附属中山医院　朱志忠)

24　打不死的"小蚊"

眼前有个飘动的小黑影,像个小线头,或者小气泡,飘来飘去,你看左它就慢慢跑到左边,看右就飘到右边,越盯着越明显,一会儿好像又没有了……这就是传说中的"飞蚊症"。

其实这些恼人的小"蚊子"都来自于我们的玻璃体。玻璃体其实就是我们眼球里填充于晶状体和视网膜之间的类似果冻样的透明物质。随着年龄的增加或是高度近视的影响,玻璃体发生了液化,变成了眼前飘移不定的小"蚊子"。就像果冻放进冰箱,本来是完整、透明的一体,可是当从冰箱拿出来后,随着温度上升,一部分融化成了液体的状态。

轻度的飞蚊症就如同您长出的白发,慢慢习惯后适应了,自然就不会再去关注它;平时可多吃一些含碘的食物,或口服碘化钾、软磷脂络合碘等,有助于减轻"飞蚊"的困扰。20%的飞蚊症是生理性的,是一种正常现象。75%的飞蚊症是退化性的,50%的60岁以上正常人都会发生轻重不一的玻璃体变性,发生液化、后脱离、萎缩等。如果现象不是非常严重,一般不需要治疗,因为药物疗效有限,而玻璃体切除手术又像"大炮打蚊子",如果出现手术并发症反而得不偿失,激光玻璃体消融术仅对某些病例适合,也算一种可选的治疗办法。

但是如果您有高度近视、糖尿病视网膜病变或受过外伤等,如果出现了类似的现象,一定要咨询专业的眼科医生,通过一些检查排除玻璃体出血、视网膜脱离等引起视力障碍的眼科急症。

若飞蚊现象突然发生,"蚊子"飞舞的方向又不定,或出现黑影遮住视野、视力变差等症状,应引起注意。这种飞蚊症现象可能是由于玻璃体积血、视网膜裂孔、视网膜脱离、玻璃体炎视网膜血管炎等造成,需要立即找专业眼科医生治疗。

(河北省邯郸市第一医院　翟小雨)

25　大脖子的干眼

患者 52 岁,女性,双眼模糊 2 个月。否认高血压、糖尿病及冠心病等病史。两年前在外院诊断为干眼,给予人工泪液治疗后无明显效果。视力:OD 0.4,OS 0.2。眼压:OD15.3mmHg。OS:指测 Tn。裂隙灯下观察:结膜充血,角膜上皮点状混浊,角结膜有点状染色。

TBUT:OD 1.0s　　OS 1.5s Schirmer I OD 0mm　　OS 0mm。共焦镜检查发现角膜上皮各层细胞反光增强,诊断为双眼干眼,双眼角膜上皮病变。风湿免疫科会诊,诊断桥本甲状腺炎合并干眼。

眼科和内科联合治疗后病情明显好转。再次进行泪液分泌功能检查,TBUT:OD 4.5s OS 3s Schirmer I OD 3mm OS 2mm。嘱患者定期前来复诊,无复发及加重。

甲状腺炎导致的干眼的治疗步骤第一是要全身控制,第二是局部控制。桥本甲状腺炎是免疫相关的,在这种情况下,局部的治疗一开始可以加大剂量包括免疫抑制剂,还需要跟踪随访她的家庭生活习惯。局部免疫抑制剂的使用时间应该要更长久。

桥本甲状腺炎是一种免疫性疾病,它的发病机制是抗原特异性 T 细胞减少,导致细胞毒性 T 细胞破坏滤泡细胞。另外,B 细胞在辅助性 T 细胞的作用下产生两种自身抗体,包括 TMAb 和 TGAb,破坏滤泡细胞,导致甲状腺功能障碍,严重的可以导致甲状腺激素水平尤其是游离的 T4 的降低。

桥本甲状腺炎引发干眼的机制:

(1)桥本甲状腺炎可以导致突眼、眼睑退缩、眼睑闭合不全,泪液蒸发导致高泪液渗透压,使泪膜稳定性下降,可以导致干眼眼表损害。

(2)泪液渗透压升高还可以使眼表的炎性因子产生增多,破坏眼表细胞。

(3)因为在角结膜上皮的细胞及泪腺中都有甲状腺激素受体的表达,甲状腺激素水平下降,使这些受体水平上调,破坏角结膜上皮的屏障功能,破坏泪腺组织,导致干眼及眼表损伤。

对于这类疾病,需要全身及局部联合治疗。全身:①免疫抑制剂,如环孢霉素 A;②甲状腺激素替代治疗。眼科:①人工泪液、保护眼表的药物、佩戴湿房镜;②角膜病变严重者,自体血清及免疫抑制剂,如 0.1%他克莫司滴眼液;③本病易复发,需定期随访。

关于桥本甲状腺炎相关于眼的病例报道比较少见,易被忽略。此类患者眼部症状较重,TBUT、Schirmer 等数值改变明显,干眼是桥本甲状腺炎的全身表现之一,不结合内科治疗,眼部病变很难治愈。

(首都医科大学附属北京同仁医院　孙旭光 宋文秀)

26　戴 OK 镜也会引起干眼吗？

最近一段时间,妈妈发现刚上小学二年级的女儿小花看电视时总喜欢眯眼睛、揉眼睛,成绩也有所下滑,就趁着放假带小花来到了眼科门诊。

在经过散瞳验光之后,医生发现小花左眼视力为 0.8,而右眼已经近视 200 度了。由于课业的繁重和电子产品的普及,小花的班级里也有很多近视的同学,其中有一部分戴的是"OK 镜",听说只要晚上戴着睡觉,早起摘下,白天就可以看得很清楚了。妈妈很想给小花戴 OK 镜,可是又担心 OK 镜直接接触角膜会带来很多风险。她阅读了我们茶馆的上一篇科普文章《谁"偷"走了我眼里的水》,想知道小花长期佩戴 OK 镜,会不会也出现干眼的症状。

其实,我们现在所说的"OK 镜"也叫角膜塑形镜。它是一种特殊设计的镜片,内表面由多个弧段组成,可以利用泪液的压迫作用达到"矫形"效果。在睡觉时戴在角膜前部,逐步使角膜弯曲度变平、眼轴缩短,从而延缓近视加深。

因此,OK 镜有两大好处:第一是白天可以不用戴眼镜,视力清晰、方便;第二是长期佩戴后可以延缓近视加深速度。但是要注意!延缓近视,并不是完全阻止,更不是把原有的近视治好!

那么 OK 镜有什么缺点呢?

首先它的费用不低;其次,需要家长花费许多精力来帮助孩子佩戴、清洗、摘取镜片;最后,也是大家最担心的,存在相应的不良反应。根据近十年来国内外有关 OK 镜并发症的研究,常见的不良反应主要有:角膜上皮损伤、结膜炎、重影及炫光、角膜炎等。

上面常见的不良反应并没有提到 OK 镜会引起干眼,这是因为 OK 镜是由透氧性极高又几乎不吸水的材料制成。如果本身没有眼干这一临床表现的话,佩戴后是很少出现这个症状的。但是,如果本身就有眼干的表现,按照我国在 2012 年颁布的《硬性透气性接触镜临床验配专家共识》,需要先解决眼干的问题,才可以佩戴 OK 镜。如果在佩戴了 OK 镜后,出现了眼干的症状,那么需要暂时停戴 OK

镜,到医院进行泪液检查,如果泪液量基础分泌不足,那也不建议再佩戴 OK 镜啦!

小花妈妈在听了医生的解释后,放心了不少,打算下周带小花来复查视力,完善 OK 镜的相关检查。

(复旦大学附属中山医院　张媛)

27　戴软性接触镜为何会感到眼睛干?

门诊常常有患者抱怨佩戴软性接触镜一段时间后便会感到眼睛干涩不适,有的患者甚至不能容忍眼部的异物感而放弃佩戴接触镜。眼睛为何会干涩?

干眼是因为不同的原因,使涂布在眼表面的泪膜的水、黏液和脂质发生质或量的改变,从而引起眼不适症状及视功能障碍的一类疾病。在佩戴软性接触镜的人群中,有 20%~30% 会发生干眼。

Q1 为何佩戴软性接触镜后眼睛会感到干呢?

原来,由于佩戴软性接触镜后,正常的泪膜结构与功能受到了干扰,当患者睁开眼睛时,与空气直接接触的镜片会产生脱水,脱了水的镜片继而从镜后泪膜中吸取水分。同时镜片破坏了脂质层的正常分布,最终导致眼睛干燥。

Q2 镜片的含水量越多越好吗?

镜片含水量越高,吸收泪液和细菌沉淀也越多。佩戴薄的、高含水量的长戴型软性接触镜的人群,或工作在干燥环境中的软性接触镜佩戴者,以及接触镜蛋白沉积严重的佩戴者,都是干眼的高危人群。

Q3 与接触镜佩戴相关的体征和症状有哪些?

最常见症状是视疲劳感、异物感、干涩感,其他症状还有烧灼感、痒感、畏光、红痛、视物模糊、黏丝状分泌物以及眼睑沉重感等。裂隙灯下见下睑缘处泪河中断或消失,球结膜失去光泽。角膜上皮发生不同程度的点状脱落,角膜上皮缺损区荧光素着染。干眼早期会轻度影响视力,病情发展后,症状演变为不能忍受,晚期甚至可能出现角膜溃疡、角膜变薄、穿孔,偶有继发细菌感染。溃疡愈合后会遗留角膜瘢痕,严重影响视力。对于怀疑干眼的患者,需进行进一步的检查以明确诊断。

(复旦大学附属中山医院 马晓萍)

28 当孩子欲哭无泪的时候

提到干眼,我们的脑海中总能浮现出一位中老年人的形象,而且通常女性更常见。美国超过 50 岁的人群众中大约有 500 万人都有干眼的症状。那么,孩子们是否也会出现干眼呢?答案是肯定的。孩子们也像成人一样饱受干眼的痛苦折磨,一些病例甚至会影响到孩子的视力。预防孩子干眼的第一步就是对此逐步重视起来。今天,"干眼茶馆"将为您讲述儿科医生以及眼科医生对儿童干眼的意见和建议。

儿童干眼的常见原因:首先,儿童干眼通常为蒸发过强型,最常见的原因为睑板腺功能障碍(MGD)。MGD 或睑缘炎可以影响泪膜的组成,从而导致干眼。在一些情况下,尤其是在一些欧洲人中,这种现象还与酒渣鼻或一些皮肤问题有关。另一个容易被我们忽略的原因就是单纯疱疹病毒(HSV)感染。HSV 感染在孩子们中很常见,它可以破坏角膜神经,影响泪液分泌和组成,从而影响角膜健康或引起眼表炎症。此外,一些药物也会导致干眼的发生,例如避孕药(可能会用于治疗皮肤问题或痛经)。还有一些其他原因均可引起干眼,如一些神经系统的疾病可以引起儿童畏光、眯眼、无泪等,白血病患儿在采用骨髓移植或干细胞移植后可能会产生移植物抗宿主病(GVHD),其中 80% 的患者会影响眼球结构,影响泪腺或眼表,导致痛性干眼。

儿童干眼的表现:孩子得了干眼时可能会觉得眼睛里有异物,或者觉得有灼烧感等不适,家长可能会发现孩子频繁揉眼或眼睛发红。佩戴角膜接触镜的孩子可能会觉得眼睛总是不舒服。如果您的孩子有这些情况,则应早日到医院就诊。因为这时可能已经出现了角膜的损伤。

医务人员的挑战与对策：儿童干眼的诊断有一个很大的挑战就是孩子不能很好地配合检查。在尽力之后若还不能得到满意的检查结果时，家长可以在另一天再次就诊，必要时也可使用表面麻醉药物。孩子通常都不能配合 Schirmer 试验，泪膜破裂时间（BUT）也比成人要长，如果 BUT 小于 20 秒，则孩子可能已经患有干眼（小于 12 岁为 25 秒）。此外，医生还应密切观察患儿是否有酒渣鼻或睑缘炎，家长是否有一些如面部痤疮等皮肤问题，应尽所能多地收集信息以全面地判断孩子的病情。

（南京市泰康仙林鼓楼医院　马雅贞）

29　当心飞蚊症

眼前出现不明悬浮物体，千万别以为是细菌或微生物，当心是飞蚊症，现代人大量仰赖 3C 产品，对我们的眼睛造成相当大的负担，使得以往好发于老年人的飞蚊症，愈来愈年轻化。眼科医师表示，飞蚊症是眼睛老化现象，更是视网膜剥离的警讯，恐有致盲危险。

我国台湾新竹国泰医院眼科主任陈莹山表示，视网膜位于眼睛的最后面，不仅可以看到眼睛外面，也能看到眼睛里面。眼球中间一团透明的胶状物质为玻璃体，占据眼球 4/5 体积，可以撑住眼球，并和视网膜紧紧结合，若产生剥离，眼前就会出现黑点，也就是飞蚊症。

飞蚊症分成生理、退化和病理性 3 种：生理性飞蚊症是指出生时眼球构造中的玻璃体带有一两个小杂质，看东西就会有黑点，有些小孩很小就有飞蚊症多数是因为这个原因。退化性飞蚊症是胶状的玻璃体随年龄增长、近视或曾受过外伤、白内障手术等，会渐渐出现萎缩、液化状况。当玻璃体变小，眼球没变小，玻璃体就会和视网膜剥离，如果剥离过程平顺，就是退化性飞蚊症；若剥离时拉到视网膜，引起破洞、出血，就是病理性飞蚊症。

有不少患者受飞蚊症困扰，整天心情不佳而无法工作。35 岁吴先生视力 1.0，近来眼前老是有小虫飘动，飞蚊症严重影响视觉质量，来门诊询问是否能够抓蚊子,诊察后发现视网膜裂孔,需先用激光补洞;玻璃体在退化的时候,如果很平顺地度过玻璃体与视网膜的分离,患者最后可能看到几点黑点或者眼前一个小圈圈;如果退化不平顺,有时就会造成视网膜裂孔出血,若没有治疗,恐致失明。

医师提醒,如果出现飞蚊症,应该找眼科医师散瞳检查眼底。

(中国台湾台湾新竹国泰综合医院　陈莹山)

30　挡不住的诱惑

40 岁的周女士,一周前起感到有些头痛、眼睛胀痛,本来以为是视疲劳,近日加剧出现恶心、呕吐,直至就诊后才知道是诱发了急性闭角型青光眼。细问原因,周女士一直喜欢手机刷屏,有很多微信朋友圈,每天要"工作、交流"到午夜,这个周末又连续追了 10 集韩剧,最终导致青光眼发作。究其原因,是过度近距离用眼,睫状肌持续收缩痉挛,顶推关闭了前房角引起的。通过急诊治疗、最终手术才控制,但视力从原来的 1.2 降到了 0.4。

新媒体推动了社会发展,已经渗透到了人们工作、生活、社交的方方面面,势不可挡。但我们也要注意到新媒体对人们身体健康尤其是视觉健康带来的负面影响。人的健康影响因素中,个人的生活方式和心理、行为习惯占到 60%,而这 60% 是我们可以把握和改变的因素。

建议:避免眼睛疲劳和诱发眼病的最好方法是间断休息,勿连续近距离用眼。因看电脑和手机视屏时眨眼次数只及平时的三分之一,所以应多眨眼,并每隔一小时至少让眼睛休息 5～10 分钟。如果你有屈光不正,那么配一副合适的近用眼镜是很必要的。看近时尽量保持在 60 厘米以上距离,距离过近还比较容易受到潜在辐射线、蓝光等的伤害。调整到最适当的姿势,使视线能保持向前下约 30°的方向,这样不仅可以使颈部肌肉放松,而且可以使眼球表面暴露于空气中的面积减到最低。避免在不良环境中看视屏,如光线太强(阳光下)或者是太弱(暗处或夜晚),导致视屏与外环境产生强烈的反差,容易刺激眼睛使之疲劳;在晃动的环境如乘车乘地铁、走路上看手机,眼睛不间断地搜寻聚焦于视屏上,因此也更容易导致眼睛疲劳。此外,还要考虑屏幕的亮度、清晰度与对比度是否适当。如果眼睛疲劳的症状较严重,应到眼科就诊治疗,不要擅自购买解除疲劳的眼药水。

对长期视屏操作者,建议多吃一些新鲜的蔬菜和水果,增加维生素 A、B_1、C、E 的摄入。富含维生素 A 的食物有豆制品、鱼、牛奶、核桃、青菜、大白菜、西红柿、空心菜及新鲜水果等。维生素 C、E 可以有效地抑制细胞氧化,清除身体内垃圾,延缓眼睛衰老。维生素 B_1 可以加强神经细胞的营养,缓解神经的紧张状态。

（复旦大学附属眼耳鼻喉科医院　孙兴怀）

31　得了青光眼可以喝水吗?

有时候听到青光眼患者抱怨:得了青光眼真苦,夏天口渴也不能喝水,因为喝水会使眼压升高。这是错误的观点! 为什么? 可能是源于两点不正确的认识:

(1) 青光眼主要是眼压升高造成视神经损害的眼病,而眼压与房水(眼内的一种流动液体)密切相关,"房水"既然是"水",那么少喝水或不喝水就可轻易地控制眼压了。

(2) 在早年对原发性开角型青光眼的辅助诊断中,有一种激发检查叫"饮水试验",即通过短时间内大量饮水(5 分钟内快速喝下1 000毫升的温开水)来诱发眼压升高。因此认为少喝水眼压就容易控制。

以上的观点为什么错呢?

首先,我们要了解与眼压有关的房水不是直接来源于血液里的水分,它是眼部经过特殊的组织结构选择性地主动分泌生成的,担负着眼内许多组织的营养代谢。此外,"饮水试验"早在 20 世纪 80 年代就因为其结果不可靠、干扰因素多而废止了,不再作为青光眼的辅助诊断措施。再者,现在医学科学研究表明:原发性开角型青光眼的诊断也不仅仅是依据眼压这一因素,而是综合眼压、视神经盘和视野来评价。

　　换一个角度来看,"饮水试验"中这样超常的猛喝在日常生活中是不会发生的。口渴是机体的生理信号,表明体内缺水,应该及时补充。否则,可能造成机体的代谢障碍,带来不良的后果,尤其是老年人和某些疾病患者如高血黏度等,严重的脱水可以促使血栓形成,诱发脑血管意外或心肌梗死。因此,青光眼患者应该正常地饮水,不需要刻意去限制。如果你的青光眼视神经损害与血液循环不良(高血黏度等)有关,适当的饮水是有利而无弊的,加上适度的有氧运动,可以促进机体的新陈代谢,还可能对病情有所改善。

(复旦大学附属眼耳鼻喉科医院　孙兴怀)

32　低视力康复

　　视觉功能完好的双眼不仅是人类获取外界信息的最主要途径(占人一生的85%以上),而且是人们享受社会物质文明和精神文明的最重要器官。眼科疾病造成的视觉障碍,广义的是指低于正常视觉功能的一切视觉现象,狭义的则是指视觉功能损伤达到世界卫生组织(WHO)定义的低视力(最好矫正视力在<0.3,≥0.05之间)和盲(最好矫正视力<0.05,或视野半径≤10°,包括最严重的第5级无光感)程度。

　　从结果来看,低视力分为可逆性与不可逆性,主要涉及目前临床医学的治疗以及康复手段。视觉器官的生物光学组织结构如角膜、晶状体、玻璃体等光学系统损害造成的视觉障碍可以通过有效的手段来去除并重新建立,达到复明或者提高视觉成像质量的目的。人工晶状体使全球致盲眼病第一位的白内障得到根本性的复明治疗,也基本解决了白内障术后的低视力状况。我国已经开展的各项白内障复明工程,不仅使几百万的盲人重见光明,而且他们的视力恢复到正常水平,生活质量大大改善。但白内障造成的失明在我国仍然是一个巨大的问题,最新资料显示,我国50岁以上人群中低视力者有

2 795万、盲人595.4万,其中白内障致盲占66.9%,防盲治盲工作任务艰巨。

虽然现有的临床医学技术已经可以完成所有人眼的视觉光学组织器官替换重建来治疗由这类疾病导致的视觉障碍,但更重要的是针对其发病机制和相关危险因素采取有效的预防措施,以避免或减少这些疾病的发生。这不仅仅是眼科医生的工作,还需要全社会的共同协调努力。

临床眼科有很多视觉神经系统(视网膜、视神经)病变导致的视觉障碍往往是不可逆转的,包括常见致盲眼病如青光眼、视网膜色素变性、黄斑变性等。针对这些神经性损害疾病,重在早期筛查,早发现、早治疗,利用现有的医学科学技术来控制或减缓疾病的发展。当然,针对这类疾病的相关发病危险因素加以预防就更显重要了,涉及神经损害疾病的复明治疗,目前医学科学还未攻克这一难关,也就是说神经性致盲疾病还有很多的科学问题需要研究解决。

对于就诊时视觉功能已经遭到严重损害的患者,疾病得到控制后就成为低视力和盲的残疾人群。那么,对这些人群是不是就没有办法了呢?实际上,这其中有不少的低视力和盲(指那些不是全盲无光感的患者)通过适宜的技术和设备帮助可以将残存的视觉功能再提高利用,这就是低视力的康复!

低视力康复是一个复杂的、漫长的过程,其中不仅有医学科学技术问题,还有手段和方式方法的问题,更有社会经济、人文心理的问题。

现有的低视力康复手段有两部分。

一是科学评价。对那些疾病治愈后或疾病处于稳定阶段视功能没有改善的患者,首先应该到医院做个全面的评估,确定是否还有提高的可能。如果存在这种可能,可以采取哪些技术来训练? 如果不能提高,是否可以通过其他手段来补偿视力的缺陷? 这当中有些是要先尝试以后才能下结论的,因此医生方面要客观对待,患者方面不要灰心。

二是训练和使用有效的助视器。低视力康复人员根据检测的情况可选择适合的助视方法和助视器,经过一定时期的适应和训练,有望达到帮助低视力患者自理生活和提高生活质量的目的。需要注意的是:不是每个患者的情况都一样,个体间的差异很大,训练后的适应性和潜能也不一样。患者的配合也很重要,需要与康复人员交流沟通,因为低视力康复是认知、心理、环境等共同影响的一个过程。要循序渐进,把握训练技巧,除了患者要有耐心外,康复人员还要有爱心。

另外,对日常生活、工作中的一些设施进行特别设计,比如采用大号字体的印刷品、电话号码,改变电脑的对比度、灯具的照明度,应用声、光反射的障碍物感应器等,能够提高和改善患者的视觉活动能力,对于低视力患者来说也是很有帮助的。

（复旦大学附属眼耳鼻喉科医院　孙兴怀）

33　低头族有哪些常见的眼部疾病呢?

1. 流行性干眼症

这是指大家流行使用手机所造成的干眼症,而不是指病菌造成的流行病。在智能手机的使用下,大家太专心看手机,"舍不得"眨眼睛,现在已有高达八成的罹患率,可以说这是时尚流行的手机使用所造成的"流行性干眼症"。

2. 假性近视成人化

我们一般所谓假性近视是指小学生、中学生,电视计算机看太久造成睫状肌使用过度但是现在三四十岁的人,也常有这个现象,尤其就医时主诉有眼酸、眼胀的症状时,往往超过一半的人,合并程度不等的假性近视,这时患者会有视力不稳定,眼镜愈配愈深的困扰,但是现代人这方面的症状,往往又与"隐性青光眼",也就是低压性青光眼难以区别。

3. 老花眼年轻化

在自然正常状况下,约 40 岁才会有看近的视力困难现象,但是现在约有三成 35 岁的人主诉"近距离视力模糊",几乎或多或少有睫状肌僵硬、看近视力困难或看近看远调适困难的典型老花眼症状。

光线进入眼底前,水晶体会吸收紫外光及可见光中能量较高的蓝光,预防它们造成眼底黄斑部伤害,如果生活或工作上长时间接触;或本身近视度数深、抵抗光线能力差,那么就会提早使水晶体混浊。

这时水晶体弹性变差,看近时对焦的能力降低,虽然旁边睫状肌努力收缩,仍不能使近的影像对焦成像,自然造成对焦困难,眼部睫状肌疼痛,这便是老花眼年轻化的由来。

4. 视网膜上膜的形成

光线进入眼睛,水晶体会吸收紫外线形成白内障,但大部分的可见光,仍可自由进入眼底造成影像,手机直射光穿过瞳孔,就是射到正中央黄斑部上,如果慢性过度使用手机,会因直射光的黄斑部照射,最终将使黄斑部受不了氧化压力的伤害,造成自由基的四处乱窜,进而使周边组织发炎,这时产生的发炎物质将渗入至玻璃体,最终在黄斑部上形成一个薄膜,这可称为"黄斑部盖被子"。

患者主诉眼睛好像盖了一个半透明的纸,看得到但暗暗的,分辨率变差。像这样的患者越来越多,视力 1.0 却不清楚,影响了视觉质量及生活质量,这样的族群占了青壮年就诊人数的三成。

5. 自发性黄斑部病变出血

这类患者近视度数并不深,年龄也不老,可以说因为体质上受不了光线的伤害而造成病变,所以称为自发性黄斑部病变。轻者造成眼底视网膜上膜,重者因为病变造成出血。这样的病患很多都会发现正中央有暗影,想看什么就看不到什么,往往因为出血而造成急性视力下降,我们已有病患年龄只有高中,却因黄斑部出血影响视力,而且不只一例。

(中国台湾新竹国泰综合医院　陈莹山)

34　点点滴滴

眼药水是眼睛局部用药的常用方法,正确滴眼药水的方法很重要。

在使用眼药水的过程中经常会出现以下不科学的使用方法：

（1）使用眼药水前没有正确洗手，如此一来，含有大量细菌的双手会触碰眼睛，可能导致细菌或病毒感染。

（2）一次性滴入过多药水，导致眼睛无法吸收。此举使得治疗效果大大减弱，也造成了药物浪费。

（3）需要同时使用两种或两种以上眼药水时，间隔时间不够长。这会导致前一种药水还未吸收充分就被第二种药水"挤出眼睛"，影响治疗效果。

此外，药物型眼药水（如阿托品）通过泪道全身吸收，可引起全身性的不良反应。

以上错误用法，都可以通过完善自己的用药常识来减少或避免。

正确滴眼药水的步骤：①使用前请洗手，②核对眼药水瓶标有效期（注意保质期），药液有无混浊、变质、沉淀或絮状物。③拧开眼药水盖子，正确放置盖子，避免污染。④打开盖后先挤出一滴废弃。⑤取仰卧或坐位，头稍后仰，睁开双眼向上注视，以一手食指轻轻固定下眼睑于眼眶下缘（请勿压迫眼球）。另一手持眼药水瓶距离眼约3cm高处，垂直向下滴1～2滴眼药水进入结膜下穹隆即可，松开下眼睑，闭目休息5分钟。用手指轻轻按压眼内角鼻泪管处可以减缓药液的排出。⑥尤其需要提醒的是：眼药水应滴在结膜囊内，而不是直接滴在"眼睛中央"即角膜上。期间可以闭着眼并上下左右转动眼球，但请不要睁眼、眨眼或揉眼睛。

另外以下几点非常重要：

（1）两种眼药水不能同时滴，应相隔5～10分钟。若需同时点眼药水和眼药膏，应先点眼药水后隔五分钟再抹眼药膏。这一用药方式十分重要，因为现今治疗眼病时常常需要联合用药，如抗青光眼或抗感染的眼药联合应用等。

（2）阿托品、匹罗卡品（毛果芸香碱）等类眼药水，滴后需用棉球或棉签压迫泪囊区2～3分钟。

（3）我们的眼内空间其实非常有限，一次只可以吸收一滴药水。一次性多滴并不等于多吸收，反而大部分药水会从眼角流出，减少吸收。

（4）使用眼药水时请摘下隐形眼镜。

（复旦大学附属中山医院　王余萍）

35　谍影重重

复视是来眼科门诊就诊的一种常见症状，如果您是正在求医的患者或家属，也许我的解答能给您提供一些帮助。

Q1 什么是复视？

复视就是视物重影或双影，复视有单眼复视和双眼复视。单眼复视是指一只眼视物时将一个物体看成两个。双眼复视是指单眼视物时是一个，而双眼视物时将一个物体看成两个。双眼复视是由于眼外肌的麻痹或限制或支配眼外肌的神经或大脑中枢病变所致。

Q2 复视有什么症状、体征？

（1）患者常主诉"视物重影或双影"，但有少部分患者并不主诉重影或双影，而是主诉双眼视物不清楚，单眼视物清楚，这也可能是双眼复视，复视干扰会导致双眼视物不如单眼清楚。

（2）复视会导致视疲劳，复视患者试图用力来克服重影，由于用力就会导致视疲劳，产生眼胀痛，头痛，甚至会产生恶心、呕吐。有的患者会出现间歇性复视，这是因为患者用力克服，复视消失，但长时间用力后由于疲劳导致无法克服，复视出现。

（3）表现各种各样的歪头：复视在麻痹肌肉作用的方向重影最明显，因此患者常采用一种代偿头位来尽量避开重影最明显的方位；少部分患者会采用加大重影最明显的方位，因为加大重影最明显的方位会产生两个像相距较远，导致单眼视物来避开复视，因此出现各种各样的歪头

Q3 复视是如何产生的？

大部分复视的产生是由于眼外肌的麻痹或限制所致，少部分是由于大脑中枢的病变所致。

（1）眼外肌的麻痹：外伤或病变累及运动神经核、神经及眼外肌，导致眼外肌麻痹。

（2）眼外肌的限制：外伤损伤眼眶壁导致肌肉嵌顿粘连或先天神经病变导致眼外肌纤维化或全身疾病导致眼外肌纤维化，例如甲状腺相关性眼眶病导致的复视。（3）大脑融合中枢的病变：间歇性外斜视失代偿早期会出现间歇性复视；大脑的肿瘤、炎症、血管病变等可导致大脑融合中枢无力性复视。

Q4 有斜视，一定有复视吗？

有斜视，不一定有复视。例如共同斜视一般不会有复视。有双眼复视，就肯定有斜视。有的复视患者虽然角膜映光看不出有明显斜视，但进一步视检查就会发现有斜视。

Q5 出现复视，去哪里就诊呢？

（1）出现复视，一般先到眼科的斜视医生处就诊，斜视医生做相关检查查出是哪条肌肉、哪条神经麻痹后，给出建议做相应的病因检查或建议去相关科室就诊。若查到病因，即着手治疗原发病，原发病治疗病情稳定后再治疗复视。若查不出病因，一般给予营养神经药物或肉毒杆菌毒素等药物保守治疗，半年后没有恢复，需要手术治疗或戴三棱镜；若外伤导致肌肉嵌顿，眼眶医生解除嵌顿、修复眼眶壁后仍有复视，半年后没有恢复，也需要手术治疗或戴三棱镜。在这保守治疗的半年期间，复视会给患者的生活带来极大不方便，患者对空间定位的判断困难，容易摔伤，建议暂时遮盖一眼作为过渡。

（2）大部分复视患者经手术治疗会消除复视或明显改善复视。

（复旦大学附属眼耳鼻喉科医院　刘红）

36　斗鸡眼，咋回事？

小朋友铭铭有一双美丽的大眼睛，十分招人喜爱。然而，幼儿园体检时却发现他的视力低下，到医院进一步检查后，医生诊断为"远视、弱视"，于是铭铭戴上了小眼镜。但回家后爷爷奶奶却坚决反对，这么小的孩子怎么能戴眼镜？眼睛戴得不好看了怎么办？还要遮盖一只眼睛多难看啊。

有些文化的爷爷更是拿起眼镜来细细研究，猛然发现这眼镜怎么和我的老花镜一样呢？肯定有问题！加上小孩子天性好玩,也不喜欢戴眼镜,铭铭的戴镜治疗就此终止了。日子一天天过去,转眼间铭铭就成了一名小学生,眼睛的问题却越来越明显。铭铭上课看不清黑板,回家写作业总是串行,看书看一会儿就说眼睛累,看3D电影没有立体感,学习成绩也开始落后。父母甚至觉得铭铭的眼睛开始出现了"对眼"。

于是,父母又一次把铭铭带到了医院,与家长的期望相反,铭铭的视力并没有随着年龄的增长而提高,仍存在"远视、弱视",所以远近视力均不佳;因过度使用调节,眼睛出现了对眼,即内斜视;有远视性屈光参差,所以缺乏立体视;并且因为年龄增大已超过弱视治疗的关键期,治疗的难度明显加大。家长这才后悔莫及。

Q1 弱视的主要临床特征有哪些？

（1）视力低下:这里的视力是指最佳矫正视力,还应特别注意年龄段不同,最佳矫正视力也存在差别。

（2）拥挤现象:弱视眼对单个视标的识别能力比较强,对排列成行的视标辨别能力比较差。

（3）立体视觉降低:弱视患者任何一只眼的视力降低,立体视觉都会受到不同程度的影响。

（4）对比敏感度降低,调节功能异常。

Q2 儿童视力的检查方法有哪些？

不同年龄儿童应使用不同的视力表。年龄＜3岁的儿童,可用选择性观看法、眼球震颤法、视觉诱发电位或儿童视力表检查视力;年龄在3岁及以上的儿童,可使用国际标准视力表检查视力。

Q3 弱视如何分类？

（1）斜视性弱视:单眼斜视形成的弱视。

（2）屈光参差性弱视:双眼远视性球镜屈亮度数相差1.50DS,或柱镜屈亮度数相差1.00DS,屈亮度数较高眼形成的弱视。

（3）屈光不正性弱视:多发生于未佩戴屈光不正矫正眼镜的高度屈光不正患者。屈光不正主要为双眼远视或散光,并且双眼最佳矫正视力相等或接近。远视性屈亮度≥5.00DS或散光度数≥2.00DC,可增加产生弱视的危险性。

（4）形觉剥夺性弱视：由于屈光间质混浊、上睑下垂等形觉剥夺性因素造成的弱视，可为单眼或双眼。

Q4 弱视如何治疗？

（1）矫正屈光不正：最常用的是佩戴框架眼镜。另外还有接触镜、角膜屈光手术等，在特殊情况下可以选择。

（2）手术消除形觉剥夺或矫正斜视。

（3）遮盖疗法或压抑疗法消除双眼的异常相互作用：遮盖疗法的形式多样，一般都是选用眼罩遮盖优势眼，以提高弱视眼的视力。压抑疗法是指利用光学、药物或半透明的塑料膜降低优势眼的视力，迫使弱视眼使用。压抑疗法不影响美观，可提高患者依从性，但不适用于重度弱视。

（4）辅助治疗方法：包括精细目力工作、视觉刺激疗法、红色滤光片疗法、害丁格内视刷、后像疗法等。通过对弱视眼进行正常的视觉刺激，提高弱视眼的视力或改善注视性质。

（上海交通大学医学院附属新华医院 韦严）

37 儿童过敏性结膜炎

我们的眼睛接触了一些过敏原后出现了过敏的症状，就是过敏性结膜炎。常见的过敏原有花粉、尘螨、霉菌、动物的毛屑等。过敏性结膜炎通常分为五大类：常年性、季节性、春季卡他性、特异性、接触性。其中和儿童有关的过敏性结膜炎主要是常年性、季节性和春季卡他性这三种不同的结膜炎。

（1）常年性结膜炎。它与接触的尘螨、动物的毛屑等有关，因为这些过敏原一年四季都存在，如果不注意，不分季节、不分时间都有可能因接触而发生。

（2）季节性结膜炎。到了一定的季节，接触相关的过敏原就会发生，比如春天植物发芽，传播花粉的时节。

（3）春季卡他性结膜炎。它也有一定的季节性，主要在春季发生，但也有个别可能在冬季发生。

重要提示：春季卡他性结膜炎是一种比较严重的过敏性结膜炎，如果没有得到及时的处理或者处理不得当，会造成眼角膜的损伤（甚至溃疡），影响视力。

和其他过敏性疾病一样，如果父母容易过敏，孩子也容易过敏，有一定的遗传性。如果孩子小时候发过湿疹、哮喘，说明孩子容易过敏，那么在平时也需留意孩子是否有过敏性结膜炎的表现。过敏性结膜炎不是细菌、病毒引起的感染，所以没有传染性，但是遇到过敏原就会反复发作。因此，在日常生活中，父母需注意孩子对哪些东西容易过敏，尽量避免和减少接触它们。

过敏性结膜炎常会出现眼痒、眼红、有分泌物出现、流眼泪等表现，最典型的症状是眼睛痒。患了过敏性结膜炎的孩子会痒得难受，经常去揉眼睛，并且眼睛充血得很厉害，眼分泌物增多。如果父母发现孩子频繁眨眼睛，也要引起重视，因为由过敏性结膜炎引起频繁眨眼的情况也比较多。

过敏性结膜炎一般在下午比较严重，早晨起来相对好一些。

轻度的结膜炎有一定的自愈性，如果只有一点点痒，也会自行逐渐消退。但对于春季卡他性结膜炎，父母需要特别重视，因为这种结膜炎的症状一般比较重，孩子会频繁地揉眼睛。过敏性结膜炎有个特点，即越揉越会痒、红、肿。揉眼睛这个动作加重了对眼睛的刺激，就会加重过敏症状。而且揉眼睛容易增加细菌感染的机会。本来是过敏，但如果孩子总是用手去揉，就会并发细菌感染。

有的父母看到孩子眼睛痒，就自己购买一些抗生素眼药水给孩子滴。对于过敏性结膜炎来说，用含抗生素的眼药水并不能解决孩子的眼痒、眼红问题。过敏性结膜炎与细菌性结膜炎用的药物是不一样的。如果孩子容易过敏，伴有鼻子痒或哮喘，当出现眼睛痒、眼睛红时，建议带孩子去医院看一下，以防春季卡他性结膜炎影响孩子的视力。

防治结膜炎，用眼卫生需留意

（1）减少接触过敏原。预防过敏性结膜炎与预防其他过敏性疾病有一定的共同性，即在生活中要留心孩子对什么过敏，减少和避免接触过敏原。

花花草草的地方少去。很多家庭都会在室内放些盆栽美化环境,但泥土中含有霉菌,应尽量少让泥土暴露在空气中。河边、池塘边等潮湿的地方也要少去,因为潮湿之所也是霉菌比较多的地方。

有毛的东西少接触。比如毛毯、猫、狗、兔子等,不仅藏匿着大量螨虫,也是细菌、病毒等容易滋生的地方。

(2)注意用眼卫生,避免接触感染。防治结膜炎,特别重要的是需告诉孩子不能揉眼睛,或少揉。此外,孩子用的毛巾、手帕也要常洗常晒。

(3)少看电视、少玩电子游戏。视屏终端会刺激孩子的眼睛,容易加重眼干、眼红、眼痒的症状。

有的孩子患了过敏性结膜炎,家长把他送到幼儿园,老师看到孩子眼睛红了,就建议父母快点带孩子回家休息。在这种情况下,父母可以先陪孩子到医院看一下,检查出来如果不是细菌或病毒感染引起的,而是过敏导致的,那就不会传染,自然也不需要隔离,可以正常去幼儿园或学校。

(上海市儿童医学中心　王弘)

38　儿童频繁眨眼是病吗?

门诊经常有家长带孩子来,说小朋友老是不停地眨眼睛,这让家长很着急,到底是怎么回事呢?眨眼是指双眼睑非随意性的暂时性闭合运动,是正常人的一种眼睑反射,对眼角膜上皮起湿润、保护作用,在自然情况下,正常人眼睑瞬动10~15次/分钟。明显超出上述频率的称为频繁眨眼。

儿童频繁眨眼是一个病因较为复杂的眼科常见病,常见病因如下:

(1)眼表异常:眼表各结构的异常是引起儿童眨眼增多的主要原因,如:结膜角膜病变(过敏性结膜炎、结膜结石、浅点状角膜炎)、干眼(泪膜稳定性差等)、睑缘疾病(倒睫、睑板腺囊肿)。

(2)屈光异常:屈光不正的儿童,经常处于调节紊乱状态,易产生视疲劳、眼部发痒、干涩等症状。为此患儿通过频繁瞬目来尽可能改变其视物模糊和视力疲劳的状态。

（3）视频终端综合征：视频影像变化速度快，画面闪烁，加上儿童视觉发育尚不健全，长时间看手机、平板电脑、电视后会出现不同程度的眼部不适及视疲劳症状，儿童的表现比成人更为明显，且以频繁瞬目为主要表现。

（4）神经系统疾患：瞬目反射不仅能检查出三叉神经、面神经的病变，而且能检查出脑干功能性障碍。因此对于眼部检查基本正常者，特别是伴有挤眉、皱额、吸鼻、咂嘴、注意力分散、多动、自我控制力差等表现的，应至神经内科就诊，以排除可能的神经系统疾患。

（5）儿童抽动症：儿童抽动症是多组肌群不自主抽动，在眼部主要表现为频繁眨眼或不自主眨眼，另外还可伴有颈、肩、上肢等多部位抽动。而有眼部不适、好揉眼等症状的，多数或为家长代诉，或为家长暗示而成。一些患儿可因别人暗示、训斥，或注意力过分集中而加重。轻者可自愈，重者也需至神经内科就诊治疗。

（6）其他：长期挑食、饮食无规律的儿童会出现营养摄入不足或不均衡，造成体内营养特别是维生素和微量元素的缺乏，可以引起神经肌肉的应激性增加，出现神经功能紊乱，从而导致频繁瞬目。

总之，儿童频繁眨眼是一个病因较为复杂，受眼部疾患、生理、药物、环境等多方面因素影响的常见病，应及时到医院就诊，进行针对性治疗。

（复旦大学附属儿科医院　杨晨皓）

39　飞吧，我的啤酒瓶底！

小李是一个超高度近视，总是遇到这样的吐槽："为什么不打招呼？！""是不是装不认识我？！"。其实，对小李来说，基本一直处于"十米以外雌雄同体，二十米以外人畜不分"的状态……但，这并不注定会是一个忧伤的故事，最近小李听说有一种把镜片植入眼睛里的手术，叫"眼内镜 ICL 植入术"，可以矫正超高度近视，但这到底是种什么样的手术呢？让我们一起来解开谜团，看看小李是如何让他的啤酒瓶底眼镜飞走的！

Q1 什么是有晶体眼人工晶体（ICL）植入术？

与我们通常说的白内障人工晶体植入不同，白内障手术是将老化的、混浊的自身晶体摘掉后放人工晶体在眼内。而有晶体眼人工晶体植入术是一种在不摘除自身晶状体的情况下，将特殊材料人工晶状体植入眼内以矫正屈光不正（近视、远视、散光）的手术方式。通俗地讲，就是相当于在眼睛里面植入一枚隐形眼镜。可植入性人工晶状体由胶原共聚物材料制成，性能稳定，不会引起自身的排斥反应。如果同时能够矫正散光的晶体，我们称为 TICL。

Q2 人工晶体植入于眼内什么位置？如何固定？

通过 3mm 的微小切口，植入晶体后，置于虹膜与自身晶状体之间。人工晶体与眼内组织黏附力弱，支持面宽，并由 4 个襻支撑固定于后房周围一圈的"沟"内（即睫状沟）。

Q3 人工晶体植入术相比角膜激光手术有什么优势？

ICL 的屈亮度范围为 $-3.00 \text{ D} \sim -23.00 \text{ D}$ 及 $+3.00 \text{ D} \sim +23.00 \text{ D}$，可以矫正大部分高度近视或远视，适应度数范围更广，不会产生干眼的症状。

Q4 人工晶状体有"保质期"吗？植入后还能取出吗？

ICL 正确植入眼内后不会引起眼内排斥反应和主观上的不适，理论上可永久存在于眼内。但是如果自身屈光度发生明显改变或出现白内障，可二次取出，且眼内组织结构不受影响或很少受影响，故 ICL 是一种可逆的手术。

Q5 人工晶体植入后会对日常生活造成很大影响吗？

不会。首先，ICL 植入后，肉眼外观看不到且患者本人主观也感觉不到人工晶状体的存在，可谓是真正的"隐形眼镜"。一般术后第二天即可正常用眼、看书、上网。当然，术后 2 周内，建议不要过度用眼和疲劳，以免全身情况影响眼睛。术后运动也不受影响，可以照样进行打球、跑步、游泳（建议术后 1 个月后）等运动。

（复旦大学附属眼耳鼻喉科医院　王晓瑛）

40 干眼的问题

1. 干眼的定义

眼睛干涩,眼睛容易疲劳,经常发生在用眼较多的工作者及中、老年女性中,给人们带来很多困扰。这很有可能是患者得了干眼症。干眼症是指由眼泪量不足或者质量差引起眼部不适及眼表损伤的一类综合征。需要指出的是,眼睛干涩是一种症状,部分眼干是一过性的,大多是由于用眼过度引起的视疲劳所致,适当休息就可以恢复。干眼症在医学上并不是症状,而是一种疾病。干眼症的常见临床表现是眼部干涩、异物感,其他症状有灼伤感、痒感、畏光、红痛、视物模糊、易疲劳、黏丝状分泌物、伴有眼表上皮损伤等。

2. 干眼的流行病

干眼症已成为影响人们生活质量的一类常见眼表疾病。目前世界范围内干眼发病率在 5%～35%,其中女性高于男性,老年人高于青年人,亚洲人高于其他人种。近年来干眼在我国的发病率逐渐上升,约 21%～30%,与亚洲其他国家类似。

3. 干眼的危险因素及预防

了解干眼症的危险因素对于预防干眼症发生发展具有重要作用。常见的诱发因素包括:

(1) 用眼过度,长时间看书、电脑办公、汽车驾驶等,由于用眼疲劳及眨眼次数过少,诱发眼干眼涩症状。平时应改善用眼习惯,用眼每隔 1 小时,就休息 5 分钟,可以远眺或者多眨眼,有助于改善眼睛干涩感。

(2) 环境干燥:空气污染、烟雾、高温环境工作、长时间处在空调或暖气环境下,泪液很容易蒸发,出现眼干眼涩。给这类环境配个加湿器,平时多喝水有益于改善眼干。

(3) 隐形眼镜:佩戴隐形眼镜时间过长,佩戴方式不对,都会引起眼部不适。长时间看书、工作、用电脑时,可尽量佩戴框架眼镜。

(4) 其他:睡眠不足、精神紧张、年龄大者得干眼症概率也会加大。平时可以多热敷眼部,促进局部血液循环。

4. 干眼的治疗

很多干眼症患者喜欢自行使用消炎眼药水或者一些非处方滴眼液,效果较为有限,甚至可能眼睛越点越干。一些使眼睛感到清凉的眼药水其实里面往往添加了收缩血管的药物,虽然滴完一时眼睛很舒服,但治标不治本,用了还会产生依赖性,一旦停药,可引起结膜反射性充血。应当明白,干眼症作为一种常见病,虽有多种治疗方法,但重要的是在专业眼科医生指导下进行选择。

(1)人工泪液:补充人工泪液是干眼症最基本的治疗。没有一种滴眼液适用于所有的干眼症患者,要经过多次尝试后,选择最适宜的人工泪液。如果夜间或晨起感觉眼干,可以在睡前使用眼膏剂型的人工泪液。

(2)抗炎滴眼液:抗炎滴眼液可以抑制眼表的炎症介质释放。目前使用的抗炎滴眼液有皮质类固醇、环孢素 A、他克莫司等。

(3)物理治疗、介入治疗等:平时使用热毛巾热敷眼部、眼周按摩、脉冲光刺激眼睑等,有助于改善泪液分泌;对于一些有指征的患者,也可以给予泪小点栓,阻塞泪液流出通道以增加泪液在眼表面停留更长的时间。

总之,无论是物理治疗、药物治疗还是手术治疗,首先都需全面综合查找病因,医生进而诊断干眼症类型,从而给予对因治疗,或多种方法联合治疗,才能提高疗效。

(复旦大学附属眼耳鼻喉科医院　洪佳旭　徐建江)

41　干眼合并泪道阻塞的治疗

王女士是一位干眼症老患者,一直在使用人工泪液缓解症状。最近 1 年她发现自己右眼出现溢泪症状,内眼角处还偶尔有脓性分泌物。去医院检查后发现右眼泪道不通畅,诊断为泪道阻塞。医生告诉她泪道阻塞需要手术治疗,可是手术虽然能解决泪道阻塞,但可能会加重干眼,而不手术则溢泪流脓症状会加重,最后还需要权衡利弊。

1. 干眼对泪道的影响

正常泪液的分泌量与泪道海绵体的吸收量处于一个平衡的状态，使我们的角膜被泪液滋润，保证了角膜的透明度，让我们能够清晰地看到美丽的世界。而干眼患者泪液的分泌量、睑板腺的分泌量与质量，出现了异常与减少，患者常常会感到眼睛干涩、流泪、刺痛、眨眼过频，久而久之导致泪膜不稳定，使角膜干燥、上皮部分缺损，继而出现视物模糊。

2. 干眼合并泪道阻塞的手术原则

干眼症一般双侧的比较多见。而泪道狭窄、阻塞不一定是双侧的。根据泪液分泌与泪道海绵体吸收、反馈信息理论：如果泪道狭窄、阻塞是双侧的，泪液分泌量正常，原则上建议手术治疗泪道的狭窄、阻塞；如果一眼为干眼，另外一眼是泪道狭窄、阻塞，并且泪液分泌量正常，建议手术治疗泪道狭窄、阻塞的眼，保证其泪液对健康眼角膜的滋润；如果一眼干眼合并泪道狭窄、阻塞，另一健眼泪液分泌量正常，也建议做泪道狭窄、阻塞手术，通过海绵体吸收反馈给大脑，增加泪液的分泌量；如果双眼均为泪道狭窄、阻塞，建议先做一眼，然后，观察其泪液分泌量有无改变，如果有增加，则做另外一眼。

3. 干眼合并泪道阻塞的手术

以这个患者为例，其右眼溢泪、偶尔溢脓，泪道阻塞，但泪液分泌量接近正常，左眼泪液分泌量不足，角膜染色阳性，左眼泪道通畅，左眼诊断为干眼。询问病史，患者在春天、冬天溢泪双眼均较明显，夏季基本没有溢泪。这说明，患者的溢泪与眼表泪液蒸发过强关系密切。

我们建议该患者右眼先进行泪道手术，原因是此患者右眼有潜在的干眼症状，如果不治疗泪囊炎，其干眼症状导致角膜上皮缺损，可能会造成角膜炎和感染。手术的目的是防止泪囊炎时脓液对角膜的潜在威胁，手术后泪液可以引流到泪道，使原来隐形的干眼症状表现出来。

（上海爱尔眼科医院　范金鲁）

42 干燥综合征的诊断与治疗

眼干时,大多数人喜欢用润滑滴眼液。口干时,我们会多喝水。若同时有眼干、口干,那就要注意身体给我们发出的信号了:很可能是患上了"干燥综合征"。

什么是干燥综合征?干燥综合征是一种慢性进展性、自身免疫性、全身性的疾病。主要累及泪腺和唾液腺,表现为眼干、口干,除此之外,还常有关节炎、皮炎、乏力、发热、肝肾功能异常等。

干燥综合征发病机制十分复杂,泪腺和唾液腺可见淋巴细胞浸润,主要是免疫系统异常引起。研究发现与病毒感染、性激素失衡、吸烟、干燥环境等因素有关。值得注意的是干燥综合征的发病有明显的性别倾向,女性患者约占全部病例的 90%,最好发于 30～60 岁的中年女性。如果你刚好处于这个年龄段,又有眼干口干的烦恼,请务必来医院检查。

目前干燥综合征的诊断大多使用 2002 年的欧美诊断标准,具体条目如下。

(1) 口腔症状:3 项中有 1 项或 1 项以上。

　　①每日感口干持续 3 个月以上;

　　②成年后腮腺反复或持续肿大;

　　③吞咽干性食物刚需用水帮助。

(2) 眼部症状:3 项中有 1 项或 1 项以上。

　　①每日感到不能忍受的眼干持续 3 个月以上;

　　②有反复的砂子进眼或砂磨感觉;

　　③每日需用人工泪液 3 次或 3 次以上。

(3) 眼部体征:下述检查任 1 项或 1 项以上阳性。

　　① Schirmer 试验(＋)(≤5mm/5min);

　　②角膜染色(＋)(≥4 van Bijsterveld 计分法)

(4) 组织学检查:下唇腺病理示 FLS ≥1。

(5) 唾液腺受损:下述检查任 1 项或 1 项以上阳性。

　　①唾液流率(＋)(≤(1.5mL/15min);

②腮腺造影(＋);

③唾液腺同位素检查(＋)。

(6)自身抗体:抗 SSA 或抗 SSB(＋)。

干燥综合征是很容易误诊或漏诊的疾病。有些患者有好几个症状,但没有联系在一起,又未与医生好好沟通,往往自己在好几个科室来回奔波,耽误了治疗时机。

其实干燥综合征从出现症状到累及全身脏器往往需要好几年的病程,而眼干、口干是最常见的早期症状。所以你可能首先要到眼科来就诊,眼科医师会为你评估干眼症状严重程度,另外还会做几项干眼检查,包括角膜荧光染色、Schirmer 试验(检查泪液分泌量)。

在角膜染色检查中,可以看到角膜上遍布绿色小点,这些就是坏死脱落的角膜上皮细胞。Schirmer 试验,医生会放一个试纸条到患者的外 1/3 下眼睑处,患者只需要闭眼 5min,就能知道自己的泪液分泌量情况了,正常情况应大于 10mm/5min。

如果上述检查确诊为干眼,那你就需要看风湿科医生了,然后会抽血检测几项风湿免疫的指标。另外还有些排除继发性干燥综合征的抗体这里就不赘述了。

如果抽血检查抗体阳性,那你就得跑第三个科室了——口腔科,一般会做一个唇腺活检,如果病理结果提示淋巴细胞浸润等表现,就可以确诊是干燥综合征了。

干燥综合征治疗效果的好坏,与疾病诊断的迟早有关。如果能够得到早期诊断,获得正确及时的治疗,一般预后都较好。眼科治疗包括人工泪液、自体血清、佩戴润房镜、湿房镜等,风湿科治疗包括激素、免疫抑制剂等,口腔科治疗有人工唾液、漱口水保持口腔卫生。如果累及肺部、肾脏、消化道,则还需要到其他专科治疗。

(上海交通大学附属新华医院　沈光林)

43　感冒引发的眼病不可忽视

有些人总认为感冒是小事情,吃两片感冒药就好了。其实很多严重的疾病都是从感冒开始的,患者开始时,咽痛咳嗽,之后就出现头痛、视力模糊,甚至出现完全失明。如果你还觉得感冒是小事而忽略它的话,那你就错了,作者都快被吓哭了!

(1)感冒后通常会引发病毒性角膜炎。病毒性角膜炎与感冒的关系用通俗的话可以这样讲:有些人感冒会在嘴角发出小泡,有的人则会发在角膜上,而发在角膜上的这种就是病毒性角膜炎。

病毒性角膜炎的长期反复发作会给视力造成严重损害。它的发病与免疫状况有关,病毒感染可以明显干扰机体免疫系统的平衡过程,所以进行适度的锻炼,注意充足的休息,此外,有不适一定要在医生的指导下用药,以避免造成病情复杂化。而治疗时要谨记不要症状一缓解就停止用药。

(2)感冒如果治疗不彻底,还会对视神经造成损害,引起视神经炎。近日,一位 26 岁的患者林小姐,感冒三天后开始出现头痛、双眼视物模糊,左眼由模糊到完全看不见了。林小姐很害怕,因为她去年以来共三次咽喉肿痛,都伴有视力下降,她并未在意,后来感冒好了视力也有所恢复。这一次,她再次扁桃体发炎,双眼视力分别下降到 0.5 和 0.01,到后来眼睛一点光感都没有了,自己才终于把眼睛失明和感冒咽痛联系到一起了。来我科就诊时,医生告诉她:"没错,你的眼睛失明正是由感冒、咽炎造成的视神经炎引起的。"

视神经炎通常急性发作,早中期有以下症状:一眼或两眼视力模糊,视物变昏暗,好像灯光调弱一般;物体的颜色看起来变得阴暗褪色;眼球后方可能会有疼痛的感觉,特别是眼球转动时。视神经炎发展到后期就会导致视神经萎缩。

如何判断视神经炎呢?

判断视神经炎,若以眼底镜检查视神经盘,则可以见到"乳头水肿"。色觉检查时,可发现患眼的颜色分辨力减弱。以视野计检查,则可见"中心暗点"。患眼的瞳孔对光的反应也会呈现异常的现象。眼用超声波、眼底荧光造影、磁共振或电生理检查可以发现视神经病变的部位。

而对于视神经萎缩,仅根据眼底视盘灰白或苍白是无法确诊的,必须结合视功能检查才能诊断。由于该病可由多种原因引起,必须尽可能同时做出病因诊断。首先应排除颅内占位性病变的可能性，辅以头颅 CT 或 MRI 等检查。视神经炎应在早中期及早干预。

有些患者即使不予任何治疗，仍可以恢复到原来的视力。而一部分患者，到了后期则会导致视神经萎缩。林小姐已经由视神经炎进展到了视神经萎缩，她之前两次抗病毒治疗还算及时，所以仍能"补救"一下视力。视神经炎的后期转变为视神经萎缩，被称为眼病中的"癌症"，一旦萎缩了便不可逆转，但若能早发现、早治疗，仍有较好的疗效。

（复旦大学附属中山医院　张明）

44　感染性角膜炎是如何发生的？

快递员小张，38 岁，骑电动车时不慎风沙吹进了左眼，自己用手使劲地揉了几下。第二天早上发现左眼眼红、流泪、怕光，几天后症状加重，黑眼珠上还出现了白点，视力明显减退。这时急忙到医院就诊，经医生检查后诊断为细菌性角膜炎，虽然经过积极的治疗，感染得到了控制，但是角膜上却留下了白斑，视力严重下降。

角膜炎是发生在角膜上的炎症，当炎症较重造成角膜基质缺损时就称为角膜溃疡。由于角膜组织只有表层细胞可以再生，基质层损伤后只能瘢痕修复，所以角膜炎往往会造成严重的视力下降。因此及早就诊和及时正确的治疗对于减轻角膜炎的病理损害、减少视力影响非常重要。在我国，感染性角膜炎发病率较高，是致盲性角膜病的主要原因，要引起大家的重视。常见的感染源包括：细菌、真菌和病毒等微生物。

Q1 感染性角膜炎是如何发生的呢？

感染性角膜炎多是由外界病原微生物直接入侵眼表而发病的，例如细菌性和真菌性的角膜炎。角膜外伤、使用污染的滴眼液、污染的隐形眼镜以及风沙和灰尘溅入等都可能把外界环境中的病原微生物带入眼睛表面。当外来病原致病力强而我们眼睛自身的防御能力降低时，就会导致角膜炎和角膜溃疡的发生。接触镜佩戴、倒睫、眼睑闭合不全、慢性泪囊炎等都可能损伤眼睛自身的防御力,成为感染性角膜炎的高危因素。

Q2 感染性角膜炎患病后有哪些症状呢?

一般患者都会有明显的眼红、畏光、流泪、眼痛和视力下降等症状。病灶部位越靠近角膜的中央,视力下降越大。炎症严重时角膜上会出现肉眼可见的混浊。和结膜炎不同,结膜炎虽然也会引起眼红,流泪,但是一般不造成视力下降。因此当眼红并伴有视力下降时应及早就诊,切不可拖延。

Q3 感染性角膜炎如何诊断和治疗呢?

感染性角膜炎的确诊有赖于病原学检查。包括对角膜病灶刮片后进行显微镜观察和病原的培养等。一旦病原微生物明确后,可以针对性地选择药物进行治疗。但是由于感染性角膜炎发病较快,严重破坏视力,而且病原学检查需要一定的时间,医生一般会根据经验先给予治疗,然后再根据病原学结果调整用药。感染性角膜炎的治疗效果与致病微生物的毒力以及治疗是否及时密切相关,越早治疗效果越好。角膜炎治愈后,大部分患者角膜上会遗留瘢痕,如果瘢痕位于中央,视力就会明显下降。

因此,感染性角膜炎是一种严重影响视力的病变。我们应该本着预防为主的原则,加强眼部卫生。如果有灰尘等异物入眼,切勿揉搓,一般异物会刺激泪液分泌而将异物冲出,若异物感不能消失,则应及时就诊。而一旦发病则应及时就诊,希望通过积极的治疗减少角膜瘢痕的形成,减轻视力损害。

(复旦大学附属眼耳鼻喉科医院　王艳)

45　给眼一个SPA

干眼是由多种因素所致的一种泪液和眼表疾病,包括眼表不适症状、视力变化和泪膜不稳定且有潜在眼表损害,伴随泪液渗透压升高和眼表炎症反应。

干眼病因包括:①药物不良反应,如抗组胺药物、某些降压药、抗抑郁药、抗帕金森药、口服避孕药等；②角膜屈光手术；③自身免疫性疾病，如类风湿性关节炎、干燥综合征、糖尿病、甲状腺疾病等；④过敏；⑤长期佩戴角膜接触镜；⑥长期处于空调环境及空气中的污染等；⑦孕妇及绝经期妇女高发。

干眼的临床表现多样，常见症状为眼干涩、异物感、烧灼感、眼痒、畏光流泪、波动性视力下降和视疲劳等。

干眼的主要治疗方法除了干眼确切对因治疗外，主要如下：

（1）西医治疗：主要包括局部应用人工泪液及抗炎药物，若药物治疗效果欠佳时，则考虑手术治疗。

（2）中医治疗：包括口服中药汤剂、针灸、中药熏洗、离子导入等。

什么是超声雾化？

超声雾化是利用超声波将药液变成微细雾滴的一种治疗方法，目前临床应用广泛。与全身给药相比，具有起效快、不良反应小、使用方便等优势，是一种较受欢迎的给药途径。

超声雾化的疗效：超声雾化熏眼可以利用超声波将中药煎液雾化成微小颗粒直接作用于眼部，药物作用充分发挥，吸收率高，还可以使眼部气血流畅，疏通经络。中药雾化对眼部刺激小，患者无明显刺激征、流泪及不适感，治疗后能明显缓解患眼干涩、异物感、刺痛等症状，使患者舒适轻松。

超声雾化方法：将中药煎剂药液约 100ml 倒入超声雾化器药杯中，患者取坐位，手持螺纹管末端，喷雾口对准患眼距离 5～10cm 熏眼，每天雾化一次，每次 20 分钟，30 天为一疗程。

（上海市中西医结合医院 李春霞）

46 观日食需护眼

"天狗吃日"奇观的同时，需要提醒的是一定要注意保护您的眼睛！

平常我们看太阳时会觉得阳光很刺眼，一般不会盯着看，瞥一眼就马上将视线移开。如果稍看几秒钟,移开时就感觉到眼前仍然一片亮影,要过那么一会儿才能看清物体。如果是直接裸眼看日全食几秒钟,也可能今后就在再也无法看清物体了。这不是危言耸听,是有惨痛教训的!有一位 20 岁的小伙子,在十多年前的一次日偏食观看中没有防护地裸眼看了一分钟不到,两眼视力急剧下降,后来形成了黄斑裂孔,视力从 1.5 降到 0.1 还不到,并且永远不能恢复。还有一个例子,有两位兄弟戴着普通的太阳镜(墨镜)观看日食,结果同样造成黄斑变性,经过多方治疗后视力也只有 0.1,再也无法提高了。

Q1 为什么看日食会发生这么严重的视力损害?

太阳是自然界最大的热源,具有多种辐射线,包括可见光和红外线、紫外线等,这些电磁波谱会对生物组织产生热效应和光化学效应,有利有弊,比如夏日常常有人皮肤被烈日晒伤就是一种危害。日食期间,虽然月影遮挡了太阳的可见光部分,使其亮度明显降低,然而我们肉眼看不见的红外线、紫外线并没有被完全遮挡掉。尤其是在太阳高度角大时,太阳辐射能量的 70% 能够到达地球表面,并且通过眼睛的聚焦作用极大地增加了入射眼内的辐射强度,加上眼睛的视网膜和脉络膜色素组织具有高度吸收辐射能的作用,因此眼睛的视力最敏锐处——黄斑极易受到辐射线的损伤。另外,就目前的医学科学手段,还无法治愈黄斑损伤病变,因而重在预防!

Q2 戴了太阳镜为什么还会有眼睛损伤呢?

这是因为普通的太阳眼镜以阻挡紫外线为主,但挡不住红外线的入射。日全食发生时整体环境光线较暗,人眼的瞳孔自然扩大,这就提供了更多太阳辐射线进入眼内的基础。有试验研究表明:当眼睛的瞳孔直径 2.5mm 时,观看太阳一分钟,黄斑区组织温度升高 7℃,当瞳孔扩大为 7mm 时,观看太阳一分钟,黄斑区温度升高 22℃,足以造成黄斑区娇嫩的视网膜神经组织的严重损伤。所以观察日食必须借助能抵挡红外线的防护用具,比如炼钢、铸造车间的标准防护镜 $BSS_{674-1947}$ 或 CR_{-39} 树脂片。但还要提醒的是,不要自认为戴了防护镜观看就安全无碍了,过长的观看时间也同样会带来眼睛损伤的危险,增加损伤发生的概率。

日食发生时虽然天色昏暗,感觉上阳光一下子"温柔"了许多，甚至完全被月球遮挡，但要切记：太阳其实并不温柔，不可直接裸眼观察日食！否则会对眼睛造成严重伤害，甚至致盲！对日全食这样难得一见的天文奇观，一定要科学观看，为了自己的眼睛和今后的光明，建议在戴有效防护镜的情况下观看，并且时间尽量短，一次观看十几秒钟为好。

（复旦大学附属眼耳鼻喉科医院　孙兴怀）

47　何时做眼底荧光造影检查

患有糖尿病的老张最近突然发现右眼视力明显下降，眼前有黑影遮挡，他立即赶至眼科就诊。医生详细询问了病史、扩瞳检查眼底后告知他患了糖尿病视网膜病变，需进一步行眼底荧光造影检查，必要时还要行眼底激光治疗。老张听了不禁窦惑丛生，造影有风险吗？激光治疗伤害眼睛吗？

让我们先介绍一下什么是荧光素眼底血管造影：

荧光素眼底血管造影（FFA）是临床诊治眼底病的常用检查技术，其基本原理是将荧光素钠快速注入被检者的静脉内，循环至眼底血管中，受到蓝光激发后产生黄绿色荧光，利用高速眼底摄影机连续拍摄荧光素在眼底血循环的动态过程。

此项检查广泛应用于视网膜血管疾病、脉络膜疾病、视盘疾病及全身疾病的眼底病变，为临床诊断提供有价值的依据，并指导进一步治疗。

国内开展此项检查技术已有 30 余年，已成为眼底病诊断的常规检查。老张由于糖尿病病程长，血糖控制不佳，致眼底出现严重的视网膜病变。造影前医生为他做了肝肾功能、空腹血糖、心电图、血压等检查，并询问有无过敏史，排除禁忌证后行 FFA 检查，最后诊断为双眼糖尿病性视网膜病变（右眼增殖期，左眼重度非增殖期）。如果病程进一步发展，势必造成眼底增殖膜形成、牵引性网脱致失明等严重后果，故医生建议他行眼底激光治疗，目的是激光封闭周围网膜无灌注区，抑制新生血管形成，并改善后极部网膜的血供，减轻水肿渗出,从而减少失明的风险。老张双眼分别行4～5次激光,术后右眼视力有提高,但感觉周围视野缩小,医生解释这是激光后常见的现象,正所谓丢卒保帅,并嘱他积极控制血糖,3个月后复查FFA,必要时补充激光等。

另外,眼科医生补充道,如果黄斑区水肿仍较重,玻璃体腔注射抗血管内皮生长因子(抗VEGF)不失为一个好办法。该药虽然昂贵,但对减轻黄斑水肿疗效显著,当然注射一次可能不够。如果眼底激光术后玻璃体腔又有出血不吸收,势必有机会形成增殖膜,那就要考虑行玻璃体切割手术了,但术后期望值不能太高。

看来,糖尿病眼底并发症的治疗真是任重道远,不过预防是关键。有了这段经历,老张也成了半个眼科医生,他逢人就讲,得了糖尿病,可别忘了早点看眼科。

(复旦大学附属金山医院　沈鸿洁)

48　何为角膜交联

在日常的门诊中,经常会碰到"近视"的患者,他们本是兴致勃勃地来接受近视手术治疗的,遗憾的是在术前检查中,却被发现患有圆锥角膜或者可疑圆锥角膜。

圆锥角膜是以角膜扩张、中央变薄向前突出、呈圆锥形为特征的一种眼病。它常造成高度不规则近视散光,晚期会出现急性角膜水肿,形成瘢痕,视力显著下降。

圆锥角膜患者,早期可以通过佩戴框架眼镜、硬质的高透氧隐形眼镜(RGP)来矫正视力,但不能很好地阻止圆锥的进展,部分患者晚期需要做角膜移植手术来恢复视力。当前国内的角膜供体极为稀缺,手术价格高昂,很多的晚期圆锥角膜患者只能在模糊的世界里苦苦地等待。

近年来,一种控制圆锥角膜发展的新方法——角膜胶原交联术(corneal cross linking,CCL)脱颖而出,使得病情进展至需要接受角膜移植的风险降到最低,这无疑是圆锥角膜患者的福音。

角膜胶原交联术治疗的原理是以核黄素为光敏剂,运用一种特殊波长的紫外线对角膜局部进行照射,刺激胶原纤维进行交联来增强角膜硬度,可以有效控制圆锥角膜病变的发展,稳定视力,避免角膜移植产生的并发症。

1993—1997,德国德累斯顿大学的 Theo Seiler 教授和 Eberhard Spoerl 教授研究发明了这项技术,并于 1998 年首次应用于临床。近10 年,该技术在国内外已被广泛应用于临床。如今,全球 300 多个医疗中心已经开展了角膜交联技术,角膜胶原交联技术在国外已成为圆锥角膜的标准治疗方法之一。而我国 CXL 治疗圆锥角膜还只有数年的应用时间,应当进一步加以推广。

相关资料显示:全球超过 3 万只患眼接受了角膜胶原交联治疗,跟踪随访超过 5 年。综合欧洲、美国、澳大利亚等多中心千例以上的临床验证,证实交联治疗后患眼非矫正和较佳矫正视力有一定提高,超过 85% 的患眼术后病变得到了控制,发展速度下降,可以避免或延缓角膜移植。有资料显示,角膜交联治疗 6 个月后,超过 80% 的患眼散光都有减少,最陡 K 值通常会降低 1D。

目前,我们使用的设备为 KXL—美国 Avedro 快速角膜加固仪。KXL 系统是近十年角膜交联术第一次真正突破。通过增加 UVA(紫外线)能量和减少交联时在患者眼睛上的照射时间,将角膜交联的时间大大缩短,同时 KXL 系统对角膜厚度更薄的患者也适用。

它具有以下优势:

(1) 更短的手术操作时间。

(2) 即检即做,减少患者由于等待角膜移植供体所需的时间。

(3) 减少手术源性的角膜变薄。

(4) 患者术中、术后舒适度提高。

(5) 是目前治疗角膜前 2/3 基质病变的最佳手术选择。

(6) 对角膜内皮层的损伤最小。

(7) 具有更宽广的使用范围。

(上海和平眼科医院　商旭敏)

49 何谓黄斑变性?

随着我国老龄化程度的提高,黄斑变性越来越成为老年人主要的致盲眼病之一。

何谓黄斑变性?黄斑区位于我们眼睛的视网膜中央。它感受外界光的刺激,接受外界物体的信号,然后传递到大脑形成视觉,是我们眼睛最重要的一个视觉功能部位。一旦黄斑区出现病变,就会引起视力下降、视物变形。黄斑变性指的就是黄斑区中心或附近发生了变性的疾病,主要包括玻璃膜疣、出血、渗出、水肿、萎缩、瘢痕等。

黄斑变性分为干性和湿性两种。

干性表现为一些代谢产物堆积后产生的黄白色点状病灶,以及黄斑区视网膜变薄导致萎缩;湿性则表现为出血、水肿、渗出,最终瘢痕形成。

晚期黄斑变性中约三分之二是湿性,湿性黄斑变性比干性黄斑变性会导致更严重的视力丧失。

目前,我国 50 岁以上人群中,每 6.5 个人就有 1 个黄斑变性患者。黄斑变性对视力的危害很大,如果不接受正规治疗,黄斑变性患者在 2 年内视力可降至 0.1 以下,其中 80% 的患者可能成为失明者,给本人及家庭造成巨大伤害。

黄斑变性的病因目前还没有明确,可能的病因大概有两方面:一方面可能与遗传有关。另一方面可能与后天因素相关,如年龄、环境因素、不均衡饮食、吸烟,不健康的生活习惯、慢性的光损伤等,都可能导致黄斑变性的发生。

黄斑变性最早的症状多数是视物变形,比如看东西不直、看人扭曲等。尤其像有些老年人喜欢看书,视野中心的那个字恰恰看不到,也就是视野中间出现了黑影。这个黑影与黄斑区的出血或水肿面积有关,如果面积很小,黑影的范围就小,如果出血的范围很大,或者水肿、瘢痕范围大,黑影的范围就大。如不及时进行治疗,最终视网膜的结构发生了不可逆的损伤就会造成患者的失明。

早期发现黄斑变性,最简单的方法就是自我检测,及时发现视物模糊、视物变形等症状。我们可以交替闭眼,看看两个眼的视觉是不是一样。还有一种自检方法是用阿姆斯勒表。该表有两种颜色,一种是黑色背景、白色方格;另一种是白色背景、黑色方格,中央有一个注视点。自检时眼睛盯着注视点看,正常情况看到的方格的直线是直的,一旦发现直线变弯,方格扭曲,就需尽快到医院做眼底检查。

(徐州市第一人民医院　李甦雁)

50　何须自生苦,舍易求其难

你在北方的寒夜里四季如春,我在南方的艳阳里大雪纷飞。

上海的冬季没有艳阳天也没有鹅毛雪,只有无处不在的寒冷冻彻骨髓。今天又是一个多霾阴凉的早晨,我穿着厚棉衣,脚步匆忙地奔向温暖的住院病房。

这几天病房里比平时忙碌了很多,因为天气骤寒的缘故,我们接诊了一批这样的患者。他们大多是白发苍苍的老爷爷、老奶奶,捂着一只眼,泪水涟涟,已经被剧烈的眼痛头痛甚至恶心呕吐折磨得虚弱不堪,被家人搀扶到急诊。每次当我听到患者家属这样的描述,再摸到"坚如磐石"的眼球,看到浅如裂隙的前房,心里已经基本明确他们是得了急性青光眼。令人心痛的是,这么多的痛苦和伤害其实大多数都能完全避免的啊。

印象深刻的是位老爷爷,耄耋之年,右眼视力下降伴眼痛 4 天了,在家里一忍再忍,被家属几经劝说才来医院就诊。我们看到老人的时候,他的右眼视力已经降至眼前手动,结膜混合充血明显,角膜雾状水肿,前房浅,瞳孔 5mm,光反射迟钝,晶体全白,眼压 49mmHg。而左眼于 15 年前行白内障摘除人工晶体植入术,至今视力保持在 0.6,眼压完全正常。我们痛心地问老人家为什么右眼不和左眼一起做白内障,他说做一个眼能看东西就够了。真的足够了吗?那他今天所受的这番苦难又是缘何而来呢?早知今日,何必当初啊。

白内障是一种极常见的影响生活质量的眼病,多发生在 50 岁以上的老年人,80 岁以上的老年人几乎达 100%。这位老爷爷就是因为白内障膨胀形成瞳孔阻滞继发了青光眼,持续高眼压导致眼红眼痛、恶心呕吐,最后视神经形成不可逆损害。所以,不要等白内障发展到了看不见才手术,当白内障影响患者的日常生活、工作时,即可接受手术。

目前,微创白内障超声乳化摘除联合人工晶状体植入是非常成熟的手术,安全系数高。熟练的眼科医生10分钟左右即可完成一台手术,绝大多数情况下不需注射麻药,不需缝线。术后患者立刻就能恢复一定的视功能。为了尽量减少白内障继发青光眼造成的不可逆视力损害,希望大家多关爱老年人,每年一次的眼科检查必不可少。

(河北省沧州市中心医院　张敬一)

51　户外活动时间成为近视眼研究的新热点

近来,户外活动时间成为近视眼研究的新热点。不少研究表明,近视眼儿童较非近视眼儿童户外活动时间少。因而提出,更多的户外活动可能使得儿童近视眼进展变慢,并且成为减少近视眼发生的重要因素之一。

现在孩子的暑假,陪伴他们的是平板电脑、游戏机、弹琴、画画、各种补习班和飞快发展的近视眼。家长们也越来越困惑,为什么我的孩子近视发生那么早、发展那么快,难道医生就没有办法吗?

近视眼一直是困扰东南亚国家和地区(如中国、新加坡、中国台湾、中国香港、日本及韩国等)的重要公共健康问题,而且在近50~60年,患病率显著上升。上述这些国家和地区的城市青少年高中毕业时近视眼患病率已达到80%~90%,而且其中10%~20%是高度近视眼。在北美和欧洲国家近视眼的发病相对较低,但增长趋势也十分明显,近期研究表明,美国33.1%的成年人为近视眼,每年因近视而进行的相关光学矫正费用达到38亿美元。

澳大利亚和中国的一项共同研究发现,广州儿童夏季近视度数的发展仅为冬季的60%。户外活动还有非常重要的一点就是,显著提高了血清维生素D水平。血清维生素D水平在近视的发展中起到怎样的作用已经引起了越来越多的关注。Choi 的研究发现,近视眼尤其是高度近视眼其血清 25(OH)D 浓度和等效球镜相关,提示血清 25(OH)D 浓度可能对眼轴的变化存在影响,而眼轴增长是近视眼发展的主要机制。在近视眼眼球生长过程中,视网膜巩膜信号途径和眼内压共同发挥作用,低浓度的血清 25(OH)D 可能影响胶原纤维结构以及通过视黄醛途径造成巩膜的病理性改变而使眼轴增长,从而加速近视化进程。

但目前国内尚未有对近视眼儿童血清维生素 D 水平的研究。复旦大学附属儿科医院眼科团队对近视眼儿童的血清维生素 D 水平进行了研究,并以视力正常的儿童作为对照组。同时,通过问卷调查,了解儿童的户外运动时间、近距离用眼时间和父母的屈光状况。研究结果表明,近视眼组儿童血清 25(OH)D 浓度(22.25±9.08)ng/ml,对照组为(27.67±8.33)ng/ml,有统计学差异($P=0.031$);近视眼组儿童每日户外运动时间较对照组少($P=0.014$);而两组的近距离用眼时间和父母的屈光状况没有统计学差异。他们研究的结论是:近视眼儿童血清维生素 D 水平低于视力正常儿童,可能与其户外活动时间减少有关,更多的户外活动可能通过提高血清维生素 D 水平减缓眼轴增长,使得儿童近视眼发展变慢。

(复旦大学附属儿科医院 杨晨皓)

52 护目 10 招

(1)离屏幕至少 40 厘米:长时间使用手机、平板电脑等会导致视疲劳。日常生活中应尽量远离这类电子产品,多去室外活动,享受多一点绿色。无法避免时,建议眼睛与屏幕至少保持一臂长的距离(约 40 厘米),如果看不清文字,不妨放大字号。

(2)每 3 秒钟眨眼一次:眨眼是保持眼睛湿润最简单的方式。一般情况下,人每分钟会眨 14～18 次眼睛,而看书、看屏幕时由于过度专注,1 分钟仅眨眼 10 次或更少。因此时刻记得多眨眼睛,谨记"20－20－20－6 原则",即每隔 20 分钟,连续眨眼 20 下,眼睛离开屏幕 20 秒,望向 6 米远的地方,放松双眼。

(3)眼睛也需防晒:眼睛长期接触紫外线会使白内障等眼病危险大增,所以夏日外出时一定要戴上墨镜,可减少光的刺激并阻止99%的紫外线。

(4)多吃深海鱼油:美国纽约市注册营养师坦亚・扎克布罗特表示,吃海鱼有助于防止自由基损害,预防眼部疾病。美国《眼科学档案》杂志刊登的一项研究显示,每周吃一次金枪鱼、鲭鱼、三文鱼、沙丁鱼等海鱼的女性,患老年黄斑变性危险比其他女性低42%。另外,深海鱼油还可缓解睑板腺动能障碍所导致的干眼。

(5)多吃深绿色蔬菜:胡萝卜等食物富含β胡萝卜素,可在体内转化为维生素 A,有益眼健康。然而,美国佐治亚大学的研究人员发现,真正有益眼睛健康的营养明星是叶黄素和玉米黄素。深绿色多叶蔬菜、西兰花、西葫芦、豌豆等都富含这两种营养素。

(6)给眼睛一个SPA:香港中文大学研究发现,绿茶中的重要抗氧化剂儿茶酚被视网膜组织吸收得最多,常喝有助于防止老年黄斑变性和白内障等严重眼病。而超声雾化熏眼即利用超声波将中药煎液雾化成微小颗粒直接作用于眼部可明显缓解患者眼干涩、异物感、刺痛等症状,使患者舒适轻松。因此定期给眼睛一个SPA吧。

(7)隐形眼镜不能常戴:美国加州眼部健康与验光专家艾略特・格罗斯曼建议,戴隐形眼镜的人至少每周换成框架眼镜一次;不要戴隐形眼镜睡觉;接触隐形眼镜前应彻底洗手;隐形眼镜护理液应经常更换,注意眼部卫生。

(8)眼睛也要定期检查:即使不近视或远视,也应定期去医院做眼部健康检查。若出现眼睛疼痛、红肿或视力逐步下降,应该及时看医师;家人有青光眼或糖尿病病史等遗传性眼病风险因素的人,更应警惕眼部变化,及早筛查眼部疾病,保证眼睛的健康。

(9)给眼睛按摩:长时间盯着电脑、手机显示屏,会令眼肌疲劳,导致眼部血流不畅,出现视物模糊等症状。应该注意适时休息,坚持每天做眼保健操,以改善眼部血液循环和调节状态。

(10)戴护目镜或湿房镜:美国纽约市验光师贾斯汀・巴扎恩建议,使用电锯、电钻等电动器具的时候,应该戴好护目镜,防止眼部意外伤。而湿房镜则可在平常时间使用，为眼睛进行保湿的同时还能避免外部环境等对眼睛的伤害。

（复旦大学附属中山医院 沈满意）

53 话说"猫眼"

猫眼石（Cat's eye），即"具有猫眼效应的金绿宝石"。由于猫眼石表现出的光现象与猫的眼睛一样，灵活明亮，能够随着光线的强弱而变化，因此而得名。这种光学效应，称为"猫眼效应"。

小强的父母着急地带着 2 岁的小强来医院看病。原来他们最近 2 个月发现小强右眼瞳孔里有白色的反光，像猫眼一样，医生初步诊断为白瞳症。仔细地给小强做了眼底以及超声和 CT 检查，告诉他们小强被诊断为视网膜母细胞瘤，要尽快接受治疗。小强的父母非常费解，为啥这么小的小孩就得了这个肿瘤呢？

Q1 什么是白瞳症呢？

白瞳症是多种眼病引起的一种常见临床体征，表现为瞳孔区呈白色、黄色或粉白色反光。单眼或双眼均可发生。儿童期引起白瞳症的眼病主要包括视网膜母细胞瘤、永存性原始玻璃体增生症、早产儿视网膜病变、渗出性视网膜炎、先天性白内障等。由于产生白瞳症的病因繁多，病变性质差异很大，治疗方法和预后也悬殊，故临床对白瞳症的诊断和鉴别极为重要。影像学检查对这组患者的诊断有一定帮助。

Q2 视网膜母细胞瘤是如何发生的？

视网膜母细胞瘤是婴幼儿最常见的眼内恶性肿瘤，来源于视网膜的光感受器前体细胞。双眼患者约占 25% 左右，单眼患者约占 75%，极罕见三侧性（松果体有肿瘤）。确切病因不明，具有家族遗传倾向，所有双眼患者都存在生殖细胞的 RB1 基因突变（遗传性），单眼患者只有 15%～20% 存在生殖细胞基因突变（遗传性），其余为体细胞突变（非遗传性）。从发病机制上看，位于 13q14 抑癌基因 Rb1，双等位基因同时突变、失活，导致视网膜母细胞瘤发生。

视网膜母细胞瘤眼内发生过程：

（1）视网膜的光感受器前体细胞 RB1 双等位基因同时突变、失活。

（2）基因突变导致视网膜母细胞瘤的发生。

（3）肿瘤细胞可独立生长于视网膜下（外生型）和玻璃体腔内（内生型），或者二者混合型生长。

（4）肿瘤可侵犯临近组织，如视神经、脉络膜和巩膜。随着病情发展，肿瘤甚至侵犯眼眶，转移至骨髓或大脑（直接沿视神经或通过脑脊液侵犯）。

Q3 视网膜母细胞瘤都有哪些表现？

视网膜母细胞瘤多数发生在出生后不久，多在 3 个月～4 岁之前被发现，少数发生 5 岁以上大龄儿童，成年人极罕见。可以单眼或双眼先后或同时罹患。由于肿瘤发生于婴幼儿，早期家长不易发现。大约50%以上患儿因瞳孔区白色反光，类似于"猫眼"或白瞳症表现，部分患眼因肿瘤位于黄斑部、视力障碍而表现为内斜视或外斜视，少数因继发性青光眼、前房（眼内）积血、并发白内障及眼内炎等疾病到眼科就诊从而发现该病，也有小儿不小心碰到眼，家长发现眼红来诊。置之不理时，肿瘤可以沿视神经或穿破眼球向眼眶内发展，引起眼球突出或眼眶红肿。

Q4 视网膜母细胞瘤该如何诊断？

患者多为婴幼儿童，瞳孔内有黄光（或白光）反射病史。散瞳检查或眼底照相可在眼底上见到很特殊的黄白色或灰白色隆起肿块；玻璃体内有大小不等的颗粒状混浊体；晚期患者可见肿瘤占据玻璃体大部或全部，都有视网膜脱离，严重患者可发生眼红、继发性青光眼、前房积血以及眼内炎症表现。如果有眼球突出，则肿瘤已侵犯到眼球外或视神经。超声波检查能探测到眼球内有实质性肿块回声。若是眼眶 CT 片能显示出细碎钙质阴影，诊断基本可以确立。

Q5 被诊断为视网膜母细胞瘤，该如何治疗呢？

目前视网膜母细胞瘤的治疗主要根据国际分期和分类来制定治疗方案。

基本原则：

（1）早中期患者保留眼球以及有用视力。

（2）晚期眼内期患者眼球摘除。

（3）眼外期患者综合治疗以提高生存率。

目前我国视网膜母细胞瘤生存率已达 90%，虽然眼球保存率逐渐提高，但由于我国晚期的患者较多以及全国治疗水平不齐，眼球摘除率仍较发达国家高，所以视网膜母细胞瘤生存率与眼球保存率取决于患儿是否早期诊断以及治疗方法的选择。

目前视网膜母细胞瘤的治疗在 0 期主要是保留眼球治疗或摘除眼球治疗。在 0 期 A～D 级的患者可采取局部治疗（激光、经瞳孔温热治疗、冷冻治疗）、全身静脉化疗或眼内局部化疗、眼动脉介入化疗、放射性核素敷贴器等保眼疗法，这些方法可单独或联合应用，力争保存有用视力。其中，A～C 级的患者眼球保存率可达 95% 以上，D 级 60%～80%。E 期的患者肿瘤转移风险高，保留眼球视功能希望极小。单眼患者原则上选择眼球摘除，双眼患者原则上是先保留眼球治疗。如果以上治疗无法控制肿瘤时也要考虑眼球摘除。

在Ⅰ～Ⅳ期治疗主要是提高生存率，在Ⅰ期（眼球摘除后病理检查高危患者）还要进行 3 个或 6 个疗程的预防性化疗，生存率可达90%～95%，Ⅱ～Ⅲ期需要眼球摘除联合化疗以及放射治疗，仍有50% 以上生存率。

Q6 视网膜母细胞瘤治疗过程中的注意事项有哪些？

（1）对接受化疗的患儿家长来说，化疗以后孩子的免疫功能会下降，白细胞会下降，要注意避免着凉导致感冒，注意饮食卫生。血小板下降，出血机会增高了，要避免碰撞。化疗后患儿出现任何不适，应及时去附近医院儿科就诊。

（2）对接受眼球摘除手术的患儿家长来说，手术后应保护好术眼，避免抓碰伤术眼，一般手术后一个月左右就可以佩戴义眼，要注意患儿患眼的清洁卫生和定期更换义眼。

（3）治疗后复查非常重要，所有患儿应根据主诊医生的嘱咐，定期门诊复查。并根据复查的结果，制定下一阶段的治疗及随访计划，一般要随访到 8～10 岁。

（4）对于有视网膜母细胞瘤家族史的家庭，其他健康小孩应带去眼科进行眼底检查,排除视网膜母细胞瘤;小孩出生后应及时去眼科做眼底检查,排除视网膜母细胞瘤。

Q7 视网膜母细胞瘤该如何预防?

目前对视网膜母细胞瘤尚无有效的预防措施。由于父或母亲患视网膜母细胞瘤遗传给下一代的概率约 50%,双眼视网膜母细胞瘤几乎都是生殖细胞突变(遗传性),单眼患者仅有 15%～20% 是生殖细胞突变的,这些家长若再生育,其患儿发生视网膜母细胞瘤概率是不同的。因而对有视网膜母细胞瘤家族史的家庭,进行基因检测、遗传咨询,可以减少患儿出生概率。对于新生儿开展早期眼底筛查,可达到早期的发现和诊断,早期治疗,提高预后。

(中山大学中山眼科　杨华胜)

54　黄斑部的精准医疗

黄斑部精准医疗的特色就是利用眼部断层扫描(定焦在脉络膜新生血管上)以及微视野计(定焦在黄斑部中心凹)来做诊断,接着以眼内药物注射及微脉冲激光定焦在色素性上皮细胞。

采取这些方式进行黄斑部精准医疗,并以此为基准,达到黄斑部病变早期侦测检查—非典系统(远距居家照护诊疗 NOSARS 系统)以及超视系统(早期黄斑部病变检测仪检查),进而进入精准医疗,并且以复健的方式,促使患者康复。

"黄斑部特诊"一直以建构多元特色医疗方式,以患者为中心的全人黄斑部病变医疗,深耕小区眼部整合照护为目标,建立眼科黄斑部病变整合型医疗照护,采用标准化三合一流程,即检查(Exam.)、诊断(Dx.)、治疗(Tx.),率先建立实时影像传输系统,除了能够有效缩减诊断治疗的疗程外,也可以减轻病患来回奔波的辛劳。

此外,还包括"特色性检查",如:黄斑部微视野检查、黄斑部超视力检查、黄斑部叶黄素检测与眼球睫状肌机能检查。治疗方面则包括:矩阵式激光、微脉冲激光以及眼内药物注射,并有特色性复健治疗以及低视能患者居家照护,与小区医疗群合作,进行双向转诊。

以 NOSARS 系统为例,此系统为评估病患居家自我检测及治疗效果,黄斑部病变患者经由远距视力照护系统,与小区医疗群转介至医院,经医师看诊后,给予诊断—检查—治疗三合一方式,对于眼底干性黄斑部病变患者与湿性黄斑部病变患者,给予眼内药物治疗及激光治疗,再经由黄斑部复健治疗与低视能照护,增强患者视力与对比敏感度,达到完整医疗照护的目的。

(中国台湾新竹国泰综合医院　陈莹山)

55　激光近视手术与有老视的近视族

有老视的近视族要激光手术时:

对于有老视的近视患者,为了应付病患看近调节力的下降,医师就会有另一层考虑了。通常会有两种思考方向:

(1)看远的清楚为主要考虑——患者不论近视几度,一律调成零度,这时患者看远的清楚,不用戴眼镜,但是看近时就要戴老花眼镜。

(2)看近的清楚为主要考虑——依照患者的年龄留下适当的近视度数,以便抵消老视,这时患者开完刀后看近的清楚不用戴老花镜,但是看远的却要戴眼镜。

至于做哪一种选择,开刀前往往需要医师的专业判断以及患者的意愿,例如年龄尚轻仍有些调节力者,当然选择看远的清楚不用戴眼镜为主。这时由于看近时老视不严重,也可不用长时间戴眼镜,但是如果年龄大老视严重,或者工作上需要看近的时间比较多,例如牙医、编辑、老师、计算机长期用户,我们可能会选择给他留一些近视的度数,这时我们所留的近视度数就能够抵消他工作上所会造成的老花。可是在手术前医师必须与患者沟通清楚,让患者有充分的认知。

由于这种方式留有近视度数,所以看远的并不清楚,开完刀患者千万不要认为是手术失败,也就是患者务必了解近视激光手术并不能解决老视的问题。术后能不能看得清楚是要依靠度数是不是合乎要求而定。如果依患者的意愿是希望看远的清楚,那看近就要戴眼镜;相反的,如果希望近的看得见则看远处就要戴眼镜了。

近视手术不会减少眼镜的使用:

事实上,激光近视手术也不能解决戴眼镜的问题,没有老视的,近视度数开足了,虽然年轻时不需戴眼镜,等到年龄到了,一样要戴老花眼镜;有老视的,开了近视手术后,若留有度数,虽然要戴眼镜,但看近的却反而不用戴老花眼镜。君不见由钻石刀手术演变到准分子激光手术,这十多年来近视手术的进步,并没有减少眼镜的使用,眼镜店仍如雨后春笋般林立。

配眼镜不要配足度数的用意:

平常近视的人所配的眼镜并不会配足度数,因为度数配得足虽然很清楚,但却容易疲倦造成眼痛、头痛,眼镜往往戴不久。例如:500度近视一般只配400~425度,配得少一些看到约0.8~1.0,由于清楚度仍够,不会疲倦。事实上,这少配的度数不只有以上这些好处,往往也让我们在看近的时候多少抵消掉一些老视。可是,如果激光近视手术手术度数开足了,那么就没有少配的度数让我们抵消老花了,这就是为什么有老视的近视人群,开刀前老视的感觉不像开刀后那么明显而突然,也就是说近视激光射手术不会造成老视度数加深,没有所谓"一夜老视",但是如果近视度数开得足,真的是会有"一夜之间老视症状明显恶化"现象的产生,尤其是度数较深的高度近视老视族,平时就戴着度数较浅的近视眼镜,早习惯了看远不清楚的朦胧美,看近也充分利用了眼镜配不足抵消的老花。如果一旦开刀把近视度数完全开掉,结果看远很清楚,看近老视很严重,这与他日常用眼的习惯感觉完全不同,往往就会造成生活上的困扰。

(中国台湾新竹国泰综合医院　陈莹山)

56　甲状腺相关眼病对眼睛有哪些危害?

夏女士今年35岁,长着一双细细长长的丹凤眼,她总是觉得自己眼睛不够大,像是没有睡醒的样子,不够有精神。但是,近几个星期来她开心地发现自己的眼睛变大了,忽闪忽闪,而且水灵灵、泪汪汪的样子,显得楚楚动人。

但是没高兴多久,伴随着变大,眼睛出现了一系列异常情况:充血、怕光,时而干涩,时而又流泪不止。于是她去药房买了一些消炎的眼药水,治疗了一段时间,不但没有好转,眼睛还继续变大和突出,连视力也逐渐下降,看东西出现双影,夜晚睡眠时眼睛无法完全闭合,早上醒来干涩难忍。

后来到医院经过详细眼部检查后,医生诊断为"甲状腺相关性眼病",而且她已经出现暴露性角膜炎和压迫性视神经病变。通过血液检查,医生发现了夏女士眼睛问题的源头:她患上了甲状腺功能亢进。医生建议她在控制甲状腺功能的同时,积极治疗眼部疾病。后来,通过糖皮质激素冲击治疗和眼部手术,夏女士的眼睛终于恢复了原样,视力也提高了。

眼球突出,是眼科疾病常见的临床表现之一,造成眼球突出的疾病有很多,常见的疾病包括甲状腺相关眼病、眼眶炎性假瘤、眼眶肿瘤、高度近视等,其中甲状腺相关眼病是成年人最常见的眼眶病,也是引起单眼或双眼突出的最常见原因。

Q1 甲状腺相关眼病是什么?

甲状腺相关眼病,又叫 Graves 眼病,俗称"甲亢突眼",是一类自身免疫反应引起的慢性、多系统损害的疾病,与甲状腺功能异常密切相关。人的免疫系统就像一支军队,24 小时保护着身体的健康,抵御有害物质的入侵。自身免疫疾病的特征就是免疫系统功能异常,自身会产生抗体攻击体内的正常细胞。由于眼眶组织和甲状腺在免疫学上有相似之处,使甲状腺和眼眶同时受到自身抗体的攻击,既引起甲状腺功能的异常,又会造成各种各样的眼部问题。

Q2 甲状腺相关眼病对眼睛有哪些危害?

眼球突出是甲状腺相关眼病的一个典型症状。人的眼眶就像一个房间,眼眶壁就像房间的四面墙,房间里有眼球、肌肉、脂肪和最重要的视神经等,在人体免疫系统异常的情况下,肌肉和脂肪会发生变性,体积随之增大,逐渐压迫眼球和视神经,由于空间有限,房间变得拥挤,眼球为了改善"住房条件",只能"违章搭建"到屋外,于是就造成了眼球突出、眼睑退缩和眼球运动障碍等眼部异常表现。

甲状腺相关眼病能通过很多种方式对眼睛造成危害。70%的患者最早出现的是眼睑退缩和眼球突出，这使他们看起来总是像在瞪眼，由于眼球突出和眼睑退缩，眼睛更容易暴露在风、尘等环境中，变得非常干涩。进一步会导致结膜炎和暴露性角膜炎，出现眼部刺激和不适、流泪、怕光、视物模糊等。更严重的是，眼眶里面肿胀的肌肉会压迫和损伤视神经，导致视力下降，甚至失明。此外，眼睑水肿、泪腺肿大及眼眶软组织肿胀，会导致眼周脂肪组织向前凸出，出现上眼睑的脂肪膨隆和眼袋，这会使患者看起来超过实际年龄，影响外貌。

Q3 甲状腺相关眼病能看好吗？

很多得了甲状腺相关眼病的患者以为自己的眼部问题，例如突眼、眼睑退缩、斜视等是没有办法治疗的，其实并非如此。虽然该疾病的治疗并非一朝一夕的事，但是只要治疗及时、选对治疗方案，绝大多数患者可以获得良好的治疗效果，恢复原来的眼部外观和功能。

甲状腺相关眼病初期治疗主要目的是减少炎症以及保持眼部湿润。可以建议患者在白天频繁使用人工泪液、晚上使用油膏，来保证眼表的润湿，从而防止干燥。另一种有效的方法是睡眠时床头稍抬起，这使得睡眠时眼窝中部分水肿建立了引流通道，从而减少了清晨水肿的程度。部分患者发现减少膳食中的盐摄入量可以帮助控制眶周水肿的程度；还可以佩戴墨镜或湿房镜，缓解畏光和眼干不适。有时，在初始期炎症很严重，需要采用激素类药物或放射治疗来改善症状。

甲状腺相关眼病的患者中有20%需要接受手术治疗。这类手术治疗可分为三步：眼眶减压术、斜视矫正术和眼睑退缩矫正术。其中，眼眶减压术可以有效缓解视神经的压迫症状，使眼球回退，保护角膜。它通过人为去除部分眼眶壁来扩大眼眶的空间，也就是将眼眶这个房间的部分非承重墙移除，让里面的肌肉和脂肪延伸到房间外，拓宽"住房面积"，改善住房条件，解除对神经的压迫，使眼球回到房间内。对于甲状腺眼病患者出现的各种眼部问题，都有相应的解决办法，多数患者的外貌以及眼球功能能恢复到和以前一样。

（上海交通大学医学院附属第九人民医院　周慧芳）

57　甲状腺眼病常见的症状有哪些？

（1）甲状腺眼病可导致眼部肌肉和软组织肿胀，从而表现为结膜（即通常所说的眼白部分）、眼睑红肿，甚至眼眶深部胀痛。患者常常感觉到这种胀痛是从眼球后方传来的，可以随眼球运动发生，也可在凝视时发生，严重者甚至会有持续不断的疼痛。

（2）由于眼眶内空间有限，肿胀的软组织会把眼球推向前方，导致眼球突出，加之眼睑肌肉紧张所致的眼睑退缩，使患者表现为"瞪眼凝视"面容。这一特征性面容的意思是，在他人看来，患者的眼部表情永远处于瞪眼凝视的状态。

（3）此外，眼球高度前突还会导致眼睑闭合不全。眼睑是保护角膜的关键结构，如果无法完全闭合眼睑，会使角膜长期暴露于空气中而发生损伤，从而产生畏光、流泪、眼表不适及异物感甚至视力减退等问题。

（4）控制眼球活动的肌肉也会因肿胀而高度紧张，患者常有眼球活动度下降，并在某些位置产生复视。

（5）甲状腺眼病最严重的问题在于肿胀的眼眶内软组织对视神经（视觉传到的关键结构）的压迫。视神经非常娇嫩，对周围组织压迫很敏感，由于是病情严重的患者，可能出现视力急速下降至仅残存光感乃至失明。

压迫性视神经病变是什么？

眼眶内软组织高度拥挤，会造成其对视神经的压迫，这就是医学术语中的压迫性视神经病变（Compressive Optic Neuropathy，CON）。这需要采取快速有效的措施进行处理，以挽救患者的视力。最常见的措施是激素冲击，也就是在短时间内静脉使用大量的激素，从而快速缓解症状，并为手术（通常是眶减压手术）赢得准备时间。

CON 发生率并不高，据统计有 5%～7% 的 TED 患者可伴发这一问题。值得注意的是，视力下降并不是诊断 CON 的敏感指标，因为根据欧洲甲状腺眼病协会（EUGOGO）的调查，有 20% 的视神经病变患者视力都在 0.6 以上。那么临床上常用的早期发现指标是什么呢？答案是色觉检查。这一检查既单又高效，可以与瞳孔对光反射检查配合使用，作为压迫性视神经病变的有效筛查指标。

（复旦大学附属眼耳鼻喉科医院　钱江）

58　甲状腺眼病的主要治疗措施

（1）调节甲状腺功能：不管采取哪种治疗方案，调节甲状腺功能永远是治疗的第一步，一般在内分泌科医师的指导下进行。

（2）眼表润滑剂：比如人工泪液、小牛血清等，对于缓解因眼睑闭合不全导致的眼部不适，有比较好的效果。

（3）糖皮质激素：激素是一种全身性的免疫抑制剂，可以抑制淋巴细胞对人体自身的攻击。一般临床上常采用甲强龙冲击治疗，对活动期病变和视神经病变的患者尤为重要。在激素使用过程中，需要注意进行血压、血糖、肝功能的监测。

（4）眼部外放射治疗：也就是我们所熟悉的放疗。很多患者谈放疗色变，觉得放疗是与癌症绑定的，这是一种错误的观点。就TED而言，局部小剂量放疗对于缓解炎症、软组织肿胀及眼肌活动障碍都有一定良好的效果，这一治疗目前常作为激素冲击的补充治疗，以及激素禁忌患者的替代治疗。

（5）手术。

甲状腺眼病的手术治疗往往是分步进行的。

第一步进行眶减压手术是外科治疗中最重要的措施，其原理很简单，就是通过扩大眼眶容积，使原本高度肿胀的软组织不再拥挤。对于眼球突出、眼位偏移、视神经受压等问题，都有很好的治疗效果。从世界范围内来看，眶减压手术已经有近一百年的历史了，最初该手术只用于危害视力的重度甲状腺眼病，近年来随着手术技术的成熟和完善，其手术适应证不断扩大，疗效也越来越明确，已经成为非活动期患者的一线治疗。

眶减压手术的特点在于：手术方式多样（包括眶脂减压、内壁减压、外壁减压、深部减压、联合减压等），需要根据每个患者的具体情况制订个性化方案,因此对手术的经验和技术有相当的要求。希望实现患眼功能的康复,并尽可能恢复患眼的外观,使患者重拾生活的自信,回归正常的社会生活。

但是,眶减压手术不是万能的,单纯实施该手术可能无法解决复视、眼睑退缩等问题,常常还需要分步再次进行眼肌、眼睑的手术。

生活中我们应该注意些什么?

如果已经确诊为 TED,那么以下几条建议希望大家认真遵守。

(1)定期监测甲状腺功能:这不仅有利于内分泌科调整用药,对眼科医生来讲,也有助于判断病情,制定合理的诊疗方案。

(2)戒烟:再次强调戒烟的重要性,这与控制甲状腺功能一样,都是治疗方案中的必要环节。

(3)补硒:硒是瑞典化学家于 1817 年发现的一种微量元素,该元素有很明显的抗氧化作用,可以有助于缓解病情。尤其针对不需要药物治疗的轻症患者,更需要每日补充硒。

(4)健康的生活方式:合理膳食、规律运动和充分休息,对疾病的康复也非常重要。

(复旦大学附属眼耳鼻喉科医院　钱江)

59　甲状腺眼病患者应该什么时候去看医生?

对于确诊为甲状腺自身免疫性疾病(如 Graves'病、桥本甲状腺炎等)的患者,应积极关注眼部变化。如发现有下列情况,建议前往眼科医师处做进一步检查:

(1)出现结膜或眼睑红肿,且在进行正规甲状腺治疗后没有缓解;

(2)发现有眼球突出,或者出现"凝视"面容(在他人看来,患者的眼部表情一直处于瞪眼凝视状态);

(3)发现轻闭眼时眼睑无法完全闭合,有时伴眼干、眼表异物感等不适;

(4)出现视力模糊,且闭眼休息后仍不能缓解;

（5）出现色觉改变,例如发现身边的物体色彩不再鲜艳,或者发现两只眼睛对色彩的辨识度不一致;

（6）发现视物重影,甚至有时需要调整头部位置（例如稍往一侧倾斜）才能看清楚。

甲状腺眼病（TED）是如何治疗的?

TED是一种自限性疾病。所谓"自限",就是指其自然病程倾向于自发好转。但"自限"并不代表不需要治疗。TED是无法完全自愈的,比如突眼、眼睑退缩等问题,通常需要医疗干预才能解决。

值得一提的是,由于TED的临床表现多变、症状复杂,其治疗方案比较多样化,需要根据患者的实际情况采取个性化的治疗措施。比如从病程来看,TED分为活动期和非活动期。根据字面意思就可以理解,活动期的患者病情在进展,而非活动期的患者病情趋于稳定,甚至有一定程度的自发好转。针对这两个不同时期,治疗重点也是不同的。活动期的重点在于控制炎症进展,而非活动期的重点在于外形及功能恢复,这就需要医生根据实际情况选择有效的治疗措施。

总而言之,甲状腺眼病是一种自身免疫性疾病,可以导致眼眶内肌肉和软组织肿胀,引起眼球突出等眼部表现。该疾病的治疗方案随病程演变而变化,通常包括眼表润滑剂、内科药物及外科手术等。由于患者常存在甲状腺功能异常,因此甲状腺功能的控制也十分关键,同时还需要配合戒烟和生活方式调整,是需要进行综合性、个性化治疗的疾病。

（复旦大学附属眼耳鼻喉科医院　钱江）

60　甲状腺眼病诱因

甲状腺眼病（TED）是一种伴有全身表现的眼部疾病,常有眼球突出、眼部胀痛、畏光流泪、视物重影及视力减退等症状。由于该疾病会影响视力及面部外观,可导致患者的日常生活能力下降、社交自信心受到打击。有些患者甚至因此不再愿意与外界接触,产生一系列心理和社会问题。因此,该疾病的早期发现和及时干预十分重要,需要引起足够的重视。

什么是甲状腺眼病?

TED 甲状腺眼病最常发生于甲状腺功能亢进的患者,调查显示,40%的甲状腺自身免疫性疾病(如 Graves' 病)的患者会伴发 TED,因此甲状腺眼病又可称为 Graves' 眼病。但是严格意义上来讲,两者是独立的疾病,有 10% 的 TED 患者并不伴有甲状腺功能亢进。

Graves' 病这一名称最早命名自爱尔兰医生 Robert James Graves。从发病原因来看,Graves' 病和甲状腺眼病均属于自身免疫性疾病,其本质在于原本起保护作用的免疫细胞,在某些未知原因的作用下,开始攻击人体自身组织。

这些免疫细胞可以识别出甲状腺内某些特殊蛋白,就像导弹识别攻击目标一样,特异性地对甲状腺(颈部前方一个蝴蝶形的腺体)发起进攻,引起甲状腺增生肿大并分泌大量甲状腺激素。这些过量的激素会加快人体新陈代谢,使人体进入高代谢状态,导致心慌心悸、怕热多汗、血压升高、体重减轻、烦躁乏力等症状,甚至可能有脱发和发质改变的问题。

同样的,当这些免疫细胞攻击眼眶内软组织时,就会导致 TED 的发生。那么为什么免疫细胞会攻击眼部组织呢?这可能是由于眼部组织也含有某些甲状腺相关的蛋白质,因此免疫细胞在攻击甲状腺的同时,也能在眼部识别出这些蛋白,并对眼部发起进攻。

虽然甲状腺及眼眶组织存在类似的发病机制,但这两种疾病很少同时发生。研究表明,近半数的甲状腺眼病患者是在出现甲状腺问题后六个月才出现眼部症状的,而这些患者中又有近四分之一是间隔一年以上才发生了眼部改变。可见,甲状腺及眼部问题并不存在因果关系,虽然积极控制甲状腺功能对眼部症状改善有利,但并不能完全避免甲状腺眼病的发生。

哪些人更容易患甲状腺眼病?

性别是一个重要的影响因素。研究表明,女性患者的发病风险是男性患者的 4~5 倍。调查显示,在轻度患者中女性占 90%,中度患者中女性占 75%，重度患者中女性的比例降为 58%。

此外，年龄也是一个危险因素，通常来讲，患病的年龄越大，症状越重。不过值得庆幸的是，相较于白种人而言，黄种人的患病率较低，这可能与两人种的基因差异有关，具体原因还在探索中。

吸烟也是一个很明确的危险因素，不仅可以增加 TED 的发病风险，还会加重病情，使治疗效果大打折扣。根据欧洲甲状腺眼病协会（EUGOGO）的调查，TED 患者中有 40%是吸烟者，而且他们的病情严重程度与每日吸烟量有关，吸烟量越多，病情越重。

此外，甲状腺功能控制不佳也是导致 TED 发生的危险因素，因此治疗甲状腺眼病的第一步就是控制甲状腺功能，包括抗甲状腺药物、放射碘（I131）治疗、手术等。

（复旦大学附属眼耳鼻喉科医院　钱江）

61　减肥眼镜

肥胖不仅会影响自我认可度，更是心脑血管疾病、2 型糖尿病、骨关节病、某些肿瘤等慢性病和社会心理障碍的重要危险因素。

现代人不当的生活方式、不良的饮食习惯和运动量的减少，使得全球肥胖率呈持续上升趋势，预防肥胖的流行已被称为 21 世纪上半叶全球面临的最重大的公共卫生挑战。出于人们对美和健康的需求，市场上开始充斥着各种各样的减肥方法，如减肥药、减肥操、减肥食谱和减肥手机应用等，这些方法不乏成效显著者，但要么有不可知的不良反应，要么需要投入大量时间成本而使人难以坚持。

我们不禁想问有没有一种方法可以一举多得呢？

小编今天就来介绍一种你想不到的减肥利器——"节食眼镜"。

"节食眼镜"是一种镜架上设计有电极感应器的智能框架眼镜，属于德国帕绍大学智慧眼镜项目（WISEglass project）的一部分，目前正处于研究阶段。当使用者戴上它咀嚼食物时，镜架上的感应器可通过肌电图描记法实时记录咀嚼相关肌肉的活动，使得使用者在一天之中何时吃了多少食物变得清清楚楚，避免过度摄食或暴饮暴食。

　　"节食眼镜"的另一突出优点是对使用者摄入的食物进行分类。不同食物所需要的咀嚼力量是不一样的,例如饼干需要的咀嚼力小一些,而牛轧糖则大一些,不同的咀嚼力量使眼镜上的电极感应器得到不一样的肌电图信号和数据,然后应用机器学习技术(即使计算机从数据中自动分析获得规律,并利用规律对未知数据进行预测的"自动学习"技术)让眼镜处理电极感应器收集到的数据,从而将食物种类区分开来。

　　"节食眼镜"在外观上与普通框架眼镜并无太大区别,解决了市场上戴在头部或颈部的主动式饮食记录器在日常使用中相当不自然的问题。此外,"节食眼镜"相较于需要手动将吃过的食物自行输入的手机应用来说,更能实现真正的膳食监测,给予更准确的饮食指导。

　　因为"节食眼镜"尚处研究阶段,仍需进一步完善后才能推向市场。虽然它能否做到研究人员预期的所有功能仍是一个未知数,但至少能够避免过度摄食,对于想要减肥却管不住嘴迈不开腿的人来说,是不是已经迫不及待了呢?

(复旦大学附属中山医院　张曦)

62　角膜移植是怎么回事?

　　我们可以用笔,用相机,用文字来表达我们深度的思考、困惑与浪漫。完成这一切,我们必须拥有一样奢侈品——眼睛,但是总有一部分人不那么幸运,因为他们需要角膜移植。

　　由于角膜在眼部的正前方,在遭受外伤时,角膜总是首当其冲,易受到不同程度的伤害,发生破裂、感染,导致混浊,造成视力下降或失明,临床上称之为角膜盲。

　　角膜移植手术就是将病变的眼角膜组织切除,换上透明、具有正常功能眼角膜的手术。那角膜到底是什么呢?角膜是眼睛前端的一层透明薄膜,就是平常大家说的"黑眼珠",它的一个重要功能就是屈光作用。

角膜病变后，原本的透明变得混浊或出现瘢痕，从而影响光线穿透角膜进入眼内。如果角膜盲患者的眼球内部结构正常，那我们就可以进行角膜移植手术，用透明健康的角膜将病变角膜置换掉，患者视力即可得到明显改进。

Q1 哪些疾病需要进行角膜移植？

常见的有以下三类疾患者群：第一类是感染性角膜炎患者，常见的原因有细菌感染、真菌感染（常有植物划伤史）、病毒性角膜炎（常在感冒后复发）、棘阿米巴感染（常由于戴角膜接触镜游泳或护理不良造成）；第二类是眼外伤和酸碱化学伤的角膜混浊患者；第三类是一些免疫性角膜炎、圆锥角膜、角膜溃疡等。当药物治疗无效，角膜有穿孔危险或已经穿孔时，就需要接受角膜移植挽救眼球。

Q2 角膜移植成功率高么？

由于角膜组织无血管，处于相对的"免疫赦免状态"，因此，角膜移植是器官移植中成功率最高且排斥率最低的一种。但是角膜移植术成功率也要根据角膜病种类、眼表情况、患者全身状况和手术方式，会有不同差异。

Q3 角膜移植的材料来源有哪些？

角膜移植所用的供体角膜主要来自于他人捐献。一般 6～60 岁的健康者是适合的角膜供体。若捐献的角膜有过手术史，或患有青光眼或眼部肿瘤者，则不适合。

目前，世界上约有 6000 万名角膜盲患者，其中我国大约有 400 万。我国的一些大城市已经建立了自己的眼库，正在使更多的角膜盲患者得到角膜移植的机会。但由于我国角膜供体稀缺，不少患者只能被动地等待捐献。但随着成分角膜移植的开展，一个完整的角膜供体理论上可供多个患者使用，一定程度缓解了角膜数量紧缺的压力。

（上海市第十人民医院　邹俊）

63　她比窦娥还冤——梅毒感染

55岁的张女士退休在家,生活安逸富足,可近几个月突然出现视力下降,滴各种眼药水也未见好转,视力只剩光感。住院检查发现视神经出现萎缩,梅毒特异性实验阳性,梅毒非特异性实验 RPR 1:128。最终诊断为晚期梅毒,视神经受损。张女士感到非常不解,自己是个非常洁身自好的人,怎么会染上梅毒这个性病。最后她爱人才承认15年前有过一次不洁性行为,染上了梅毒,瞒着家人在外治疗,没想到会传给自己的爱人,导致这么严重的后果。真是一失足成千古恨……

近十年,我国梅毒的发病率逐年上升,有些梅毒患者因出现皮疹到皮肤科就诊,或有不洁性行为后,到医院抽血检查而得以早期发现。而有些患者在不洁性行为后未出现皮疹,没有引起重视;有的人是在不知情的情况下通过性接触或输入患者血液而被传染,往往因为患有其他疾病住院抽血检查才发现,因而病情延误发现而进入晚期。

梅毒之所以要引起全社会的高度重视,一方面在于传染性强,另一方面若没有及早发现和治疗,到晚期可出现多脏器损伤,严重者危及生命。另外,梅毒还可以通过母亲传给下一代。

梅毒,在旧社会又称"杨梅疮",是由梅毒螺旋体引起的一种慢性的性传播疾病。在早期(病期<2年)主要引起皮肤、黏膜的损害;到晚期(病期>2年)除皮肤、黏膜受损外,还可引起骨骼关节、心脏、神经系统等内脏损害,严重者有生命危险。梅毒的传染途径主要是性接触,也可因皮肤外伤接触或输入患者的血液而传染。患有梅毒的孕妇可通过胎盘传给胎儿。

感染上梅毒螺旋体后,经过2～4周的潜伏期,在性接触部位可以出现不痛不痒的溃疡,即一期梅毒疹,又称硬下疳。之后可出现患处附近淋巴结肿大。如果不治疗可在3～6周自行消退,所以容易被患者忽视。

一期梅毒未经治疗或治疗不彻底,螺旋体由淋巴系统进入血液循环播散全身,引起多处病灶,称二期梅毒。常发生于感染后 6 周～6 个月,80%～95% 的患者发生全身性的皮疹,口腔、肛门周围、生殖器部位也可出现糜烂性皮疹,不痛不痒,又称二期梅毒疹。此期皮疹传染性强,不经治疗持续数周或 2～3 个月可自行消退,不留痕迹。少数患者在此阶段出现二期骨关节损害,表现为骨膜炎或四肢大关节炎。二期眼梅毒:眼部梅毒多见于二期,表现多种多样。双眼可发生虹膜炎、虹膜睫状体炎脉络膜炎及视网膜炎等;眼部梅毒常常容易漏诊误诊,延误治疗,造成不可逆的视力丧失和眼部结构损坏。但若早期及时治疗,视力可完全恢复。二期神经梅毒:表现为无症状神经梅毒或梅毒性脑膜炎。

早期梅毒未经治疗或治疗量不足,经一定时间的潜伏,约 1/3 患者发生三期梅毒,其中 15% 左右在皮肤、黏膜、骨骼出现梅毒性损害,破坏程度较二期重,但一般不危及生命,称良性晚期梅毒,常发生于感染后 4～5 年。15%～20% 的患者在心脏血管系统及中枢神经系统出现梅毒性损害,严重时危及生命,预后不良,称恶性晚期梅毒,常发生于感染后 10～25 年。

晚期心血管梅毒发生率 10% 左右,病变表现为:梅毒性主动脉炎、动脉瘤;主动脉瓣闭锁不全;冠状动脉口狭窄甚至阻塞。上述病变导致心脏扩大,心功能不全以致死亡。

晚期神经梅毒发病率在 8%～10%,病变表现为:脑膜炎、脑血管梅毒、脑实质梅毒:麻痹性痴呆、脊髓痨、视神经萎缩等。当 40 多岁突然出现中风、痴呆,就要警惕是否是梅毒在作怪了。

(复旦大学附属中山医院　胡东艳)

64　她摸狗没洗手后

近日来,眼科连连接诊一些因接触宠物而导致失明的患儿。家长往往痛不欲生。宠物和人类生活在一起已经非常普遍,因为萌宠能给一个家庭带来很多乐趣,人们和宠物一起玩耍,十分亲密,人类也开始习惯于和宠物拥抱、亲吻、共享食物,但正是因为太过亲密,人类往往忽视了由宠物带来的寄生虫。

让我们来看看由宠物带来的寄生虫在人类眼睛里都留下了哪些"罪证"。

罪证（一）　刘女士看着 4 岁的女儿康康（化名）一筹莫展。康康不到 2 岁的时候，视力就出现了问题：左眼失明、高度近视加散光。检查发现，她的左眼球里发现了弓蛔虫，左眼视网膜脱落时间较长，已经没有手术的必要。据了解，康康自 6 个月时家中养着猫和狗，医生推测，康康正是接触了猫狗粪便导致虫卵进入了身体。

犬弓蛔虫病一般发生在小孩，由于接触有弓蛔虫的犬，通过肠道到眼脉络膜血管、视网膜血管，导致眼部葡萄膜、睫状体、玻璃体、视网膜炎症。后牵拉视网膜导致视网膜脱离，少数患者并发白内障。

罪证（二）　近日接诊了一名 3 岁的小男孩，3 岁大的毛毛（化名）最近一个星期总是喊眼睛痒，就老用双手揉眼睛，父母发现孩子双眼发红，赶紧带他到医院就诊。毛毛平日里喜欢和宠物狗一起玩耍，经详细检查后，医生在毛毛眼睛上安放了开睑器，受到挤压后，40 余条眼线虫从眼睛后面跑出来。经诊断为结膜吸吮线虫病。

罪证（三）　来自外国的留学生（化名艾芙里卡）照镜子时偶然发现自己右眼内有一条细长的东西在动。他不敢相信自己的眼睛，赶紧眼科门诊就医。在右眼的外眼角部位取出一条长约 2 厘米的虫子，确诊为结膜吸吮线虫。

结膜线虫的成虫，产生于狗、猫的眼结膜囊及泪管中，感染本虫的犬和猫等为传染源。蝇类舔吸带虫动物的眼部后，再次吮吸人眼时，幼虫即进入人眼。

解以上三例罪证，没想到寄生虫进入眼内会令我们毛骨悚然。实际上眼睛里的寄生虫的来源还不止这些。

（1）眼部猪囊尾蚴病：人吃了不干净的生菜、米、猪肉，喝了被囊尾蚴污染的水，即可发生眼部猪囊尾蚴病。该病可发生于眼眶及眼球除晶状体外的各部位，以玻璃体及视网膜最常见。

（2）结膜蝇蛆病：该病由蝇的幼虫引起。患者自觉飞虫撞眼后引起。眼结膜囊及泪囊中可见蝇蛆，它们进入眼球内部，破坏眼内组织，造成失明。

其实这些寄生虫进入眼内的共同特点就是有刺、痛、痒、异物感、移行感等。

是不是我们以后再也不能养宠物了呢？答案是"no！"但养宠物的家庭一定要注意个人卫生并掌握正确的养宠物方式。切记手触摸狗狗后一定要洗哦！

（复旦大学附属中山医院　张明）

65　近视、远视、老视是咋回事？

正常人看远、看近，在目标物体的大小上和距离上都有一个极限。正常人，远视力 1.0 或到 1.5 的极限是 5 米，近视力 1.0 或到 1.5 的极限是 30 厘米。也就是说，相当于 1.5 的视标大小的任何东西，5 米是人看清楚的远点，30 厘米是人看清楚的近点。远处 5 米到眼前 30 厘米的幅度，可称作视点间距离。用视点间距离这个概念，或能更通俗地理解下面介绍的近视、远视、老视这些概念了。

正视眼的几个名词概念。远点，5 米；近点，30 厘米；视点间距离，5 米到 30 厘米。

近视就是视觉远点到不了 5 米，近点比 30 厘米还近。近视眼的人不戴眼镜时，因为近点小于 30 厘米，看近需要把东西拿得很近；而近视眼看远时，因为本身远点到不了 5 米，所以看不清，尽管眯起来的补偿作用很有限，只能把眼睛眯起来用力看。

近视眼镜，就是通过镜片（凹透镜）把近视眼的远点重新推回到 5 米，让眼睛看清远处的物体。相应地，戴了眼镜之后的近视眼，近点也重新回到了 30 厘米。所以，近视眼戴了眼镜之后，因为视点间距离恢复正常，看近也回到了 30 厘米，不需要拉近看，只有不戴近视眼镜时，看近才需要把物体拿得离眼睛很近。

老花眼和老花眼镜

老花，规范的说法叫老视，是眼睛肌肉缩张力变弱，晶体弹性变差，导致视点间距离缩短，是一种年龄退化性的视觉障碍。

一般情况下，人到了 45 岁左右就会发生老视。老视发生后，远点还是 5 米,但是近点大于 30 厘米,也就是说视点间距离缩短了。老视越重,近点越远,视点间距离越短,这也是为什么越老视,看近的东西越需要拿得远的原因。

老花眼镜,是通过眼镜片(凸透镜)把变远的近点重新缩到符合习惯的 30 厘米,但是戴了老花眼镜后远点也被缩短,这是为什么戴上老花眼镜后,看远又需摘掉的原因。

近视、老视,是两个现象,但非常容易混淆,存在很多误区。

正视眼,远点是 5 米,近点是 30 厘米,视点间距离是 5 米到 30 厘米。近视眼,远点小于 5 米,近点也小于 30 厘米,视点间距离都也向眼睛靠近缩短。老视是远点 5 米,近点大于 30 厘米,视点间距离向前缩短了。近视眼又发生老花了,视点间距离小于 5 米到 30 厘米,但因为近视眼本身的近点小于 30 厘米,所以老花了之后,近点往前移,有一个年龄段会落在 30 厘米的位置,不戴任何眼镜也可以看清 30 厘米附近的物体。但是,当近视眼的老花程度继续加重,其近点再往远移,视点间距离进一步缩短,近点就超出 30 厘米的习惯阅读距离,这时,近视眼的人看书读报时也需要戴上老花眼镜。所以,近视眼老视之后,看远,为了把远点移到 5 米,需要戴近视眼镜,看近为了把近点推回到 30 厘米,又需要戴老花眼镜。多副眼镜,拿上、拿下不方便,所以才有了双光眼镜、渐变眼镜这些新技术的产品,这是另外的话题。

远视眼与超正常视力

远视,也就是远点大于 5 米,近点大于 30 厘米。因为远视眼的远点大于 5 米,5 米距离 1.5(或者 1.0)的视标在他/她的视幅极限以内,所以这样的人测得的 5 米视力可能会好于 1.5(或者 1.0),这不是他/她的视力能力超过正常,而是他/她的整个视点间距离往前移了,造成一个超正常视力的假象,因为他的近点也往前移了,以牺牲部分看近能力为代价。

远视眼因为看近能力较差,对老视的代偿能力也变差,往往比正视眼和近视眼的人老视表现年龄提早。

近视眼需要用凹透镜矫正,所以高度近视眼镜看起来像啤酒瓶的底,远视眼需要用凸透镜矫正,所以高度远视眼镜看起来像哈哈镜。

(浙江大学医学院附属邵逸夫医院　姚玉峰)

66 近视常见的几点疑惑

Q1 "近视是不是越戴眼镜度数越深？"

不是的。实际上，没有戴镜习惯的近视眼患者，近视的增长速度是更快的，因为"越模糊越容易近视"的原理，戴上眼镜，视物清晰，度数加深得相对还慢些。

Q2 "我以前不戴眼镜，还看得清楚的，现在戴完眼镜摘下来，怎么更模糊了？是不是戴眼镜把我的眼睛越戴越差了？"

不是的。这只是个"有对比"而留下的错觉而已，以前没戴眼睛的时候，以为世界就是这样的，没有对比。戴上眼镜看得清楚了，摘掉以后对比起来就感觉更模糊了。打个简单的比方：以前冬天一直只穿件毛衣，现在再穿上了羽绒服，变得暖和了，而脱掉羽绒服只剩毛衣时，感觉更冷了，其实天气还是一样的，只是有了暖和的对比了。

Q3 "我家孩子比别人家孩子近视得早，以后是不是就比别人近视得更深？"

不是的。近视的发生发展和身体发育是类似的，比如说，小学的时候个子比同龄人矮的同学，大学的时候个子可能比别人还高。要明确的是近视的发生、发展，与发病年龄、个人生长发育、用眼习惯等都有关系。

希望大家对近视及近视的控制能多些了解。对于已经近视了的大小朋友们，也不要忽略了正常作息时间、明亮阅读环境、合理均衡饮食，不要长时间（超过半小时）持续用眼等因素对双眼的影响哦。眼睛是心灵的窗户，让我们一起来保护它吧！

（复旦大学附属中山医院　王靖）

67 近视该如何配眼镜

随着近视发病率的不断增高，许多家长朋友都在关心孩子得了近视后该怎么办？

Q1 戴不戴眼镜？

对于家长而言，大多都非常抵触孩子戴眼镜，一来影响外观，二则是承认了孩子的近视，不得不时刻面对这一问题，三是对于年幼的孩子也怕影响他们鼻梁的发育等。种种的顾虑导致我们在临床上常常遇到明明近视的孩子却不戴眼镜，不停往前换座位，到了实在不行再来配镜。

但不戴眼镜≠不近视，相反模糊的影像反而会加速近视的进展。既然孩子已经出现近视，那么就该正视问题，而不是鸵鸟式的逃避。

Q2 如何配镜？

对于孩子而言，第一次配镜建议结合孩子散瞳后和小瞳下的验光数据，由专业的视光医师在考虑孩子的裸眼视力、双眼平衡、眼位、角膜曲率和眼轴长度等综合情况后给出眼镜处方。孩子的眼球处于一个生长发育阶段，度数的变化是常见的，故建议每隔半年到医院复查随访一次，评估眼球发育情况的同时，及时更换不合适的眼镜。

Q3 框架眼镜安全吗？

大多数情况下我们认为框架眼镜是相对安全的，但同时我们在临床上也会遇到打球时的撞击导致眼镜镜片划伤眼睛的悲剧，其实这类的悲剧90%以上是可以通过选择合适的眼镜来避免的。

大多数人一般家中都会有几双鞋，如皮鞋、球鞋、拖鞋等，不同场合穿着不同的鞋子，但很少有人家中备几副功能不同的眼镜的。戴着普通眼镜去做激烈的运动无异于穿着一双高跟鞋去打球，扭伤脚的概率必然增加。对于那些爱好球类运动又需要戴着眼镜运动的孩子，那么一副运动眼镜还是需要的，它从框架设计和镜片材质选择等角度降低了运动相关的眼部损伤。

对于21岁以下的孩子，美国行业协会还是普遍建议使用抗冲击力的镜片材质，以降低潜在的风险。

Q4 如何摘戴眼镜？

我们常常看到孩子的眼镜镜脚一个高一个低、镜架歪斜等各种情况，我们知道镜片是有光学中心的，透过光学中心看事物才能获得我们预期的清晰状态，而镜架的歪斜，孩子透过非光学中心区看出去会引起一系列问题，导致影像的模糊，甚至加速近视的进展。故我们需要指导孩子如何正确地摘戴眼镜、保管眼镜。摘戴眼镜时应当使用双手，不随意弯曲镜架，不用时需要合上镜脚放置于镜盒中，及时更换严重弯曲损坏的眼镜。

Q5 需要考虑特殊设计的框架眼镜或者角膜塑形镜吗？

普通的框架眼镜是近视患者最常见的选择，但当孩子的近视度数以每年超过一百度的速度增长时，我们就需要评估收益与风险，考虑是否需要采用特殊的框架眼镜或者角膜塑形镜。

渐进多焦点镜片用于近视控制的效果从已发表的研究论文来看是有争议的，有部分研究显示周边离焦设计的框架眼镜有一定延缓近视进展的效果，但确切作用还有待进一步更大量的研究数据来支持。而对于此类特殊设计的框架眼镜，正确佩戴、使用的要求会更严格。

目前已有大量临床研究支持角膜塑形镜延缓近视进展的效果，它是反几何设计的硬性透气性角膜接触镜，通过夜间睡眠时佩戴，改变角膜曲率来获得白天不戴任何眼镜情况下的良好裸眼视力。既然是角膜接触镜，就需要严格遵从角膜接触镜的护理，并定期随访复查。同时，角膜塑形镜片对于近视散光的度数也有一定的要求，度数过高或散光过大都不是角膜塑形镜的适合人群。

得了近视后，我们所需的绝不是逃避问题，而是正视问题所在，听从专业医师的建议，力求降低孩子成年后由于高度近视所带来的一系列眼部疾病风险。

（复旦大学附属中山医院　冯琛莉）

68　警惕眼镜"超期服役"加剧近视

眼镜佩戴者大都知道隐形眼镜有一定的"使用寿命"，超过使用年限后继续使用不仅会令眼睛不适，还会危害视力状况。但是对于树脂镜片眼镜的"使用寿命"，大多数眼镜佩戴者都知之甚少且不加重视。

全球最大的镜片生产商"依视路"赞助组织的爱眼、护眼大型公益调查发现，使用树脂镜片眼镜的公众中，有 29.2% 每 3 年或更长时间才更换一副眼镜,有 36.4% 只在眼镜用坏的情况下才更换眼镜。

我国被视为风沙地域,树脂片 2～3 年更换 1 次为宜。而现在的眼镜佩戴者大多不太注意镜片的清洗和保养,往往造成镜片划伤和裂痕,更使树脂镜片的整体使用寿命缩短,应视情况及时更换。

"超期服役"的树脂镜片由于透光率降低等问题,很容易因视物不清(视疲劳)导致眼睛近视加速。因此,有关视光专家提醒公众,除了定期验光外,还应定期(最好每半年)到原配的眼镜店检查佩戴眼镜的视力状况并进行镜片护理,一旦发现镜片"超期服役"就要立即更新。目前不少大眼镜店都提供树脂镜片检测与清洗的售后服务。

此外,眼镜佩戴者还应选配抗磨损能力更强的加硬或加膜树脂镜片,一款集超加硬膜、减反射膜和防污膜于一身的高级复合膜镜片,不仅有超强耐磨功能,大幅度提高镜片的使用寿命,还有消除反射及不易沾污的功能,使镜片的透光率更高,清洗保养也更加容易。

正如文中所述,很多人佩戴眼镜后不知道眼镜的保养,更没有意识到眼镜镜片维护的重要。良好的视力除了正确的验光、配镜外,还需有优质的镜片保障。调查发现,有不少人将眼镜视为"耐用商品",殊不知作为光学产品的眼镜镜片要求很高,而且非常娇嫩。一旦镜面有划痕,会明显影响到它的光学矫正性能,不仅起不到良好的改善视力作用,反而会造成一系列的视觉疲劳表现,进而影响生活、工作和健康。如果你是戴镜者,请你务必使你的眼镜保持在优质状况。

(复旦大学附属眼耳鼻喉科医院　孙兴怀)

69　开双眼皮搭配开内眼角好吗?

20 岁的晓丽因为从小眼小又没神,一直不敢自拍,性格也不开朗。今年春节过后终于下定决心,经过个性化精心设计,做了双眼上睑下垂矫正＋双眼内眼角开大术,术后满意而归,性格也开朗起来。

重睑术美观的关键在于增加黑眼球的暴露率,并且睫毛上翘,能使眼睛更大、更有神韵。但并非每个人都适合重睑术,术前设计需关注以下几个方面:

（1）重视双眼对称美：在大多数求美者中，双眼都可能有不对称，如果按照无差别的宽度设计双眼皮，术后两只眼睛依然不对称，达不到"求美"的效果。即使双眼误差 1～2mm，都要在手术设计及重睑术中做出相应调整，以保证术后双眼对称。

（2）采用个性化设计和手术方案：我们应对每一位求美者采用个性化设计，根据其职业、需求和每个人的气质、眉眼距离、化浓妆与否，设计重睑高度。采用埋线法、全切法、小切口法等不同手术方式，以达到术后自然美的最佳效果。

（3）显微镜下精细操作，术后瘢痕少，3～5 天就可恢复。

Q1 做双眼皮一定要搭配开眼角吗？

上下眼睑内侧结合处为内眦，又称内眼角； 外侧结合处为外眦，又称外眼角。内眦赘皮是东方人眼睛的特征之一，是存在于内眦部的一个蹼状皮肤皱褶，很多人都有内眦赘皮的情况，可能严重程度不同，在做眼部整形的时候，如果把双眼皮和开眼角（内眦赘皮手术）一起做的话，会使眼睛更大更明亮。

Q2 哪些人适合开内眼角？

（1）内眦赘皮较严重，一般是内双或者单眼皮的人。

（2）眼角过圆。

（3）两眼间距过宽，明显大于一眼宽度的眼睛。开眼角后，眼睑在五官及面部比例关系发生改善或改变、构建了"五眼法则"，使两眼间距缩短，达到视觉上的美观。

（4）眼睑下垂状黑眼珠暴露较少，双眼皮＋开眼角后调整了眼睑的外形轮廓，内眼角角度变小，上睑缘弧度更美观。

Q3 开外眼角有哪些功效？

开外眼角可使眼睛显得更长、更有神。外眼角手术可以使眼裂增大，对眼角的下垂可以起到辅助性的作用，所以对于想整形的女性来说，找眼科整形美容专家，不仅要懂得东方美学理念，还能根据每个人的面部特征和性格气质，综合考虑眼部整体设计方式，除了塑造自然流畅的重睑线外，还要使眉眼距离适宜，眼型与面部搭配协调，从而使美目明亮富有神韵。

（第二军医大学附属长征医院　李由）

70　抗蓝光镜片、眼镜该如何选择？

近年来，各式抗蓝光产品开始受到消费者青睐，从镜片（眼镜）、屏幕保护贴到 App，销售量与使用量皆有显著增长。然而这些产品，真的能"对抗蓝光"吗？

其实，目前政府并未规范产品须滤掉多少蓝光才能宣称"抗蓝光"，所以市面上的抗蓝光产品效果差异很大。

那么，到底抗蓝光产品该如何选择呢？目前市面常见的抗蓝光产品，依类型大略可分成镜片（眼镜）、屏幕保护贴、App 三大类，其抗蓝光效果也各有差异。

1. 抗蓝光镜片、眼镜

可达成良好的抗蓝光效果，但要注意色差问题。这类产品包含眼镜行选配加有抗蓝光功能的镜片，以及可直接使用的外挂式抗蓝光眼镜等。根据制造原理不同，目前又分"镀膜式"与"染色式"两种。所谓的"镀膜式"，就是在镜片镀上抗蓝光膜，将照射过来的蓝光反射回去，能过滤掉的蓝光比例较低，但优点是使用时不易感受到明显色差；"染色式"则是运用光线互补原理，将镜片染成与蓝光互补的颜色，抗蓝光效果较好，可提供极佳的防护效果，但缺点是抗蓝光效果越好，色差就越明显。因此，在选购这类产品时，消费者应谨慎衡量自身需求，例如黄斑部、视网膜已有病变的人，就需要质量较佳、抗蓝光效果好的镜片；此外，配镜时建议抗蓝光与变色镜片同时使用，不仅能滤掉易造成黄斑部病变的室内蓝光，同时也能抵御室外强光，给双眼更完整的保护。

2. 抗蓝光屏幕保护贴

可达成的抗蓝光效果普通，而且质量难以判断。抗蓝光保护贴虽然也能滤掉一些蓝光，但保护贴质量不同，过滤效果也参差不齐，质量好的可能过滤掉 15%～20% 的蓝光，质量差的则可能只有 2% 或 3%，而且很难自行从外观判断。

3. 抗蓝光 App

通过软件强制改变屏幕发光来降低蓝光，但画面往往会因此变暗、失真。

　　抗蓝光 App 的原理，主要是通过软件强制改变屏幕发光的方式来减少蓝光，确实具有降低蓝光的效果，但要注意的是，一般使用者以手机下载抗蓝光 App 为多，然而 3C 产品中，又以必须近看的手机危害最大，再加上蓝光是三原色光之一，去掉太多反而会使画面变暗、失真，这时为了看清楚反而会拿得更近或提高屏幕亮度，结果一样伤眼。

　　由此可见，镜片（眼镜）、屏幕保护贴、App 等抗蓝光产品，的确可帮助我们抗蓝光。重点是这类产品并没有相关的商品检验标准法令，因此质量参差不齐，并不是贵的就一定比较好，因此购买时不该只听信推销员或产品包装上的宣称，应请店家出示厂商检验报告，证实可过滤多少比例的蓝光，最好是经具公信力的机构检验出来的数据，较有保障。

　　此外，蓝光并不是去掉愈多愈好，少了蓝光会使画面失真，眼睛反而要花更多力气看东西，因此更容易疲劳。想要保护灵魂之窗，其实光使用抗蓝光产品，却整天和 3C 产品形影不离，无疑是舍本逐末。保护眼睛的关键在于"不要久视"。每 20 分钟闭眼放松肌肉或看远方，让眼睛休息，才是最好的方法。

　　　　　　　　　　　　　（中国台湾新竹国泰综合医院　陈莹山）

71　可靠的视野结果才是有用的

　　计算机自动视野计的测量过程完全依赖于患者的主观反应，为了在检查过程中监视患者正确地应答，该仪器设置了各种程序，将心理物理学特点在一定程度上量化，用来辅助判断检查结果的真实性，称为"可靠性分析"。

　　（1）阳性捕捉实验（假阳性率）：又称为假阳性错误实验，指患者即使未看见视标仍然按下应答按钮，即患者在不该出现应答时却有应答。Humphery 视野计认为假阳性率大于 33% 则检查结果不可靠。视野计在投射视标时会由于变换投射位置产生机械声响，这样患者可能会习惯于刺激点有节律出现而造成的一种预感,在实际没有看到视标时也按节律或者听到的机械嗒嗒声做出应答,造成仪器误认为患者看到了这一视标,从而做出错误的判断。为了避免这种错误干扰,自动视野计设计了在检测中会有比例地出现无光点刺激的机械声,若患者给予回答即为一种假阳性反应,说明他没有看到视标也有应答(即按动应答按钮)。简而言之,就是不管有没看到视标,都按下应答按钮表示他看到了,就是出现假阳性错误。假阳性错误造成的是"假阴性"的视野结果,也就是说实际可能有缺损的位置在视野报告中显示为正常。

假阳性错误多见于对病情过分紧张和焦虑,或不理解检查过程,以及不合作的患者(例如儿童),常发生在检查的开始阶段。假阳性率>33%,则检测结果不可靠,必须重做。

(2)阴性捕捉实验(假阴性率):又称为假阴性错误实验,患者应该看的点却没有给予应答,简单地说就是该按的时候没有按。humphery视野计认为假阴性率大于33%则结果不可靠。假阴性错误率过高反映了患者疲劳、疏忽或注意力不集中,得到的结果是"假阳性结果"。那些"暗点"并不是真正的暗点,而是患者应该看得到而未做出正确的应答所致。FN的视标仅呈现在阈值敏感度已经测出以及高于阈值9dB的检测位点上。

青光眼患者常常出现较高假阴性率,但与患者是如何进行检测的行为无关,而更多的是由于青光眼缺损本身的特点造成的。青光眼视野的阈值波动较大,可重复性明显低于正常人,而且在绝对暗点上无论出现多大亮度的视标,患者也难以做出应答,这都会造成即使患者正确地做出了应答但FN仍然很高。这个结论在使用SITA策略时也被证实。在SITA检查中,FN检测视标仅在视野中相对正常的区域出现,但仍然会受到阈值波动的干扰。总之,从异常视野中所出现的高FN率中很难得出什么结论,其价值很有限,这时视野结果会显示FN率"N/A",没有意义。

Octopus视野计系列的可靠性参数标记在视野图的最下角,它将假阳性和假阴性试验结果合并一起来加以评价视野检测的可靠性,正常情况下RF<15,如果RF>15就要考虑视野检测的不可靠性。

（3）固视丢失。固视丢失率：电脑会自动随机抽查患者的固视情况，并以分数表示，分母是抽查的次数，分子是丢失的次数。一般情况下固视丢失率大于 20% 则认为结果不可靠。自动视野计的固视监测是通过在假定的生理盲点位置投射 5% 的刺激来检查固视的情况（Heijl－Krakau 法）。如果患者表示能看到投射在生理盲点位置的刺激视标时，表明患者并未注视正前方，仪器就会记录 1 次固视丢失。高固视丢失率提示可能受检者注意力分散或是根本没有中心注视功能，结果分析时要慎重。

打印输出的固视丢失采用比率形式，如"3/10"。第一个数表示出错数，第二个数表示仪器为检查每条错误发出刺激的次数。

（4）注视追踪记录：患者的对固视点的注视情况可以通过它在整个视野检查过程中连续追踪固视位置，可精确到 1～2 度，并以向上的线条表示偏斜的程度，结果非常直观。同盲点检测相比可以节省时间，因为它不需要增加额外的投射点数量。

Humphrey 视野计会在超出标准数据库使用的可靠性限制的数值后打印"XX"标记，表示可靠性明显降低。

除了以上的可靠性参数外，Humphrey 视野计的 STATPAC 打印输出还会提供可靠性分析信息测试不可靠和假阳性过高，前者表示存在过多固视丢失，后者表示过高的假阳性错误。

最后，强调一点，可靠性参数只是一个参考，由于学习效应、患者的心理物理学反应等影响，可靠性指标很好时也会有不准确的视野结果。有学者强调视野重复检查的必要性，在第二次重复检查时66% 的异常值表现为正常，16% 表现为临界值，采用不同评价标准后4% 的区域表现为异常。

所以，重要的事情做三遍！三遍！三遍！可重复、可靠的视野结果才是有用的！

（昆明医科大学第一附属医院　钟华）

72　孔源性视网膜脱离

孔源性视网膜脱离是一种严重危害视力的眼病,是因为视网膜的裂孔或者撕裂,眼内液体进入视网膜内外层之间,造成原本应该紧密贴合的两层之间积液、分离。其危害性在于:视网膜脱离发生以后,脱离部位的视网膜神经上皮质立即缺氧。从本质上讲,视网膜神经上皮其实是大脑灰质的一部分,缺氧会造成不可逆的永久性伤害,如果脱离的部位累及视网膜中央的黄斑部,结果会更差,因为这个部位的需氧量最大。

对于典型的孔源性视网膜脱离,患者一开始的感觉是闪光感,通俗地说就是自我感觉眼睛里面像闪电一样,反复出现;然后出现明显的飞蚊症,此时患者会觉得眼睛里面有明显的比较密集的小黑影到处飞来飞去,到这一步,往往裂孔已经形成;最后,眼睛的某一个方向上出现固定的阴影,而且随着时间的推移,黑影的范围会扩大、加深乃至失明。

Q1 视网膜脱离的危险因素有哪些?

(1)近视:没有裂孔,就不会有孔源性视网膜脱离,而近视尤其是中高度近视眼,因为眼轴变长,恰巧同时具备形成裂孔的两个条件,其一是视网膜局部的薄弱,易破;其二是玻璃体容易牵拉视网膜。

(2)外伤:眼部的外伤可以直接导致视网膜破裂,也可能通过玻璃体严重牵拉视网膜形成裂孔或撕裂。

(3)眼科手术:常见的比如白内障手术,尤其是手术中后囊破裂的病例,即使术中处理得很好,术后发生孔源性视网膜脱离的风险仍然存在。

(4)眼内出血:常见的有玻璃体后脱离、视网膜血管阻塞等引发的眼内出血,血液在眼球内部凝固、收缩,而又未能及时处理,可能会导致视网膜裂孔和撕裂,进一步引发孔源性视网膜脱离。

Q2 如何治疗孔源性视网膜脱离?

孔源性视网膜脱离并非不治之症,绝大部分孔源性视网膜脱离可以通过手术治愈,对于有经验的医生来说,一般一次手术成功率在

90%以上。手术的原则是解除玻璃体对视网膜的牵拉,让视网膜两层重新贴合,封闭裂孔。孔源性视网膜脱离的重点在于尽早手术,原因是视网膜重新贴合得越早,功能的恢复越好,而视网膜脱离的范围会随着时间的推移越来越大。

Q3 如何预防孔源性视网膜脱离?

针对危险因素,主要的预防措施如下:

(1)中高度近视患者,一年一次扩瞳检查眼底是必要的,早期发现视网膜薄弱的部位,进行激光治疗即可。

(2)无论何种情况下,一旦出现闪光感、明显的飞蚊症,应立刻就医,全面地检查眼底,如发现裂孔,激光治疗一般可以避免视网膜脱离的发生。

(3)发生眼部外伤后,及时就医,由专业眼科医师评估视网膜脱离的风险。

(4)眼内手术后,遵照医嘱按时随访。

(5)眼内出血的患者,必须频繁随访眼部 B 超检查。

(6)最后提醒注意,一个眼睛发生视网膜脱离,另外一只眼睛也发生视网膜脱离的概率是 30%,必须定期随访检查。

(复旦大学附属中山医院　王历阳)

73　牢记药物性能　对症选择用药

青光眼是常见的致盲眼病之一,一旦明确诊断,就要采取积极的治疗措施来保护视功能免受进一步的损害。青光眼的主要治疗手段是药物和手术。目前治疗青光眼的药物较多。有相当一部分患者一了解到有新的抗青光眼药物,就要求医师给开药或者自己想办法购买使用,其实这样做不仅仅存在盲目性,而且可能带来潜在的危险。因此有必要和大家谈谈如何合理选用抗青光眼药物。

青光眼可分为原发性、继发性和发育性(先天性)三大类。从发病机制上又可将原发性和继发性青光眼(青光眼的主要类型)分为开角型和闭角型。

众多抗青光眼药物的作用机制各不相同。有主要针对闭角型青光眼的拟胆碱类药物,如毛果芸香碱(匹罗卡品);主要针对开角型青光眼的ß-肾上腺素受体阻滞剂如噻吗洛尔(噻吗心安)、卡替洛尔(美开朗)、左布诺洛尔(贝他根)、倍他洛尔(贝特舒)以及美替洛尔(贝他舒)、α-肾上腺素受体兴奋剂如溴莫尼定(阿法根),碳酸酐酶抑制剂如杜塞酰胺(添素得)、布尔佐胺(派立明),以及前列素衍生物如拉坦前列素(适利达)、曲伏前列素(苏为坦)等,这些都是眼局部应用滴眼液降眼压的药物。此外,尚有全身用药降眼压药物如口服碳酸酐酶抑制剂乙酰唑胺(醋氮酰胺)和醋甲唑胺(尼莫克司),高渗脱水剂甘油(丙三醇),静脉滴注的甘露醇,等等。

抗青光眼药物的应用原则是以最少的药物达到最理想的降眼压效果。如果病情需要,可以联合用药,例如闭角型青光眼用匹罗卡品滴眼液后眼压仍未控制到正常范围,可以加用噻吗心安或美开朗等滴眼液,甚至口服醋氮酰胺,或者静脉滴注甘露醇治疗。但要切记,原发性闭角型青光眼的最基本治疗药物是匹罗卡品。在抗青光眼药物中,不同作用机制的药物联合使用可以增强降眼压效果,但如果是同一作用机制的药物联合使用,则不但不能增强疗效,反而可能带来更多的不良反应。

(复旦大学附属眼耳鼻喉科医院　孙兴怀)

74　老视会抵消近视?

林先生今年 50 岁,是一位很成功的开业牙医师。由于有五百多度的近视,长久以来就一直为戴眼镜的不便而烦恼。最近诊所里有位护士小姐去做了近视手术,不但手术时间短,马上就拿掉了眼镜,当天视力就有改善,而且无血无痛,第二天仍可照常上班,真的很神奇。林先生本来就听说过激光近视手术的进步,现在更看到实在的例证,于是他就不加思索地加入激光近视手术的行列。手术后第二天,他感觉比较亮,不需要戴眼镜,但是看近时仍然不清楚。本来以为是因为手术后发炎,或许过几天就会改善,没想到一周后仍然如此。每次帮患者洗牙的时候就会觉得看得不清楚。于是他去眼科复诊,医生说是因为老视的关系,需要重新佩戴老花眼镜。林医师心中一直有个疑问,开刀前有近视的时候远的看不清楚,但是戴了眼镜就清楚,现在开完刀后眼科医师说他已经没有近视度数了,他也觉得远的看得清楚,但是近的却又显得模糊。五十岁的人有老花,这个理由他可以接受,可是手术之后变成近的看不清楚,这种感觉来得太明显又突然。事实上,开刀前他也会有老视,可是感觉就不是那么明显,难道开刀就会促使老视突然间加深吗?这难道就像古代伍子胥过度忧愁一整夜,第二天黑发全白,造成"一夜白发"般;开完近视手术,眼睛压力过重,第二天造成"一夜老视"?

老视与近视是两码子事

事实上,激光近视手术本来就不能解决老视的问题,近视、远视、散光统称为"屈光不正",这是指正常人看 6 米距离时候的清楚度,也就是说近视是指看 6 米的时候不清楚,要拿近一些才看得清楚。而度数可显示出相对的严重性,例如:近视五百度与近视两百度,近视五百度要比近视两百度看远处更不清楚,也要拿得更近才看得清楚。事实上,近视五百度的人,他看 6 米远距离的能力是固定的,不会随着年龄而改变,也就是说近视五百度的人不论他有没有老视,一辈子都是近视五百度,也就是一辈子看远处都不清楚。

老视会抵消近视? 似是而非!

而老视又是另一回事,老视是指看近的时候眼睛调节力下降,对焦不清楚。眼睛的调节力会随着年龄而愈来愈差,超过四十岁的人由于调节力的下降,每个人都会有老视。年龄愈大老视就愈厉害,同年龄的人每个人的老视都大同小异。我们也可以用度数来表示老视程度:40 岁的人大约是远视 100 度,50 岁 200 度,60 岁以上就是 300 度了。这就是为什么有人说老视会跟近视抵消,其实这在道理上似是而非,并不完全合逻辑。举例而言,50 岁的人若他有近视 200 度,当他看近的时候老视远视 200 度就被他近视 200 度抵消,这真是不需要戴眼镜了,但这是指看近的时候不需要戴眼镜,当他看远处的时候仍然是近视 200 度,所以还是需要戴眼镜。如果他到了 60 岁老视已是远视 300 度,当他看近的时候近视 200 度也只能够抵消他的老视 200 度, 仍然有 100 度的老视。结果就变成当他看远处依然是近视 200 度, 而看近处也有老视 100 度。以往激光近视手术, 以二、三十岁的人居多, 可是现在已经有相当部分四十来岁的人要求手术。这些有老视的近视人口, 他们手术的方式与年轻人手术的方式并无不同。但是对于术后残留度数的决定却必须要有所抉择。年轻人他们可以选择手术完没有度数, 也就是所谓的正视。正视 (没有度数) 是指看远的没有度数, 可以看得很远而不需要戴眼镜, 当他们看近的时候由于对焦点调节力仍强, 没有老视, 所以看书、报纸、数钞票、看电视仍然很清楚, 也就是看近的并不会造成困扰。

（中国台湾新竹国泰综合医院　陈莹山）

75　老人与干眼

干眼症又称干眼, 是困扰人们尤其是老年人的一个常见眼病。超过 60 岁则发病率高达 41.38%, 女性多于男性。

干眼患者中 83.04% 是由睑缘炎引起的。睑缘炎是一种老年人常见的眼表疾病, 其病因十分复杂, 临床表现也多种多样, 早期可能仅有眼部的轻微不适, 如干涩、痒、烧灼感, 早晨尤为明显。

患者在低湿度的环境中更易产生症状, 可能感到很不舒服, 以致妨碍了正常生活。甚至可能并发难以治愈的角膜溃疡而失明。

睑缘炎可以是干眼的病因, 也可与干眼同时存在。二者可以互相影响, 相互促进。

干眼的许多症状与慢性结膜炎十分相似, 因而在临床上常被误诊为慢性结膜炎, 长期大量使用各种消炎眼药水, 会使干眼症状越来越重。因为眼药水中均含有防腐剂, 长期应用只能雪上加霜, 不但使干眼久治不愈, 反而加重了病情。

凡有眼干涩、痒者应到眼科做裂隙灯显微镜检查, 如见到睫毛根部或睫毛上有痂皮或鳞屑, 睑缘有充血、泡沫、溃疡或睑板腺开口堵塞, 而角膜、结膜无急性炎症, 即可诊断为睑缘炎。如果滤纸实验、泪膜破裂试验显示缩短即为睑缘炎继发干眼。

近年来,随着互联网知识的普及,有相当一部分老年人也加入了低头族,应用电脑、智能手机上网,玩游戏、收发微信,长此以往,也会导致眼疲劳,进而引起干眼,这是老年人干眼的又一新特点。

干眼的治疗是一个缓慢的过程,常常需要很长时间。因此预防尤显重要。

(1) 保持眼睑卫生,经常用清洁液擦洗睑缘以减少细菌感染。

(2) 眼区按摩,尤其是从睑缘相反方向向睑缘垂直按摩眼睑和热敷,有利于睑板腺开口畅通,改善眼睑血循环,提高眼睑抗感染能力。

(3) 消除诱因,改变不良习惯。少食辛辣食物,避免精神紧张及过劳。

(4) 使用人工泪液缓解症状,睑缘炎患者睡前可以涂四环素可的松眼药膏。有条件的可以使用阿奇霉素眼药水或是口服阿奇霉素。

(5) 需要提出的是重视老年人的睑缘螨虫。在临床发现 90%以上都有睑缘螨虫相伴。如果眼睛老是很痒或是常常掉睫毛,赶快到眼科门诊去查查。如果睑缘发现螨虫则需除螨治疗。

(6) 需要提醒老年朋友:上网时间不宜过长,每次持续时间不宜超过 30 分钟。

(内蒙古赤峰市医院　于怀宇)

76　泪囊囊肿

近日一内眦部红肿患者来门诊就诊,自诉因左眼内眦部肿物在外院手术。术后出现内眦的红、肿、痛,伴皮肤瘘口形成,在外院经抗感染治疗后好转。追问病史,患者内眦肿物晨轻暮重,既往有流泪病史。根据经验,怀疑患者是泪囊囊肿。随后的 CT 检查以及手术亦证实我们的怀疑。该患者为泪囊囊肿患者,当地医院按肿物摘除,以上症状为残留的泪囊囊腔继发感染所致。

泪囊囊肿是一种慢性泪囊炎。临床表现为泪囊区囊性包块,晨轻暮重，伴有流泪病史。泪道探通一般提示泪总管处阻塞，但是泪道冲洗时冲洗液能进入泪囊，而泪囊内液体不能经泪小管排出泪囊。这样的临床特点提示在泪总管进入泪囊存在单向瓣膜。但是至1797年首次提出 Rosenmuller 瓣后，并未在解剖组织学上发现泪总管进入泪囊区存在单向瓣膜，仅在泪总管—泪囊区发现黏膜皱褶样结构。我们在临床上通过内窥镜观察泪囊鼻腔吻合术后的患者发现，随着眼睑启闭，泪总管在泪囊开口处出现启闭现象。这一结果与近期 Hirohiko 等的报道一致。

在既往的解剖学研究中，是否忽略了泪囊周围肌肉对泪总管进入泪囊结构的影响呢？

研究人员对该区域进行了解剖学研究后发现，泪总管进入泪囊区存在黏膜皱褶，并且当泪囊周围肌肉收缩时，黏膜皱褶样结构关闭泪总管；当放松时，泪总管开口开放。组织学检查亦显示泪总管开口处黏膜皱褶可以完全遮盖泪总管。因此，结合之前的临床体征以及内窥镜发现结果，黏液囊肿患者扩张的泪囊，类似解剖结果中泪囊周围肌肉收缩，出现泪总管关闭，积聚的黏液进一步使黏膜皱褶贴向泪囊壁，故泪道探通示阻塞，而冲洗时压力大于泪囊内，液体可以进入泪囊。而在鼻腔泪囊吻合术（DCR）后，泪囊内压力减轻，周围肌肉放松，泪总管重新开放。这样的理论假设就可以解释我们泪囊黏液囊肿的所有临床特点，这一解释同样适用于急性泪囊炎的发病机制。

因而，泪囊黏液囊肿患者的泪总管并没有被阻塞，这只是一种特殊的泪囊炎，而不是肿物。它的治疗应行 EE－DCR 手术，使泪囊开放，泪囊内压力减低，泪总管就可开放，无须行手术摘除。但是正是有这样一种结构的存在，黏液囊肿患者在长时间反复出现炎症的情况下，可出现黏膜皱褶与泪囊壁粘连而出现阻塞。因此，泪囊黏液囊肿患者应尽早行鼻腔泪囊吻合术，而不是摘除。

（温州医科大学附属眼视光医院　涂云海）

77　泪眼宝宝

在日常门诊工作中,经常会有些出生没多久的"泪眼宝宝"来看病。他们的统一症状就是不断流泪,有的甚至伴有淡黄色脓液流出,分泌物增多,眼睛充血,眼角皮肤溃烂。家长都非常焦急:孩子为什么会流泪不止呢?

原来有 2%～4% 婴儿刚出生时,鼻泪管的下端出口被一层胚胎时期的残膜封闭或因上皮碎屑堵塞了泪道,平日正常分泌的眼泪无法流到鼻腔,形成"流泪不止"的现象。久之,泪液对眼球表面的冲刷作用减弱,细菌趁机而入,一旦感染,积聚于泪囊中的泪水就变成了脓液,形成新生儿泪囊炎。

如果宝宝被确诊为泪道梗阻或者泪囊炎,家长无须太紧张,更不要急于去做手术。大多数婴儿在 3 个月内,泪道仍处于不断发育的阶段,可以先采用保守疗法。先挤压宝宝的眼角,让一部分脓液流出来,擦干净后,再由上向下进行适度的泪囊区按摩,用拇指紧贴皮肤将力作用于皮下的泪囊区。按摩之后局部患眼内滴抗生素眼药水。

当宝宝已经 3 个月大后,如经过上述保守治疗泪道仍不通,这时可到医院做泪道冲洗,了解梗阻的具体部位和程度。之后采用泪道探通术,用探针将泪道阻塞部位的薄膜刺破,使泪道通畅。如果梗阻的残膜比较坚韧,则需要多次的探通方可奏效。

许多的家长心疼宝宝,不愿早期做泪道探通手术。也有些家长把鼻泪管梗阻引起的流泪、分泌物增多误认为是火气大,延误了治疗的最佳时期。如果不及时给宝宝通泪管,有可能引起泪囊周围组织发炎或形成泪囊瘘,这是一种极不容易彻底治愈的瘘管,还会影响孩子的容貌。

所以,一旦发现孩子泪管堵塞的症状,应该及早去小儿眼科就医,以避免误诊、误治,使孩子病情加重,这样才能早日还宝宝一双干净明亮的眼睛。

(上海儿童医学中心　王弘)

78　离健康最近的生活态度

我想对大家说的是：每个人都应该时时以健康为重。因为只有以健康为基础，才能使生命显出勃勃生机，才能努力地去做一番事业，才能使生活过得多姿多彩。

什么是健康？WHO 的健康定义：不仅是没有疾病或病痛，而且是躯体上、精神上以及社会上的良好状态，并能与环境保持协调。健康是多因素的，包括了生物体自身，以及心理行为和社会环境等。研究资料表明在人的健康影响因素中，遗传因素和客观条件只占 40%（包括社会因素、医疗条件、气候等），个人的生活方式和心理、行为习惯占到了 60%。而这 60% 却又是属于我们可能改变的因素。因此说，你的健康把握在你自己手中！

随着信息时代的到来，眼睛的保健更显重要，因为人一生中由感官获取的外界信息 90% 是通过视觉来完成的，比如读书看报、电视电影、网络……，俗话说"百闻不如一见"。

同时，现代生活的享受大多数也离不开视觉功能，美好的、艺术的、新奇的……事物都会来抢"眼球"！因此我们要懂得爱护我们的眼睛，而且视力保健是终身性的。人出生后随着年龄的增长，一般在 6～8 岁时视觉系统（眼球及其视觉通路，即从眼球到大脑皮质）才逐步发育到基本正常水平，到 20 岁左右发育完成。

但这并不代表视觉系统从此就不会变化，视力问题就不会恶化，如果成年人不注意视力保护，同样会像青少年一样加重视力问题。因此，除了青少年和老年这两个视力变化较快时期以外，在人生的各个阶段都需要给以足够的关注。正如近年来广大民众日益重视的年度身体健康体检一样，没有问题的可以及时发现，已存在问题的可以了解是否发生变化。切莫等到有明显的视力变化时才引起重视，要做到防患于未然。

对已有视力问题的人群，"短期治疗"观念是远远不够的，务必建立长期的眼保健意识。不仅在刚出现视力问题时会注意通过各种医疗手段进行矫正，而且在视力问题较为稳定后仍然需要定期检查等方式进行常规的眼保健。

建议已有屈光不正(包括近视、远视、散光)的人群应每年作一次验光检查,以及佩戴质量合格、适合自己的眼镜。没有屈光不正的人群也应每两年作一次眼科检查,以早期发现视力的问题和影响视功能的各种眼病。对于承担着社会工作和家庭生活双重压力的壮年、中年人群,更要注意眼睛的长期保健,避免长时间用眼过度。

物质生活的丰富和高科技的广泛应用,带来了更多的健康问题,现代社会的快速发展更是潜伏着许多亚健康。

(复旦大学附属眼耳鼻喉科医院 孙兴怀)

79 练瑜伽可能导致失明

本想练瑜伽减肥,结果竟然造成了眼底静脉血管阻塞充血,视力从 1.0 降到了 0.01,这是怎么回事?

瑜伽老师提醒,如果你有贫血症状,对于倒立或是必须要让头朝下的动作,要注意是否会有眩晕症状;要是没有调节呼吸,就可能会影响视力。

从心脏达到脑部的血管通常来说第一条分支就是眼睛,在用力太猛的时候,血管充血,有时候就有可能导致血管破裂。

医师提醒:对于高度近视或有"三高"的人群,从事瑜伽运动时最好有专业人员陪同。我们一直强调呼吸很重要,练习瑜伽不要憋气,因为一憋气血压就会升高,眼压也会变高。

温馨提示:挑战较低难度的瑜伽动作时,可以分段慢慢起身,让血液流通,以降低身体不适,顺便爱护灵魂之窗。

(中国台湾新竹国泰综合医院 陈莹山)

80 量身定制重睑术

东方人和高加索人种在上睑结构上有很大差异。高加索人种提上睑肌与眶隔融合部,位于睑板上缘之上方,加之眶脂(腱膜前脂肪)较少,有利于提上睑肌腱腹部分纤维穿过眼轮匝肌与眼睑皮下发生联系,当肌肉收缩时,附着处上方皮肤的返折便形成了双眼皮,而且由于其眶脂少,双眼皮高而深,且上眶区凹陷,即形成所谓"欧式眼"。

东方人的融合部大多在睑板前面,且眶脂较多,是眶脂向下扩展至睑板前面,造成眼睑肥厚也阻断了提上睑肌腱膜纤维向皮下扩展。所以东方人的重睑出现频率较低,即使有了双眼皮也较"低且浅"。

在西方,人如果无重睑是病态,称为上睑赘皮。东方人双重睑出现规律是:年龄越小,单眼皮的人越多,随着年龄增长,一部分单眼皮的人就会转为双眼皮。据统计,我国青少年中单眼皮占 60.8%,而到成年后仅有 28.2%的人为单眼皮。根据某个大样本的分析,认为单眼皮为常染色显性遗传,双眼皮为常染色体隐性遗传。

提上睑肌附着点在睑板前面,而不是在睑板上缘,睑板上缘是 Müller 肌的附着处。手术形成双重睑就是使缝线通过提上睑肌腱膜与皮肤发生联系,而不是与睑板粘连产生双重睑。后者所形成的双重睑,在闭眼时也会有较明显的双重睑。

重睑的手术术式可能有 10 余种,但不外乎切开法、埋线法和缝线法。

切开法:眼睑饱满,眶脂多的应选择经典切开法。切开法可切除多余的眶脂,女性皮肤松弛还可切除部分皮肤。切开法术后复发率低,手术中易于调节高度和弧度,但术后反应较重,恢复时间较长。

埋线法:眼睑不饱满者不妨选择埋线法,现在埋线法为了减少皮下小结的出现,多加上 3～4 个小切口,使线头埋得较深,减少了小结的形成。连续埋线法虽然只有一个线结,但对眼睑组织特别是对提上睑肌腱膜干扰较多,应慎用。

缝线法:缝线法如过去我们做外翻倒睫 6－3－1 那样,用 3－0 丝线缝 3－5 对褥式缝线。我在早期做了不少效果很好,术后很自然,但缺点是术后由于循环障碍导致肿胀很明显。现在很难有人能够接受,已很少有人采用此法。

另一值得推荐的是小切口切开法,也可切除部分眶脂,术后反应也小,但要 10 天才能拆线,特别适用于单侧的单眼皮。

采用何种术式,除了根据患者的眼部情况外,还与医师本人的习惯有关。自己认为掌握得较好的方法,不要轻易放弃,不要盲目采用书上的方法(包括我写的几本专着),当然也不应墨守成规。埋线法和小切口法复发率都较切开法为高。

年轻女性重睑设计高度一般为 7～9mm,男性略低,5～7mm 为宜。高度的决定与提上睑肌肌力、睑裂高度与长度、眉睑距离和化妆习惯有关。

手术后所形成的重睑高度取决于以下几个方面:

(1) 画线的高度。

(2) 切口上方皮肤的松弛度。

(3) 是否切除皮肤。

(4) 缝线通过睑膜的高度。

重睑的形态主要可分为平行型和开扇型。有明显内眦赘皮者,在做重睑的同时可做内眦赘皮矫正,手术切口应尽量靠近内眦角,手术量宜小,内眦处眼匝肌纤维宜横行切断,不要与重睑切口连在一起,这样术后疤痕不明显,而且内眦赘皮一矫正,美丽指数立即飙升。

(上海交通大学医学院附属第九人民医院　徐乃江)

81　了解不良反应　安全选用药物

青光眼是常见的致盲眼病之一,一旦明确诊断,就要采取积极的治疗措施来保护视功能免受进一步的损害。青光眼的主要治疗手段是药物和手术。目前治疗青光眼的药物较多。有相当一部分患者一了解到有新的抗青光眼药物,就要求医师给开药或者自己想办法购买使用,其实这样做不仅仅存在盲目性,而且可能带来潜在的危险。因此有必要和大家谈谈如何合理选用抗青光眼药物。

抗青光眼药物主要是通过细胞受体或酶的拮抗(抑制)或兴奋(激活)来发挥治疗作用的,但同时也给机体带来了一些不良反应。如匹罗卡品的拟胆碱类作用,可以使瞳孔缩小、视物变暗,睫状肌收缩增强调节影响视力,甚至会引起眼痛、头痛、恶心;噻吗心安等 ß-

肾上腺素受体阻滞剂可以使心动过缓,诱发支气管哮喘等;阿法根可以产生困倦和血压下降等;醋氮酰胺等口服碳酸酐酶抑制剂长期使用可以造成电解质紊乱、低血钾、肝功能损害、尿路结石等。

因此,拟胆碱类药物不宜在有明显白内障、高度近视眼的患者中使用;ß肾上腺素受体阻滞剂在有心动过缓、心功能不全和哮喘、肺功能不全患者中禁用;α肾上腺素受体兴奋剂对高空作业、驾驶员等患者应慎用;肝、肾功能有损害患者尽量不用碳酸酐酶抑制剂;糖尿病患者不用甘油,因为甘油会升高血糖;老年人、儿童以及体弱者、电解质紊乱者、高血压者、肾功能障碍者亦要谨慎使用甘露醇,以免发生意外。

(复旦大学附属眼耳鼻喉科医院 孙兴怀)

82 螨虫——导致干眼的又一元凶

睑缘炎、结膜炎、倒睫、干眼等是眼科门诊遇到的最为常见的眼表疾病,蠕形螨感染引起的这类疾病易被忽视,但其实是常见的病因之一。

目前已知自然界存在约140种螨,但寄生在人体的只有2钟,一种是皮脂蠕形螨,另一种是毛囊蠕形螨。蠕形螨是一种小型永久性寄生螨类,主要寄居在毛囊和皮脂腺、睑板腺。

人体蠕形螨的生活周期分为五期,即卵、幼虫、前若虫、若虫和成虫,共14.5天。毛囊蠕形螨成虫体长0.3~0.4mm,皮脂蠕形螨成虫体长约0.2mm。近年有不少研究指出蠕形螨感染和多种常见的皮肤疾病相关,包括脂溢性皮炎、痤疮、酒糟鼻、口周皮疹等。

Q1 蠕形螨对眼睛有哪些伤害?

(1)蠕形螨可吞噬毛囊上皮细胞,引起毛囊扩张和脱毛,表现为临床上的脱睫、睫毛乱生、眼边红痒、过敏性结膜炎、睑缘炎、睑缘结膜炎,严重时甚至可导致角膜炎症。

(2)蠕形螨也可吞噬脂质,引起干眼。

(3)此外,蠕形螨还可以通过机械性的阻塞造成睑板腺排出管道阻塞,引起脂质排出困难和过量的分泌物潴留,导致霰粒肿的形成。

Q2 蠕形螨感染眼部的临床表现有哪些?

（1）反复发作的眼边红痒。

（2）眼干、眼烧灼感、异物感、畏光、分泌物增多。

（3）可伴有反复睫毛脱落。

（4）重者累及角膜时可有视物模糊、视力下降。

除了以上眼部的改变,蠕形螨感染患者还常伴有痤疮、酒糟鼻、脂溢性皮炎等皮肤改变。

Q3 如何确诊眼部蠕形螨感染?

此类疾病的诊断主要根据病原学检查,目前常规的方法是睫毛镜检法,在普通的光学显微镜下进行蠕形螨计数和分类鉴定。

Q4 蠕形螨感染相关的眼病能治好吗?

一般来说,只要治疗及时、选对治疗方案,大部分患者都可以获得良好的治疗效果,这类疾病的治疗以局部药物杀螨治疗为主,如伴有明显眼表炎症或干眼,可辅助局部抗炎药物如糖皮质激素短期点眼,和人工泪液按需使用。目前主要的杀螨药物茶树油制剂及2%甲硝唑。可用杀螨药物进行睑缘的涂抹,每日两次。该类疾病的治疗并非一朝一夕的事,至少需持续2～3个月的疗程,直至复查蠕形螨为阴性。对合并有蠕形螨性皮肤病变的患者需同时进行皮肤病灶治疗。

Q5 如何预防蠕形螨感染?

由于蠕形螨是通过接触传播的,只要和蠕形螨感染的患者通过肢体接触,即有可能感染,但由于蠕形螨也是正常的人体寄生虫,不少人身上都寄生着蠕形螨,感染后是否发病,可能与人体免疫力的状况、感染的数量等情况有关,因此感染并不等同于发病,不需要谈虫色变。对于同时伴随蠕形螨相关性皮肤病变的患者,平时可用含有茶树油成分的洗面奶进行面部皮肤清洁,可能对眼部的发病有一定的预防作用。

（中山大学中山眼科中心　梁凌毅）

83　没有你的日子里——叶黄素

有些人眼睛很怕光,在太阳底下几乎没法睁开眼睛,有人甚至对屋内灯光都觉得刺眼。为什么有些眼睛会对外界的光线那么敏感?很多人以为怕光是干眼症、结膜炎的问题,但其实是黄斑部中的叶黄素不足造成的怕光现象。

怕光是一种行为上的保护机制,就像吃到脏东西会呕吐一样,都是在提醒身体去注意这个问题。叶黄素是抵抗光线伤害的重要物质,可以称它是眼睛的"防晒剂"。多年来,经过临床医师与科学家的研究分析,人们渐渐了解了叶黄素在眼睛的不可替代性。

临床上叶黄素有三大特色,分别是"叶黄素人体不能自行合成,也无法由体内其他物质转换形成;叶黄素是脂溶性物质,在黄斑部的吸收很慢;黄斑部健康与否,往往是决定叶黄素能否有效吸收的关键"。

叶黄素在帮助黄斑部抵抗光线的奋战过程中,会因为黄斑部功能的日久老化,造成叶黄素的吸收功能下降,自然会造成慢性叶黄素密度低下。这就好比骨质流失,容易造成骨折。叶黄素低下时也容易造成黄斑部病变,这时常见症状就是会怕光。

黄斑部中的叶黄素的主要作用就是"抵抗高能量的蓝光",帮助降低黄斑部病变与视网膜伤害,减少蓝光伤害和氧化压力。

提醒:当眼睛的防光机制功能下降,自然就会产生怕光现象。

与干眼症、慢性结膜炎造成的怕光是不相同的,根据国外研究报告,长期服用叶黄素能使黄斑部健康并改善患者的怕光现象。

(中国台湾新竹国泰综合医院　陈莹山)

84　每逢春天来临我的眼睛为何又干又痒?

春天到来,草长莺飞,柳絮纷飞,随着寒冷的冬天褪去,大家都准备出门春游,享受大好春光。然而17岁的小杨,最近总觉得眼睛干、痒,有时还流泪,总忍不住用手去揉眼睛,揉了以后不仅眼红加重,眼睑都肿了起来,自己滴了好多眼药水也没见好转。小杨自幼过敏体质,患有过敏性鼻炎,而且每年的春天眼睛都会出现这种情况,有时甚至还出现鼻痒、咽痒、流鼻涕、打喷嚏等,小杨非常疑惑,为探究原因来中山医院眼科门诊就诊。碰巧的是,4岁的小雨也总是出现同样的情况,小雨的妈妈观察到,一到春天,小雨总是会不停地眨眼睛,还常常用手去揉眼睛,妈妈害怕小雨得了多动症,特意带他到眼科门诊来检查下眼睛。

在门诊,我们观察此类患者的眼睛,外观上可以看到眼睛明显发红,患者往往自己描述双眼奇痒,经常忍不住要揉眼,伴有异物感,总觉得眼睛里有什么东西,还伴随有水样分泌物。在裂隙灯照射下,翻开眼睑,我们可以观察到患者结膜充血,眼睑上有许多红色的小突起,这便是使她们感到眼睛痒和异物感的原因所在。我们诊断她为"过敏性结膜炎"。那么,过敏性结膜炎的患者到底该如何认识及应对这类疾病呢?今天我们就带大家揭开过敏性结膜炎的面纱。

过敏性结膜炎又称免疫性结膜炎、变态反应性结膜炎,是结膜对外界过敏原产生的一种超敏性免疫反应。患者最常见的症状是眼痒,这种痒感往往非常强烈,痒到令人难以忍受,患者常会忍不住用手不断地去揉眼睛。其他症状有流泪、灼热感、畏光及分泌物增加等。分泌物多为黏液性。一些较严重的过敏性结膜炎,有时可以出现视力下降,部分患者也会因延误治疗而对视力造成不可逆转的损伤,严重者可能会导致失明。过敏性结膜炎最常见的体征为结膜充血及结膜乳头增生,乳头多出现于上睑结膜,某些类型严重者出现巨大的乳头增生、结膜纤维化(瘢痕)改变及角膜损害。季节性过敏性结膜炎发作时还可出现结膜水肿,由于儿童眼表屏障功能较差,故在儿童尤为多见。这类患者除了眼睛不适外,往往还可伴有鼻腔过敏症状,如鼻部痒、流涕、打喷嚏,或湿疹、皮肤瘙痒等,同时还可以引发其他过敏性疾病,如过敏性鼻炎、过敏性哮喘等,更加重了患者的负担。由于这种过敏性结膜炎常在过敏的季节里时好时坏,反复发作,因此会严重影响患者的工作和生活。

值得提醒的是,最新研究显示,干眼症的发生与过敏性结膜炎具有一定的关系,通常过敏性结膜炎的患者中有 62%～80% 合并干眼。尽管过敏源可能会使那些已经有症状及产生类似症状的干眼发生恶化,但在过去的研究中始终将过敏源与干眼视为两种独立因素。目前,关于两者相关性的最新研究显示,干眼患者可能受益于抗过敏治疗,在抗过敏治疗后,部分干眼患者的一些症状例如流泪、灼热感、干涩感、分泌物等可得到一定程度的改善。由于过敏性结膜炎患者大多是过敏体质,国外最新研究提示,过敏性结膜炎通常可因过敏性因素及角膜接触镜的佩戴,损害眼表反射性的泪液分泌功能,加剧泪膜的不稳定,最终导致干眼的形成。而干眼又会引起眼表的干燥及角膜上皮细胞的高渗透压,最终引起上皮细胞凋亡、炎症反应并且损失大量杯状细胞(该细胞主要起到产生眼表黏蛋白并保护眼表的作用)。两者之间形成一种恶性循环,眼表屏障进一步损伤使得患者更加容易患过敏性疾病。因此,大家应该重视过敏性结膜炎,一旦出现眼部不适应及时到眼科门诊就诊。一旦确诊,应在医生的指导下进行治疗。

（上海市杨浦区市东医院　祁俏然　赵婕）

85　美国眼科年会——你不知道的一些事

首先是 Internation Lounge,就是国际会员休息厅,您看到在门口有两个接待员,您要进去时一定要带上胸牌,接待员会扫一下您的胸卡,通过后才可进入。开放时间为早上九点到晚上五点。大会特意为国际会员设的,里面有各种小吃、茶点及饮料,当然也有一些新闻和资料。眼科全书 13 本便来自于这里。要知道一本书是 175 "刀",这些费用来自于 AAO 的赞助及一些国际友人的捐赠。

AAO 上还要付的学费包括会员的基本费和亚专业费,那么听了亚专业课后您还要付钱吗? 回答是:当然。而且很贵,您看到凡是有 "＋"号标记的都是要付费的,如果有" ＄ "标记的也是要付费的。有"＋"号标记的如果你付 175 ＄ 便可以听所有的有标有"＋"号的课。但是您看到有" ＄ "标记的付费便另外要付费。实验室的(Wet

Lab），比如眼睑成型术2个小时尸头训练360＄，眼眶减压手术尸头训练2小时是440＄。您如果参加国外一周的课程，带上尸头训练课一般是1600～2000＄。这对于美国眼科医生来讲是必须要付的，因为他们每年也是要要求学分的。

国外的医生虽说是挣得多，但费用也高。那么有没有既省钱又可以不付费的课的呢？其实也有，那就是展厅里的课，只要是会员就可以听，免费的。参展商都会邀请一些大咖们讲课，其次还有电影院1、电影院2、电影院3都会有一些吸引人的课。当然，会后AAO组委会会发调查表给会员，如果讲课老师反响不好，那么他明年就没有资格再讲了。

说了这么多，大家要问AAO收了人家那么多钱拿去干嘛了？小编问了一下他们的资深会员，用途1——所有的AAO会员每年可免费拿到ophthology这本书，在美国，纸张、打印都是极其昂贵，这些都是由AAO资助的。用途2——AAO要包下来的会议厅也是极其昂贵的。用途3——AAO还有一些扶贫工程，比如我们的国际休息室的吃喝，免费的书籍，各种大量的印刷品，等等。

好了，今天小编就和大家分享到这。

（复旦大学附属中山医院　马晓萍）

86　美酒加咖啡

医生经常对眼科患者说，请不要抽烟、喝酒。那么，过量饮酒到底对眼睛有什么害处呢？

酒的主要成分是乙醇，乙醇对人具有刺激性，对内脏，尤其是肝脏和胃的伤害非常大。而乙醇对眼睛的危害也不容小觑。由于乙醇具有扩血管的作用，全身血液循环加快，往往使眼睛充血，容易导致慢性结膜炎的发生。过量饮酒又会造成体内维生素B不足，导致眼角结膜干燥，视神经炎或者晶状体混浊等一系列的眼部疾病。

更糟糕的是，质量不好的酒（就是所谓的"假酒"）里面还会掺有工业酒精甲醇，甲醇有明显毒性。《英国眼科杂志》上一篇文章表明甲醇中毒者会出现视神经萎缩、眼杯盘比增大。患者发病时年龄越大，预后越差。

美国的膳食指南建议，女性每天饮酒不要超过1杯，男性每天饮酒不要超过2杯。多少算1杯呢？如果是啤酒，那么1杯是355毫升。如果是红酒，那么1杯是148毫升。如果是蒸馏酒，那么1杯是44毫升。因此，为了您的眼健康，请适当饮酒，并购买放心品牌的酒。

如不慎饮用了"假酒"出现眼部不适，需及时来眼科就诊。

说完酒，我们再来说说咖啡。饮咖啡在我国已渐成时尚，常常是工作提神来一杯，休闲娱乐来一杯。咖啡所含的咖啡因恐怕是最广泛使用的精神活性物质了。那么，咖啡因的摄入对我们的眼睛又具有什么影响呢？

（1）适当摄入咖啡因可缓解干眼症。近期，有研究发现，摄取咖啡因后，泪液分泌量增加。这说明咖啡因不但能够刺激唾液等消化液的分泌，同样能够刺激泪水的分泌。对于饱受干眼困扰的人群来说，或许可以通过摄入咖啡因的方式来缓解干眼症。但是，由于咖啡因作用于人体的效果因人而异，并非所有人都能获得相同的功效，对于一部分拥有变异基因、对咖啡因作用敏感的人群来说，刺激眼泪分泌的效果会更好。

（2）适当摄入咖啡因可预防视网膜变性。最近美韩的一项共同研究声称，喝咖啡能够预防因年龄增长而产生的眼睛疾病及视力低下。这是因为咖啡中有一种成分绿原酸，科学家们用小白鼠做实验，发现这种成分可以有效地预防视网膜的变性。我们的视网膜需要有大量的氧气，一旦氧气不足就会发生变性，也就会变成视力低下，而咖啡中这种成分有超抗酸化的作用，就可以很好地保护视网膜。该研究也强调，通过喝咖啡是否能够直接把绿原酸作用于视网膜这件事还有待研究。

（3）过量摄入咖啡因可诱发青光眼。所有事物都具有两面性，咖啡也不例外。有研究发现，喝咖啡可以增加青光眼发病概率，因为咖啡会刺激神经系统，造成眼压升高。《调查眼科及视觉科学期刊》中有一篇文章指出，每天喝3杯以上的咖啡，各种眼部的患病概率大大增加,特别是青光眼。

适当地喝上一杯香醇的咖啡不但有助于提神醒脑,或许对维护我们眼睛健康还有意想不到的效果哦。当然,在此提醒一句:儿童、孕妇以及患有患高血压、冠心病、动脉硬化等疾病的人群,对咖啡需要谨慎!

(复旦大学附属中山医院　冯一帆)

87　美女甩掉它后

《欢乐颂》中的乖乖女"关雎尔",总是戴着又大又圆的眼镜,书生气浓重,说话细声细语,中规中矩,见到男神还特别害羞。她是最安静的一个,也是最容易被忽略的那个,她温柔恬静,非常低调。

关关变身的重要一步,就是摘下了戴了一季半的眼镜!都说是眼睛是心灵的窗户,你给窗户上挡上了个门帘,当然就没有直接看到窗户那么传神啦,况且女生化妆最重要的也是眼妆,你化个精致的妆再戴副眼镜不就等于白化了?

迷人大眼睛绝对分分钟秒杀众人。无论是清纯可爱的粉嫩眼妆,还是狂野妖艳的烟熏妆,关雎尔的眼妆总是那么精致,让人在不经意间对她怦然心动,最后她终于遇见了让自己心动的男生。

所以,很多和关关一样的清纯女生,都渴望丢掉眼镜,展露自己美丽的心灵窗户,那么近视眼是否可以治愈呢?

还记得被媒体炒得沸沸扬扬的 Ocumetics 仿生晶体么?

加拿大 Ocumetics 科技公司 CEO 韦伯斥资 300 多万美金,与研究团队耗费 8 年时间,终于开发出"Ocumetics 仿生镜片"(Ocumetics Bionic Lens)。

根据 Ocumetrics 公司网站介绍,只要使用者戴上仿生镜片,用生理食盐水冲洗后,在 10 秒内仿生镜片就会在眼球上扩散开来,马上矫正视力,整个安装过程只要 8 分钟,佩戴者眼球不会感到疼痛和刺激。

Ocumetrics 公司声称该技术最快 2017 年面市,但这两天小编上该公司网站发现目前仍未获得临床试验批准。

Ocumetics 新闻发布会上声称的"10 秒钟视力提升三倍""就算100 岁的老人也没关系"的字眼非常夺人眼球,引起好奇心。大部分人对此肯定抱着怀疑的态度,接下来就让我们来一起科学地看仿生人工晶体。

Q1 Ocumetics 晶体的原理是什么?

Ocumetics 仿生人工晶体是眼内植入的,它的原理是利用仿生材料替代人体的晶状体。植入仿生人工晶体的手术步骤跟白内障手术接近,不同点在于白内障手术植入的人工晶体是厂家生产好的,而这款仿生晶体是与生理盐水混合后在体内展开。Ocumetics 晶体其实是一种网状交联结构的高分子化合物,通过物理或化学交联,吸水膨胀,形成无色透明、果冻样的水凝胶。

Q2 Ocumetics 晶体能治疗近视?

Ocumetics 晶体的设计思路还是很有创新性的,与此接近的现有术式应该是多焦晶体手术或者有晶体眼人工晶体植入(ICL),或许能矫正视力,但不可能像媒体说的视力瞬间提高 3 倍而治愈近视。它改善的只是度数,不能治愈近视,因此高度近视的并发症如夜间视力差、开角型青光眼、白内障、周边变性区、裂孔、后玻璃体脱离牵拉黄斑区、黄斑区视网膜萎缩、脉络膜新生血管等,该有还会有。

小结:仿生晶体未来还有很长的路要走,比如稳定的化学结构、力学性能和屈光能力等,都是面临的难题。

(上海交通大学附属新华医院　沈光林)

88　美容,你所不知道的秘密

美丽是每个女人都追求的,可怕的是美丽过度就是伤害,有时后果不堪设想。

(1)角结膜的损伤:主要集中于双重睑成形术的埋线法以及眼

线文刺术,操作过程中刺穿眼睑组织,对角结膜可能造成物理性损伤。眼线文刺术还可能造成色素物质的永久残留。

(2)美容产品自身的毒不良反应:眼部化妆品最容易出现接触性皮炎,长时间的浓妆可引起患者角结膜的反应性炎症。利多卡因等局部麻醉药物可引起患者角膜损伤。

(3)美容性角膜接触镜引起感染:已有大量报道使用美容性角膜接触镜的患者出现细菌性或棘阿米巴性角结膜炎,并最终发生严重视力下降。美容性接触镜内表面较普通角膜接触镜粗糙,不仅可导致色素在角膜的沉积以及异物感,更易黏附病原微生物。

(4)眼睑正常解剖学结构破坏:主要集中在眼睑美容性手术(双重睑成形术、眼睑开大术及眼袋去除术)及肉毒素除皱治疗。治疗后出现眼睑外翻、眼睑闭合不全等导致泪膜无法完整地涂布或蒸发过强,出现干眼的相应症状以及角结膜损伤。

(5)泪腺分泌功能减弱:主要由外眦部使用肉毒素进行除皱治疗引起,短期内患者可能引起泪腺分泌较少,后逐步恢复正常。

可能机制:肉毒素浸润周围组织,抑制副交感神经释放乙酰胆碱,影响泪腺分泌

干预:使用肉毒素治疗后应适当给予人工泪液,缓解患者的不适症状,提高患者满意度。

(6)睑板腺腺体及功能受损:睑缘的美化能够极大提升患者的精神面貌,然而其中许多操作及产品可对睑板腺腺体以及功能造成损伤,皮脂的分泌导致眼表泪膜的异常,并产生相应疾病。

可能的病因:手术操作中造成腺体的破坏;眼线文刺色素刺入腺体或开口,直接损伤以及不良反应;长期持妆,眼部化妆品胶体及粉末颗粒进入睑板腺开口堵塞导管;长期佩戴美容性角膜接触镜引睑板腺开口阻塞。

近来,很多专家都在不同的场合呼吁美容整形规范化。的确,爱美之心人皆有之,但一定要防患于未然。

(复旦大学附属眼耳鼻喉科医院眼科　龚岚)

89 描眉画眼

杨医生为大家介绍了文眼线对眼睛的伤害,那么问题来了,大家都是爱美的呀,眼线不纹,那么偶尔可以画画眼妆吧。很多小伙伴和我一样,一画眼妆眼睛就干干的,偶尔还有点痒,总之就是不太舒服,那么大家有没有总结过原因呢? 怎样才能减少对眼睛的伤害呢? 下面就给大家讲述一下眼妆小秘密:如何正确画眼妆以及卸眼妆。

(1)首先我们来清点一下自己手头的眼部化妆品。化眼妆前必须得先对眼部进行打底,那么平时用的眼部乳液、乳霜或是提亮妆前乳等一旦打开使用后,都容易滋养细菌,二十来度的气温下更是如此。因此,一般化妆品打开超过 3 个月则建议不要再使用。很有可能眼睛痒就是因为用了这些产品后感染细菌了。顺便提一句,眼部化妆品尽量放在阴凉的地方,一旦打开,请注意使用时间。

(2)过敏体质请逐一更换眼部化妆品。容易过敏的朋友请一定要逐一试用化妆品,不能同类产品一同使用。一样一样试用,才能知道自己对哪种化妆品有过敏反应,这样才能及时发现并更换,避免眼部皮肤等受到刺激。千万不要使用未经测试的化妆品。

(3)不要共享眼部化妆品。在这里特别强调的是在专卖店试用时,为了避免交叉感染,请不要使用那种直接接触过他人的产品,就像眼药水一样,尽量避免共享。

(4)尽量远离睫毛根部。文眼线的位置在睫毛根部处,会损伤睑板腺,所以我们平日画眼线的时候应尽量画在睫毛根部以外,远离眼球面。特别是油性肤质的“美眉”,更不能让眼线挡住了分泌油脂的睑板腺。

(5)选择适合自己的眼部化妆品。由于工作等影响,很多人患有干眼,那么正确选择眼部化妆品是相当重要的。要避免选择容易晕妆以及持久度差的眼线笔、管内膏体不均匀的睫毛膏、容易剥脱的眼影粉。因为这些都有可能混入泪膜刺激眼睛,造成感染。门诊使用裂隙灯时经常碰到浓妆的“美眉”,都不敢检查她们的眼睑,主要是担心那种剥脱物刺激到角膜。所以建议大家卸完妆、摘了美瞳后再来检查眼部情况。

（6）关于卸妆。睡前千万不容忽视卸眼妆。准备好棉花棒、化妆棉及卸妆液，将化妆棉对折放在眼睑处，合上眼，再用沾了卸妆液的棉花棒，逐一由睫毛根部向下抹去。至于眼线，用化妆棉蘸眼部专用卸妆液，由眼头向眼尾方向慢慢抹去（抹下眼线位置时双眼向上望）。切记，使用卸妆液时千万注意不要弄进眼睛，仔细、彻底地卸掉所有残余眼妆。

（7）建议卸完妆后再做个 EYE SPA。卸完妆的美眉们是不是感觉眼睛有点紧绷感、不太舒服呢，不妨做个眼部热敷 SPA 吧。这样既能使血液循环顺畅、舒解眼部压力，又能帮助睑板腺排泄油脂。做完眼部 SPA 的人都会有相同的感觉：眼睛"变亮"了，眼周皮肤更有弹性了。这样一来，上眼妆不就更得心应手了么？

（复旦大学附属中山医院　杨懿静）

90　名主播的生命启示

著名播音员罗京以及 IT 界名人李开复先后罹患淋巴瘤，更使这一既往人们不甚熟悉的疾病逐步引起人们的关注。淋巴瘤是人体免疫系统的恶性疾病，淋巴系统作为人体重要的免疫器官，肩负着抵抗感染和监视肿瘤的重要职责。淋巴瘤发病往往表现为多部位的淋巴结逐渐肿大，而不伴有明显的疼痛。患者常常伴有乏力、倦怠和发热等症状；早期也可能仅仅表现为单纯消瘦、易出虚汗或单一部位的淋巴结无痛性进行性肿大。淋巴瘤分型众多，疾病发展速度根据病理类型不同而异，可以稳定数年，也可能在数周之内突然快速进展。进展迅速的患者甚至在数周内死亡。

Q1 什么是恶性淋巴瘤？

恶性淋巴瘤约占恶性肿瘤总发病率的 2%，是目前增长速度最快的恶性肿瘤，每年新发病例的增长速度接近 10%。淋巴系统和血液系统一样分布于全身，因此淋巴瘤可表现为全身的淋巴结肿大或肿块，需要注意的是，不同的脏器都可累及引起相应表现，甚至为首发表现。有些患者还会有不同程度的发热、出虚汗或体重减轻等情况。通过切取病灶进行病理活检是确诊淋巴瘤的唯一手段。

MALT 淋巴瘤是眼眶恶性淋巴瘤中较为常见的一种。该病进展缓慢,发病年龄多在 40 岁以后,平均 65 岁。可浸润眼眶内及其他眼周围器官,是一种惰性淋巴瘤。如发生在其他部位可多年无症状,但眼睛是非常敏感的部位,很多患者常有不适症状而被早期发现。发生于眼眶 MALT 淋巴瘤主要表现为眼睑肿胀、眼球突出、眼球运动受限、视力下降。眼球突出方向与眶内肿瘤位置相关;肿瘤浸润影响眼球肌肉,继而使得眼球运动受限。肿块可发生于单眼或双眼。发生于结膜的淋巴瘤主要表现为眼红、异物感、上睑下垂。体检发现睑结膜、穹窿结膜或球结膜下可见暗红色软组织肿块,或结膜面粉红色增厚,病灶表面光滑,呈鱼肉状,与周围组织界限清。结膜轻中度充血。

眼淋巴瘤患者常常先有症状,然后就诊眼科,行核磁等检查发现肿物,眼肿瘤科医生行手术切除部分或全部肿瘤组织,再由病理科医生仔细检验后确定诊断。因淋巴瘤属于血液系统的全身性恶性肿瘤,确诊后必须由血液科医生行全面检查评估后制定治疗及随访方案。

Q2 恶性淋巴瘤如何治疗?

疗效的关键在于治疗是否规范和及时。以最常见的弥漫大 B 细胞淋巴瘤为例,正规的周期化疗后近半数患者可以达到临床治愈;但如化疗剂量不足或疗程不规范,则疾病易于进展或复发。因此淋巴瘤患者明确诊断后,还需通过各种手段包括骨髓检查和 PET－CT 等进行全身病灶的评估,由专科医师制订个体化的放化疗计划,接受正规的综合治疗以及后续的随访观察。对于部分高危和复发患者,若采用新药结合造血干细胞移植,仍然存在治愈疾病的可能。眼附属器 MALT 淋巴瘤是一种无痛的、致死率很低的恶性肿瘤,因此,对于一部分患者,仅观察即可。部分淋巴瘤经常影响患者的生活质量,因此需要及时治疗,治疗主要包括手术切除及术后放射治疗、化疗。

化疗前须进行重要器官评估、淋巴瘤临床分期等,治疗方案有联合化疗、免疫化疗等,有视神经累及者需行脑脊液检查或鞘内化疗。

手术是治疗眼附属器 MALT 淋巴瘤的主要方法,手术的重要意义在于:确定诊断必需的一步,泪腺部、结膜、眶前部病变可完全切除;眶深部、眼外肌、视神经周围病变不需完全切除,而在于减少并发症。

恶性淋巴瘤的发病增高往往与城市化生活密切相关,因此应避免过度劳累,如出现无痛性淋巴结肿大伴有疲劳、倦怠或发热等症状时,须及时排查恶性淋巴瘤。

(复旦大学附属中山医院　邹善华)

91　莫奈与失真的睡莲

克劳德·莫奈,法国画家,印象派代表人物和创始人之一,被认为是 19 世纪最重要的艺术家之一。他习惯在户外创作,而并非在画室内绘画,习惯采用明亮的色彩、厚重的颜料、粗犷的笔画来表现出他对所绘风景的情感反映。

然而,在他职业生涯的晚期,莫奈患上了双眼白内障,因此视力下降,他的创作和生活均受到影响。莫奈与其朋友及医生的往来书信,甚至他作品风格的变化都记录了白内障对他的影响情况。Ohio 眼科医生 Dr. James Ravin 对此进行了研究,并发表了相关研究结果。

莫奈第一次注意到他的视力开始变得模糊是在 1908 年意大利威尼斯的旅途中,那时他 67 岁。最初他觉得自己难以辨清色彩,后来连视物形状也成问题。1912 年,他拜会了一名巴黎眼科医生,随后被确诊为白内障。在明亮阳光下,他的视力问题尤为严重,而这成为一个大问题,因为他的创作风格需要在户外创作以正确地捕捉他所绘画的风景。他不得不改变自己的作画技巧,改在夜间或者清晨创作,并经常在画室中完成作品。最后,他不得不通过察看颜料管上的标签来区分颜色,而无法直接分辨画板上的颜料。而这时候他的画风也变得更加抽象,常常使用红橙色块来替代正常风景画中的蓝绿色调。

早期时,著名眼科医师 Charles Coutela 给予莫奈散瞳药物以减少白内障对视力的影响。虽然莫奈一开始对这个治疗结果很高兴，但是没有多久这种治疗就没有效果。而后，有医师提出手术方案，但是莫奈对白内障手术很恐惧，因为眼睛对于他的创作和职业非常重要。在印象派同行画家 Mary Cassatt 的白内障手术并未恢复有用视力之后，他的担忧进一步加重。曾经做过医生的法国政治家 Georges Clemenceau，作为莫奈的朋友，成功说服莫奈进行白内障手术，鼓励他一定为法国完成"睡莲（Water lilies）"系列作品。

　　莫奈的白内障手术于 1922 年 12 月由 Dr. Charles Coutela 进行主刀，采用了囊外摘除方法，莫奈成为无晶体眼者。10 天的严格卧床休息使得莫奈变得抑郁，而由于后囊膜浑浊，还需要在之后的 7 月份再进行囊膜切除术。最后，在佩戴了有色的无晶体眼镜之后，莫奈得以完成他的创作。但是在色调与细节上，他已经无法回到之前的水平。他并未接受另一眼的白内障手术。

（上海爱尔眼科医院　陈旭）

92　哪些孩子容易近视？

Q1 什么是近视眼？

近视眼指表现为远视力低常、近视力正常的一类近视性的屈光不正。

在物理光学概念上，近视眼是指当眼在调节松弛状态下，平行光线经眼的屈光系统折射后焦点落在视网膜之前的一种屈光状态。

Q2 近视的危害有哪些？

有研究显示，400 度以上近视并发视网膜病变风险较正视眼增高 5%，而 800 度以上近视并发视网膜病变风险则增高 40%。

孩子越早出现近视，越容易成为高度近视，而近视度数越高，发生并发症的概率也越大。

Q3 我国目前青少年的近视现状如何？

2014 年全国学生体质健康调研显示：

年龄段	视力不良率
7～12 岁小学生	45.71%
13～15 岁初中生	74.36%
16～18 岁高中生	83.28%
19～22 岁大学生	86.36%

其中,视力不良的学生中 90% 以上是由于近视。从上表可见从学龄前到上初中前这一阶段,视力不良率的上升最为迅速,也就是说幼儿园和小学阶段是预防近视的关键期。

Q4 哪些孩子容易近视?

父母亲一方有近视的,孩子近视的概率是 30%。父母双方都近视的,孩子近视的概率达 70%。此外,偏安静、户外活动较少的孩子,喜欢甜食的孩子,从小开始练钢琴的孩子,爱玩电子产品、喜欢抱电视机的孩子等,都容易近视。有研究表明,琴童的眼轴长度长于普通儿童,更易发生近视。

Q5 如何预防近视?

(1) 从小建立屈光发育档案。古人云:上医治未病。也就是强调了疾病的预防要重于疾病的治疗。近视也一样,重视预防比出现近视后再佩戴框架眼镜、角膜塑形镜、应用药物治疗等要来得有效和简单。

对于正常的孩子,从 3 周岁开始即需要到医院进行第一次眼部检查,建立初始的屈光档案。检查的内容包括裸眼视力、散瞳验光后的屈亮度、矫正视力、角膜曲率、眼轴长度、眼位、外眼、眼前节、眼底、眼压、身高和体重等项目。以后每隔 6 个月到医院随访复查一次。

为何这么小的孩子就需要这么细致的眼部检查?答案就是一点,为了了解孩子眼球的发育情况,根据其眼球发育的快慢来做出合理的调整,从而尽可能预防近视发生。孩子处于一个生长发育的快速时期,而通过比较孩子眼部发育数据的变化以及孩子本身的一些可能促使近视发生的影响因素,医生可以给予一个合理的近视预防建议。这正如测体重一样,孩子体重超标了可以建议他适当增加锻炼、合理饮食,而不是等到成了超级大胖子再去拼命减肥,甚至做抽脂、缩胃手术。当然,肥胖是家长看得到的,而眼球的"肥胖"——近视化发展却是家长一时难以察觉的,所以才需要通过一系列的检测来评估。

(2) 增加孩子的户外活动时间。

※**时间**:建议每天至少保持两小时户外活动时间,有研究表明,户外活动用于"预防近视"比"控制近视"更有效。

※**形式**:有研究表明,间断性的户外活动比一次性在户外活动量两小时对于预防近视的效果更优。

※**内容**:户外活动强调的是地点,而不是活动内容,即只要待在户外就有预防近视的效果。

(3) 注意用眼卫生,避免持续近距离用眼。

※读书写字时,眼睛距离书本一尺,胸口距离桌沿一拳宽,握笔处与笔尖保持一寸。

※不要在暗、弱光线下读书写字;不要躺在床上、在公共汽车上或走路时看书;不要看字体过小、字行过密、字迹印刷不清的读物;不要持续近距离作业,每近距离阅读 40 分钟,远眺休息 10 分钟。

(4) 健康饮食:多吃叶黄素和含粗纤维的食品,少吃甜食和含脂肪高的食品。

(复旦大学附属中山医院　冯琛莉)

93　哪些人容易发生干眼?

干眼是由于泪液的量(质)或流体动力学异常引起的泪膜不稳定和(或)眼表损害,从而导致眼不适症状及视功能障碍的一类疾病。我国临床出现的各种名称(如干眼症、干眼病及干眼综合征等)均统一称为干眼。

Q1 哪些人容易发生干眼症?

(1) 慢性结膜炎。

(2) 长期使用含防腐剂的眼药水。

(3) 睑板腺功能障碍。

（4）绝经期、怀孕期、哺乳期及口服避孕药的妇女因激素水平的改变可产生干眼症状。

（5）全身免疫性疾病：如类风湿性关节炎、糖尿病、甲状腺异常、哮喘、白内障、青光眼及红斑狼疮等。

（6）移植物抗宿主病：见于骨髓移植术后的血液病患者。

（7）药物：如抗抑郁药、抗组胺药、利尿剂、降血压药、麻醉剂、抗溃疡药等某些药物，可使泪液分泌减少，导致干眼症状。

（8）长时间盯着荧光屏：如电脑、手机、pad，因瞬目频率下降而引起干眼。每天在电脑前工作3小时以上的人中，有90%以上的人眼睛有干眼症状。

（9）老年人：因为老年人泪液的产生随年龄的增加而减少，年龄超过65岁的人群中有75%患有干眼。

（10）戴隐形眼镜：佩戴隐形眼镜可以影响正常的泪液分布，影响角膜结膜上皮细胞微绒毛的健康，从而降低泪膜的稳定性。

Q2 干眼症患者造成什么影响？

主要是眼睛干涩、眼痒，影响生活质量。严重的可以引起角膜、结膜炎症，甚至影响视力。

Q3 哪些方法有利于缓解干眼症状？

热敷、眼部清洁、睑板腺挤压按摩对于蒸发过强型的干眼效果是肯定的。药物治疗有利于缓解干眼症状，例如人工泪液、抗炎滴眼液。还有一些药物可以促进泪腺的分泌对于泪液缺乏型的患者有用。湿房镜在2013年中华眼科杂志第一期干眼治疗指南中被列入干眼治疗主要手段。

Q4 人工泪液该如何选用？

泪液的成分包括水性成分、脂质和黏蛋白，因此相应的干眼也分为水性泪液缺乏、脂质缺乏和黏蛋白缺乏几种，当然，大多数时候是混合型的多见。因此，人工泪液要有针对性地选择。另外一个原则就是尽量采用不含防腐剂的，或者防腐剂几乎无不良反应的人工泪液。

Q5 泪道栓塞治疗干眼症的原理是什么？

主要是减少泪液的流走速度，增加其在眼部的停留时间，从而减少因为泪液生成减少引起的干眼症状。

Q6 泪道栓塞治疗适合什么类型的干眼症患者？

水样液缺乏型的效果最好，当然，对大多数混合型的也有一定疗效。泪道栓塞后一定要密切随访医生，若出现泪道炎症必须及时取出。

（华中科技大学同济医学院附属同济医院　李贵刚）

94　那不再平静的涟漪

眼压是青光眼最重要而且最容易监控的指标，也是评价疗效的重要指标之一。那么，为什么有的患者眼压"控制"得很好，视野却在不断地恶化呢？

通常，我们都是在医院门诊工作时间（上午 8：00 至下午 5：00）测量眼压，而且大多为单次测量，那么其余时间的眼压状况往往无从得知，而单次眼压的测量并不能反映青光眼患者整体的眼压状况，这也就是有的患者看似眼压"正常"，视野却在不断恶化的重要原因之一。

眼压的正常统计学范围是：10～21mmHg，具有昼夜变化的规律，之前认为正常状况下最常见的是眼压晨间高、晚间低，但个体之间也存在着差异。此外，角膜的厚薄也与眼压的测量值密切相关。在正常情况下，眼压的波动小于 5mmHg，如波动范围大于 8mmHg 则可能为病理性眼压。眼压的波动是一个复杂的曲线值，存在 24 小时波动、日间波动和季节波动。

体位的改变也会引起眼压的改变，当从站立或坐位改变为卧位时，眼压可升高 2～3mmHg，有时甚至更高。如将头位低于心脏位置，必然会引起眼压的升高；从仰卧位恢复到坐位或站立位时，则眼压下降。我院眼科在开展 24 小时眼压监测后发现，在一组针对青光眼的病理变化规律的研究中，超过三分之二的患者眼压高峰值位于晚上 10：00 至凌晨 6：00。也就是说，这些患者的峰值眼压并不能在日间门诊时间监测到。

治疗青光眼，如何降低眼压以及降低多少、目标眼压的设定，这些对青光眼的治疗有非常重要的意义。通常的单次门诊眼压并不能使我们知晓一天中的峰值眼压及眼压的波动值。我们可以在治疗前测量 24 小时眼压,从而知道自己在未用药状态下(或停药一个月以后)的基础眼压,这样,医生就可以根据患者的峰值高度及波动规律来制订个性化的降眼压方案,确定安全的"靶眼压",选择和调整合适的治疗方案。通常,我们青光眼患者的眼压控制在峰值眼压下降三分之一较为安全。

此外,24 小时眼压监测对医生用药有很好的指导作用。譬如,眼压峰值处于睡眠以后的患者不适合应用 β-受体阻滞剂类降压药(如噻吗心胺等);而前列腺素制剂则对晚间的眼压控制较好。根据患者的昼夜眼压波动曲线,医生可以制订出合理的用药时间以及用药次数。

制订方案后,治疗的效果如何呢? 能不能达到设定的目标眼压呢? 我们通常要求患者根据方案用药一个月后来院复测 24 小时眼压,从而来明确治疗的效果。根据监测的结果,医生可以决定调整治疗方案或维持既定的方案。

通过 24 小时眼压监测,青光眼患者可以明确治疗的目标,实现个性化治疗的目的,而不是盲目地降眼压治疗,从而达到 24 小时持续眼压控制,阻止视功能进一步恶化。

(上海市北站医院　肖明)

95　难兄难弟——干眼与焦虑

上午,来了一个 40 多岁的女患者,手拿一份报纸,面带愁容。一进诊室她便语带焦急地说道:"医生,我眼睛难受极了,吃不下饭,睡不着觉。我快要疯了。我在报纸上看到您写的文章,我的眼睛就靠你了。"经过仔细询问,原来患者自觉双眼干涩难受多年,以至于恨不得能将双眼浸在水里。诊疗过程中,患者语言反复,甚至还担心自己会失明。经过一系列干眼检查,医生发现患者确实患有干眼症,而其干眼症的发生则可能与其焦虑抑郁、睡眠障碍的精神状态有关。

干眼症是指任何原因造成的泪液质或量异常或动力学异常，导致泪膜稳定性下降，并伴有眼部不适和（或）眼表组织病变特征的多种疾病的总称。

干眼可引起视疲劳、异物感、畏光、干涩感、长期慢性疼痛等不适症状，而目前干眼的治疗尚无法完全缓解患者的不适。而长期的不适易导致患者对治疗失去信心，对工作和生活缺乏热情。甚至有部分患者自觉干眼疾病使其视觉质量明显下降，产生悲观想法，认为终有一天自己会因干眼而失明。因此，随着干眼的进展，患者的心理状态容易发生变化。近年来，许多研究发现干眼症与抑郁存在一定的相关性。

Vaart 教授等进行了一项基于大样本人群的回顾性研究，提出干眼病与抑郁症、焦虑症显著相关。

Hallak JA 等教授通过回归性分析，发现干眼症状和抑郁症状之间存在线性关系，干眼症状与抑郁症状之间的回归系数为 1.22。可见，干眼与抑郁症之间确实存在某种联系。

另外，美国眼科协会（AAO）2014 年年会报道，干眼症患者非眼部疼痛和心理健康问题比泪膜参数异常更常见。

因此，眼科医生在临床中应当注意考虑患者焦虑或抑郁的情况，除了基础的人工泪液治疗，还要提醒患者调整自己的身心状态，放松神经，多参加户外活动，这才是眼睛保持健康水亮的最好方法。

（复旦大学附属中山医院　沈满意）

96　脑中风竟然也有三部曲！

王先生今年 55 岁，有高血压病史，血中胆固醇值偏高。某家族聚餐烤肉，酒酣耳热兴致极高。第二天一早醒来，他发现右眼下方有一块暗影，起先不以为然，但是过了两天，这块暗影仍旧持续挡住视力。暗影不会随着眼睛移动而飘动，只好去医院就诊。医生说这叫做"眼中风"。王先生回想自己曾有两次眼白红通通，好像"兔宝宝"，也有几次眼睛忽然一片漆黑，但是几分钟后又慢慢恢复视力。王先生自觉平日身体健壮,每次发作视力也都渐渐恢复,并没有特别留意这次的暗影。由于工作繁忙,所以也没有接受医生的建议治疗高血压及控制胆固醇。"眼中风"后过了半年,有天早上醒来要去上班,才发现右手、右脚不能动,家人紧急送到医院,诊断为"脑中风"。王先生很纳闷,什么是"眼中风"?"眼中风"会演变成"脑中风"吗?

听过肝病有三部曲,但是,脑中风竟然也有三部曲!尤其是三高族群的疾病控制不良,以及有不当的生活危险因子,就有可能演变成慢性疾病,并恶化出现第二部曲的眼睛症状,例如"眼中风";如果未察觉及时治疗,就可能造成不可挽回的第三部曲"脑中风"。

首部曲是指中风危险族群的控制不良,如三高族群(血糖、血压及胆固醇高)、血管硬化(如高龄者)、抽烟、喝酒、肥胖、缺乏运动及有中风家族史者。事实上,现代人几乎人人都会受到这些危险因子的波及,也往往因为现实生活的压力与紧凑,使得危险因子很难好好控制。时间拖长后演变成慢性,有些病患就会有第二部曲眼睛的症状表现,这些症状包括:

(1)结膜下出血的红眼症。

(2)短暂性缺氧发作:病患主诉感觉当时眼前像关窗帘一样,从上到下一片漆黑,而数分钟后视力渐渐恢复。

(3)眼中风:病患最常见的主诉是无痛、急速的视力下降,有时候睡个午觉醒来,就发现眼前一块或整片看不见,而且数天仍不恢复。当有眼部症状时,除非造成病患失明不可恢复,否则只有单眼受创,患者依旧四肢活动自如,往往忽视这种眼部的警讯,最终就会造成不可挽回的第三部曲——脑中风。

为什么要阐明眼部症状在脑中风发生进展上所占的重要性呢?

(1)就血管解剖位置关联性而言:心脏经颈内动脉动将血液向上打入脑部,而颈内动脉至脑部的第一条分枝就是到眼睛的眼动脉。也就是检测眼部血管健康度及血液优质度,相当程度可以评估心脏打入脑部的血管系统功能是否正常。

(2)就眼部特有功能而言:眼睛有独特的"自觉视力"功能,也就是患者能自己去感觉视力的变化,一旦心血管系统功能变差时,如血管管壁变厚、血流量不足或氧气量不够,血管内油脂或杂质变多时,这种变化一旦波及眼睛,虽然无痛,但是患者却会有自觉性的视力变化感觉。这种眼睛视觉自我检测的功能,不用抽血量血压,这便是眼部视觉系统在心血管系统功能健康评估上,一个很独特的表现方式。这就有如心脏到脑部的高速公路,眼睛是其第一个交流道,利用眼睛的侦测这条道路的车况就可以反映高速公路的路况。

(中国台湾新竹国泰综合医院 陈莹山)

97 你悄悄地蒙上了我的眼睛

当看花不再艳丽、看书不再清楚、看灯变得重影的时候,我们就要警惕,是不是白内障悄悄地爬向了我们的眼睛。

老年性白内障是威胁老年人视力最常见的眼病。据世界卫生组织报告,在全球 1.8 亿视力损伤人群中,有 4000 万是盲人,其中 46% 的致盲原因就是白内障。中国现有视力残疾人 1300 万,其中因白内障致盲的人数超过 400 万。随着人口逐渐老龄化,每年还将新增白内障患者月 40 万!其中 50～60 岁的老年性白内障发病率约为 35%,60～70 岁的约为 80%,80 岁以上几乎人人都有白内障!因此必须澄清对白内障诊治的模糊认识,以利于进一步做好白内障的防治工作。

Q1 到底什么是白内障?

如果把人的眼睛比作照相机,晶体就相当于照相机的镜头。白内障就是晶体发生混浊、导致视力障碍的一种眼病,就相当于照相机的镜头混浊了,无法形成清楚的图像。正常的晶体位于眼内的前段,而且是透明的,如果它变得混浊而不透明,则表明有了白内障。最常见的白内障是发生在 50 岁以后,多为老年性白内障,其发生和发展是随年龄增长而增加。还有一种情形是,晶体随年龄增长,所含水分渐渐减少,其中央核心部渐趋硬化,加上晶体蛋白的代谢产物增加,致使晶状体看上去呈淡黄色,似乎不透明,这是老年人的生理现象,并不影响视力。但是,若不按诊断白内障的眼科检查程序做仔细检查,很易把晶体的生理性老化与早期老年性白内障相混淆。注意,这两者鉴别是很有必要的。每位患者都应检查视力,若视力正常(包括矫正视力能达到正常的标准),首先要考虑是晶体生理性老化。检查晶体是否混浊应通过裂隙灯显微镜检查晶体有无发生白内障的特征性改变,必要时还要放大瞳孔检查(检查前最好要测量眼压)。

根据病因,白内障一般分为外伤性、老年性、并发性、药物及中毒性白内障;根据发生年龄,分为先天性、青年性、成年性、老年性白内障;根据晶体混浊程度,分为未成熟期、膨胀期、成熟期、过熟期白内障;根据混浊部位,分为核性、皮质性、囊膜下型白内障;根据发展速度,可分为静止性、进行性白内障。

Q2 眼药水到底能治好白内障吗?

老年性白内障的病因还是众说纷纭,没有作为定论的充分根据。在理论上,维生素 C 和 E 对晶体上皮都有保护作用,还有多种国产和进口的"治疗"白内障的眼药水都有其理论基础。但这些年来的临床使用的实践表明,那些治疗白内障的药物并没有什么效果,有些广告则起着误导的作用,最后还是手术才能解决白内障的问题。因此,目前还谈不上药物控制白内障的发展,更不要说它能"治愈"白内障了。可以肯定地说,白内障通过手术完全可以重见光明,它并非不治之盲。所以,也不必到处去寻觅对白内障并无特效的"特效药"了。

(复旦大学附属中山医院 叶秋莹)

98　您适合做近视手术吗?

屈光手术也经历了近 30 年的发展与完善,其安全性、有效性都有了较大的提高,并经历了时间的考验,获得了普通大众的认可。虽然手术技术越来越先进,但是并不是所有的近视者均适合做近视手术!

那么,您是否适合做近视手术吗?在做手术之前需要进行自我评估和医院的专科检查两个步凑。那么下面就让我一一向您道来:

自我评估包括 3 个方面:

(1)年龄:一般应在 18 周岁以上,50 周岁以下(特殊情况,如择业要求、高度屈光参差、角膜疾病需要激光治疗者除外）。

（2）本人有摘镜需要（感生活中配镜不适或求职入学需要），对手术疗效有充分的认识了解，合理的期望值。

（3）近两年近视度数应比较稳定（即：每年近视度数增加不超过50度或两年内不超过100度）。

进行自我评估后感觉能够接受手术，那就可以到医院去进行专科检查。

选择一家比较专业的医院是最关键的，我个人觉得只要能够开展全飞秒手术（SMILE）和晶体植入手术（ICLv4c）的医院就是一家比较专业的近视矫正医院。

如果专科检查没有问题，那就可以安心选择手术。具体的检查结果分析我就不详述。

目前近视手术方式主要有4种，我来给大家简单介绍各种手术方式的近视矫正最佳适应范围，一般情况下600度以下散光也可以同时矫正，当然具体病例要具体分析。

（1）表层手术：包括PRK、LASEK、trsPRK等，适应范围是600度以下，最佳适应范围300度以下患者，缺点是恢复慢，术后有短期不适，优点是经济实惠、安全、效果好。

（2）有瓣手术：包括LASIK、半飞秒激光手术、全激光飞秒手术，适应范围是近视1200度以下，最佳适应范围100～800度，这类手术损伤比较大，目前选择此类手术的患者逐年下降。

（3）全飞秒激光手术即SMILE手术：目前最新的手术方式无瓣、恢复快。适应证是1000度以下，最佳适应证是800度以下。在不考虑经济因素的情况下此类手术是中高度患者的首选。

（4）晶体植入手术（ICLv4c）：适应证是100～2000度，甚至可以更高度数，最佳适应范围是800度以上或角膜有病变的近视患者；缺点是比较昂贵，有并发性白内障的可能，优点是不反弹、视觉质量好。

温馨提示：检查前及术前软性隐形眼镜宜停戴1周以上，硬镜停戴3周以上，角膜塑形镜停戴3个月以上。

（江西新视界眼科医院　黄旭）

99 佩戴隐形眼镜必须知道的事

环境对戴镜舒适度会产生影响,如低湿度、低气压及空气污染会令镜片更易脱水,从而造成戴镜不适。在高湿度的环境中,超过75%的软镜佩戴者干眼症状有所减轻;泪膜中的脂质层对空气中的湿度很敏感,脂质层的厚度会随着湿度的增加而增加;改善室内湿度已被证明对缓解干眼症状有效,故建议患者可在家庭和办公场地使用空气湿度加强设备;减少和避免长时间处于烟尘的环境中。在室外佩戴湿房镜,因镜片的遮挡减少眼表与风、空气中的灰尘接触,同时由于将蒸发的水分能重新回到眼表,也可降低干眼戴镜者的眼部干涩不适。

选择合适的镜片

(1)硅水凝胶镜片:一方面,与传统的水凝胶镜片相比,其镜片基质中存在很多微小的氧通道,使氧分子可以自由通过镜片;另一方面,硅水凝胶呈疏水性,可以避免高含水量带来的干涩问题。

(2)硬性角膜接触镜:由于硬镜不从泪膜中汲取水分,故适用于有干眼症状的戴镜者。但需注意一些戴镜者可能无法接受硬镜所带来的不适感。

正确地选择镜片护理液

由于软镜对防腐剂的吸附作用是导致戴镜佩戴者出现干眼的原因之一,因此,对于使用多功能护理液而有干眼症状的戴镜者,可考虑使用含有甲基纤维素的润眼液。对于硬硬佩戴者而言,可采取在戴镜前用不含防腐剂的生理盐水冲洗镜片的方法,降低防腐剂与眼表接触的量。

眨眼的重要性

完整的瞬目有助于维持泪膜的完整性与稳定性,同时清除附于眼表的异物。研究指出,接触镜佩戴者的瞬目频率有所下降,可能与角膜被镜片覆盖而致的角膜敏感度下降有关,也可能因为戴镜者在瞬目时,因镜片与眼睑接触产生不适,从而减少瞬目次数,在去除产生不适的原因后,应嘱戴镜者多瞬目。

人工泪液的使用

人工泪液等润眼液是治疗干眼的首选,但缺点为症状缓解的维持时间短。而某些含防腐剂的人工泪液,因软镜对防腐剂有吸附作用,可能会对角膜上皮产生影响而使干眼症状加重,故软镜佩戴者宜使用不含防腐剂的人工泪液。

需注意的是:

(1) 过度使用人工泪液会对泪膜的脂质层造成破坏,而使泪液蒸发速度加快,反而加重干眼。

(2) 泪液分泌不足的干眼患者,不适合佩戴接触镜。

(复旦大学附属中山医院　马晓萍)

100　偏爱这风景　就让美纯粹

"We are all in the gutter, but some of us are looking at the stars."

—— OscarWilde, Lady Windermere's Fan

一百年多前,王尔德写下他这句名言时候,或许星空也就是他目力能及的最美世界。

随着科技的进步,对 50 岁左右中年人的视觉问题,尤其是老视散光问题,晶体置换植入手术或许就是今后给人们的完美视觉的解决方法之一,可以让他们仍然有机会如年轻人一样看清生活的美好。

下文中就简单介绍目前最新的人工晶体:

(1) 多焦点人工晶体:虽然双焦点人工晶体已在单纯老年白内障患者治疗中使用多年,但是由于其颜射设计原理存在光能损失,中近距离视力尚不完美,无论医生或者患者都不甚满意。近两年来,随着光学设计的发展,出现了三焦点人工晶体,它可以减少双焦点光能损失的问题,同时获得较满意的远中近视力,为解决 50 岁左右人群的老视及其他屈光问题提供了晶体置换手术的可能。

(2) 三焦点人工晶体:目前常见的有 Lisa Tri、Micro — F FineVision 和 AcrySof PanOptix。它们的原理类似,但是设计的中

近附加视力有所不同,可能需要根据不同人的阅读习惯而选择。当然,以往的双焦点人工晶体也并非不能适用,AcrySof Restor 系列提供了＋2.50D,＋3.00D,＋4.00D 的不同近视力附加度数,医生可通过主视眼/非主视眼选择不同近视力附加度数的晶体混搭,从而提供满意的远中近视力矫正。

(3)区域折射型人工晶体:是采用折射原理设计的双焦点人工晶体,避免了衍射型人工晶体的某些光学缺点,在临床上也有一些意外惊喜,但是双焦点的设计可能也要通过混搭配合才能真正解决远中近视力需求。

(4)连续视程人工晶体:雅培公司近年在国内新推出了连续视程人工晶体 TECNIS © Symfony(新无级)人工晶体,称能够为患者在一定距离范围内提供高质量的视觉效果,其实应该说是焦深加强人工晶体,通过将会焦点拉长成线,在某一段范围内提供相对清晰的图像。但细究原理,有人认为这是通过牺牲成像的锐度而获得景深,还需要临床进一步观察。而在欧洲,也有一款同样增加焦深且为三焦点人工晶体 AcrivaUD Reviol 备受关注。

其实,目前并没有一款人工晶体能够提供如年轻时候的敏锐全程视力,也没有一款人工晶体能够适合全部人群。但是,近 20 年来,屈光晶体手术的发展给人们带来了一个可以假想充满期待的完美视觉,让在知天命之时重新领略四季变化,穿越拥挤人海,阅读浩瀚群书,看见世界在我之前。

注:上文所提及的人工晶体尚未全部获准在中国大陆地区上市,因此人工晶体选择需要听从专业医生建议。

(上海爱尔眼科医院　陈旭)

101　漂亮的双眼皮

人人都渴望自己有一双美丽动人的眼睛,双眼皮从视觉上增大了眼的轮廓,增添了眼的立体感,使眼睛显得较大,并使睫毛上翘,给人以生动、传神之感。而单眼皮眼皮较厚,睫毛下垂,显的眼睛较小、目光呆滞、缺乏生气。

双眼皮有以下几种常见类型：

（1）平行型：双眼皮跟上眼睑睑缘是基本平行的。重睑线的设计，外侧以不超过外眼角为度。适合眼睛比较大、眉弓比较高、眉毛距眼睛较远而上眼皮又比较薄的女性。

（2）开扇型：这也是最经典的双眼皮之一，类似"桃花眼"，深得年轻女孩的喜爱。其特点是内窄外宽，适合眉毛跟眼睛的距离适中、眼皮较薄、眼睛的横轴跟地平面呈一定角度的人该类型眼角微微往上抬，有神采飞扬的感觉，很神气。

（3）内宽外窄型：适合没有内眦赘皮、眉毛跟眼睛之间的距离比较近的人群，西方女性较为常见。

（4）不双与成双：三分之一到二分之一不双，只有外侧一部分成双。这种双眼皮显得很妩媚，很性感。

（5）欧式：基本上来说只适合欧洲人面部的骨骼结构，这也是其眼睑睑板的生理解剖结构所决定的。而且，他们的眉弓特别高，眉毛靠近眼睛，因而，双眼皮往往宽而夸张。但这并不太适合东方女孩。

重睑术的最佳人选：

（1）单睑者以眼皮薄、睑裂长、鼻梁高者手术效果最佳。

（2）双眼不对称者如一只眼为单睑，另一只眼为重睑。

（3）重睑线不美者如先天重睑线较窄者或因皮肤松弛而致重睑线不美或变窄者。

（4）上睑皮肤厚、眶隔脂肪较多者，该类患者给人以上睑臃肿感觉。因此，不论患者有无重睑、重睑线是否美观，均可通过手术再造重睑，以增强上睑美感。

（5）有些爱美者是隐匿型的双眼皮，就是在睁眼时双眼皮并不是那么的明显。

（6）有些比较特殊的眼型，比如"大小眼""三角眼""眯缝眼""八字眼"的爱美者，通过双眼皮手术的话就可以得到矫正，使眼睛更加的好看。

（7）身心健康者。

术前准备和注意事项：

（1）女性避开月经生理期。

（2）手术当天避免化妆，注意做好面部清洁。

（3）术后48小时冰敷，以避免术后出血，减轻肿胀。

（4）术后3周避免沾水，不宜化妆。

（5）注意保持面部清洁，注意周围环境的清洁。

（无锡市第二人民医院　孙松）

102　亲密接触的后果

孙悟空有了火眼金睛才能抓白骨精，他有没有戴隐形眼镜呢？干眼茶馆大胆猜测下，肯定有！！！

那么今天就来跟大家介绍几种常见的角膜接触镜引起的并发症。

角膜接触镜，即我们俗称的隐形眼镜，是一类戴在眼球角膜表面，用以矫正视力或保护眼睛的镜片。因其便携、美观、易于佩戴等特点得到广泛的应用。然而相较于框架眼镜，角膜接触镜因接触角膜，故而可能因使用方法不当等原因引起角膜、结膜方面的并发症，我们在使用过程中须极力避免此类病症的发生。那么，今天就来跟大家介绍几种常见的角膜接触镜引起的并发症。

（1）角膜接触镜本身引起的并发症。

原因：镜片的缺陷或镜片沉积物所致。

注意：一旦出现上述情况，应仔细检查角膜接触镜，必要时选择停戴，以免影响结膜及角膜等。

（2）结膜反应性充血。

原因：镜片未清洗干净，有护理液残留等。

症状：表现为充血、流泪、畏光、异物感等刺激症状。

采取措施：一般数小时至数天自动缓解，不需要特殊处理，必要时可以使用润眼液。

（3）巨乳头性结膜炎。

原因:最常由佩戴角膜接触镜引起;积聚的碎片诱发免疫应答,导致淋巴细胞增加、乳头形成、成纤维细胞增殖和胶原生成。

症状:瘙痒感、异物感;丝状分泌物形成;结膜充血、眼睑增厚;巨大乳头增生(通常可达 1~2mm)。

采取措施:停止戴镜;认真护理镜片、清洗镜片表面沉积物;若无改善,配合药物。

(4) 对角膜上皮的影响。

原因:接触镜佩戴过紧,导致泪液循环出现障碍、缺氧,从而导致角膜水肿、角膜上皮脱落。

(5) 细菌性角膜炎。

原因:细菌感染。

症状:发病急,显著的畏光,有眼痛、视力障碍、眼睑痉挛、流泪等刺激症状。如果是绿脓杆菌感染,则症状剧烈,发展迅速,可于24~48 小时内破坏整个角膜,有大量脓性分泌物,数日内即可失明,必须及时抢救治疗。

检查:眼睑水肿;结膜混合充血;角膜黄白色浸润灶;角膜水肿;前房积脓、前房纤维蛋白渗出。

采取措施:疑似细菌性角膜炎时,局部频点广谱抗生素滴眼液。一般滴眼液优于眼膏。氟喹诺酮类单药治疗:如加替沙星(Ⅳ 代)、左氧氟沙星(Ⅲ 代)。或强化局部抗生素联合治疗:如强化头孢唑啉(50mg/mL)和强化庆大霉素或妥布霉素(14mg/mL)滴眼液。

严重感染时,结膜下抗生素注射联合滴眼液治疗可能有益。

(6) 真菌性角膜炎。

原因:真菌感染。

症状:起病缓慢,刺激症状较轻,视力下降;角膜浸润灶呈灰白、致密,表面干燥无光泽,呈牙膏样或苔垢样外观,边界相对较清;溃疡周围有浅沟,可有卫星灶或伪足;前房积脓,呈灰白色,黏稠。

采取措施:抗真菌药(那他霉素、氟康唑、酮康挫、两性霉素 B等);免疫抑制剂;严重时角膜移植。

(7) 棘阿米巴角膜炎。

原因:常由长时间不卫生的佩戴角膜接触镜或角膜损伤处直接

种植引起。近期的研究中,80%～93%的棘阿米巴角膜炎由角膜接触镜引起。在佩戴水凝胶接触镜的人群中年发病率为0.33‰～1‰。

症状:通常单眼发病,起病一般比较缓慢;异物感、畏光、流泪和视力减退;严重的眼部疼痛,程度超过体征。

早期病变体征:上皮不规则;粗糙或反复上皮糜烂混浊;假树枝状或局部点状荧光素染色。

晚期病变体征:环形基质浸润,角膜溃疡,卫星灶,前房积脓,角膜穿孔。

治疗:抗阿米巴药物:二溴丙脒、六脒、丙脒;0.1%咪康唑滴眼液、0.02%洗必泰滴眼液。总疗程不应少于6个月。口服伊曲康唑100mg,每日二次,连用7～10天。

手术治疗:板层或穿透性角膜移植,术后局部给予抗阿米巴药物治疗半年以上,防止复发。

上述并发症中,镜片正确规范的佩戴、镜片卫生的保持均可大大降低并发症的发病率,因而我们在角膜接触镜的使用当中,应注意:

(1)遵从医嘱,按指导正确佩戴。

(2)勿使用自来水清洗镜片。

(3)按说明书或遵医嘱使用护理液,勿反复使用或长期浸泡于盐水中。

(4)保持镜盒卫生。

(5)对于佩戴不适的镜片应及时调整镜片类型。

(6)通过正确渠道验配,使用正规厂商生产的合格产品。

(7)如使用后产生眼部不适应及时就诊。

痛定思痛:角膜接触镜的使用为我们的生活带来了许多便利,我们在享受便利的同时也应严格遵守使用规范,不得疏忽,大多数并发症的起因均为不规范的佩戴和保存。

(复旦大学附属中山医院　杨懿静)

103　青光眼，你不知道的事

青光眼是世界第一位不可逆致盲眼病，表现为一系列特征性的视神经损伤而使患者视野缩窄，如任由病情进展，将最终导致失明。因此，早期发现、尽早干预是治疗青光眼的最佳途径。以下我们就简要谈一下临床上常用的青光眼相关检查，通过这些检查项目可以帮助我们早期诊断并监测青光眼病情进展。

1. 眼内压

眼内压简称"眼压"，就是眼球内部的压力大小。很多人认为：青光眼就是眼压升高，或者眼压高于正常就是青光眼。这样的观点并不完全正确，因为临床上存在着诸如"正常眼压性青光眼"、"高眼压症"等一些患者。前一类患者眼压正常，但出现了青光眼性的视神经损伤；后一类患者虽然眼压高于正常，但是视神经正常，不符合青光眼的诊断。但是不可否认，眼压升高是青光眼的最主要危险因素，大部分青光眼患者的眼压是高于正常的。另外，临床研究也证实降低眼压是目前唯一有效的青光眼治疗方法，即便对于眼压正常的"正常眼压性青光眼"患者也是这样。因此，眼压测量是青光眼诊疗中最为重要的检查项目。

目前国内临床上普遍使用的眼压测量方法主要有 3 种：非接触眼压计、Goldmann 压平式眼压计和 Schiotz 压陷式眼压计。非接触眼压计是目前国内临床上最常用的眼压检查设备。它使用一束高速气流吹到角膜表面，通过检测角膜形态的改变来间接估测眼压高低，因此很多人将它称为"喷气眼压"。非接触眼压计的优点在于方便、快速，由于没有器械接触眼球，也就没有感染的风险。但是正是因为其非接触的特性，很多因素，例如眨眼、睫毛遮挡等，都会影响其测量的准确性。Goldmann 压平式眼压计是临床眼压测量的"金标准"。这是一种接触性的检查方法，需要对眼睛表面麻醉并进行荧光素染色后进行测量。另外，检查者的熟练程度也对测量结果有很大影响。目前，国内仅在个别大的眼科中心开展。Schiotz 压陷式眼压计也是一种接触式检查方法。该设备测量原理对眼球容积改变较大，测量准确性也低于压平式眼压计。但由于其设备价格低廉,目前多在一些基层医院使用。

2. 视野

视野就是眼睛固视不动时看到的空间范围。青光眼对视功能的早期损伤主要表现为视野的缩窄,一般到疾病晚期影响中心视野时患者才出现视力下降。因此临床上经常见到一些晚期青光眼患者看视力表可以有 1.0 的视力,但因为视野非常窄小,极大影响日常生活质量。青光眼患者视野损伤的程度一般跟视神经损伤程度相对应,因此视野检查是青光眼视功能检查的最重要手段。一切青光眼治疗的最终目的也是为了尽可能延缓患者视野损伤的发展。临床上使用的视野计种类很多,有 Octopus、Humphrey、Goldmann 等等。对于眼压已经平稳控制的患者一般要求每半年或 1 年进行一次视野检查,以明确在现有治疗下患者的视野是否出现进一步损伤,并以此来决定是否需要改变治疗方法。对于眼压尚未良好控制的患者,检查的频率可能更高。需要注意的是,视野检查依赖于患者主观应答,因此在检查时一定要遵照技师的指示,这样才能得到一个可靠的视野检查结果。

3. 视神经定量检查

前面我们提到眼压并不是诊断青光眼的必备指标,那什么是诊断青光眼的必备指标呢? 那就是视神经损伤。视野虽然可以反映视神经损伤的程度,但由于正常人视神经有很大冗余度,因此一般视神经损伤 40% 左右才会出现视野缺损。想要在视野损伤之前发现青光眼,就需要使用一些视神经定量检查设备,这些设备主要有:光学相干断层扫描(OCT)、偏振激光扫描(GDx)和视网膜断层扫描(HRT)。这些设备主要检测视神经周围的视网膜神经纤维层厚度,是一种结构性检查。很多临床研究证实,使用这些设备可以在视野出现损伤之前发现青光眼。另外,与视野检查不同,这些检查不需要患者的主观应答,属于客观性检查,检查的可靠性和可重复性均较高。

以上我们简要谈到了临床最常使用的青光眼检查手段。当然还有很多其他检查方法,例如超声生物显微镜(UBM)、立体视盘照相等,由于篇幅所限就不一一展开。青光眼的治疗是一个长期甚至是终身的治疗,因此需要临床医生和患者相互配合,合理使用多种检查和治疗方法,以达到保护患者视功能的目的。

(复旦大学附属眼耳鼻喉科医院 陈君毅)

104　青光眼的药物治疗

青光眼是严重危害患者视力健康的一种眼病,眼压升高是青光眼发病过程中的主要危险因素,因此降低眼压在青光眼治疗中至关重要。近年来,青光眼药物治疗领域有了快速的发展,为青光眼患者的治疗提供了更多选择。

"安全目标眼压"是指将患者的眼压降低到视神经不再受损的水平。青光眼的药物降眼压可以是单独的治疗方案,也可以作为激光或手术治疗的补充。随着新的青光眼降眼压滴眼液在国内的应用和推广,全面了解其作用机制和药物特点很重要。针对不同类型、不同病期以及不同青光眼个体,制定合理用药方案,有效控制青光眼。

目前抗青光眼药物种类繁多,包括 β 受体阻滞剂、碳酸酐酶抑制剂、α 肾上腺素受体兴奋剂和前列腺素类药物。近年来,青光眼药物治疗领域出现两大趋势:一是前列腺素类药物作为开角型青光眼的一线治疗用药并逐渐被接受;二是青光眼复合制剂,2/3 的中国青光眼患者在确诊已到中晚期且眼压超过 30mmHg 时,单用一种药物治疗很难将眼压控制到理想状态,需要联合多种药物一起治疗,因此,复合制剂是一个很好的选择。

众里寻他千百度

前列腺素类药物具有其独特的降眼压效果,比其他传统抗青光眼药物的降眼压幅度大,通常可以达到 25%～33% 的降压幅度。这类药物的作用时间比较长,一次用药可以维持 24 小时以上,这是其他类型的降眼压药物无法比拟的。再者,前列腺素类药物的不良反应少,对全身基本无影响,而其他类型的青光眼降眼压药物或多或少都会有一些全身不良反应。

众多青光眼指南均推荐前列腺素类药物作为青光眼治疗的一线药物。迄今为止，已有 4 种前列腺素类药物在中国上市，依次为拉坦前列素、曲伏前列素、贝美前列素和他氟前列素。这 4 种药物的共同特点为一天一次一滴用药，使患者的依从性提高，能够大幅度持久地降眼压。然而，每一种药物在临床上使用都不可能对所有患者有效，有些患者对一种药物特别敏感，而有些患者则对另外一种药物特别敏感。一种前列腺素类药物长期使用出现耐药后，更换为另一种前列腺素类药物可能又有效了。在不良反应方面，有些患者滴用一种前列腺素类药物后结膜充血特别严重，换用另一种前列腺素类药物后结膜充血便有所减轻，或者药物使用一段时间后不能耐受，出现眼部不良反应，更换另一种前列腺素类药物后不良反应便消失了。

那人却在灯火阑珊处

由于他氟前列素刚刚在中国上市，尚未在全国得到广泛应用，只能根据前期的研究资料来推测其治疗的优选人群。他氟前列素前期研究显示，可有效降低原发性开角型青光眼和高眼压症患者的眼压，降压幅度达到 37.2%。其他前列腺素类药物转换成他氟前列素后，患者平均眼压可进一步下降 1mmHg。研究还发现，他氟前列素可有效降低正常眼压性青光眼患者的眼压。另外，他氟前列素的安全性耐受性良好，如果其他几种前列腺素类药物使用无效或不能耐受，他氟前列素可为青光眼治疗提供多一种治疗选择。

令人欣喜的发现

令人欣喜的是，研究发现，他氟前列素具有改善视盘血流的作用，但其血流改善是否对青光眼患者的视神经损害、视野损害有意义，是否优于其他前列腺素类药物，仍需临床多中心、大样本研究进一步证实，我们期待能够得到更多更有利的临床依据。希望在今后应用他氟前列素的过程中，不断总结经验，进而为青光眼患者提供更好的治疗。

小结：眼科临床医生接诊青光眼患者时，应根据患者的病情和随访制定个体化的治疗方案，使用合适的降眼压药，不同作用机制的药物联合使用，合理增加用药次数和药物浓度。关注患者的依以性、耐受性和持续性以及降眼压药物治疗的注意事项。根据病情的进展和患者的整体情况对药物作相应的调整，制定"安全目标眼压"值，尽最大限度保护青光眼患者的视功能。

（复旦大学附属眼耳鼻喉科医院　孙兴怀）

105　青光眼对眼表的损害

青光眼作为一种无法挽回的、导致失明的眼病，伴随患者一生。通常采用手术或长期规律性用药以防止病情进一步发展。但长期抗青光眼药物和手术治疗均可能在一定程度上损害眼表结构。患者经常会有这样的抱怨：眼干、眼红、眼胀，异物感、视疲劳。因此患者常擅自停用眼药水，或者误认为这些症状来自于眼压控制不良。事实上，这些症状是干眼的表现。

开角型青光眼首选眼药水治疗，而在眼药水里常用的防腐剂是苯扎氯胺，它对眼表有很大的破坏作用，导致干眼。闭角型青光眼或药物控制不良的开角型青光眼选择手术治疗时，手术中的机械性损伤、表麻药及抗代谢药物的使用，术后炎症反应不可避免地会损害眼表结构，影响泪膜的稳定性，加剧干眼。

当青光眼患者出现前文所述的不适症状时，给予以下建议。

（1）不适症状时请至眼科就诊，请勿擅自停用抗青光眼药水。在未明确是由于药物过敏等原因引起的眼表疾病前，请勿擅自停用抗青光眼药水。因为停药引起的眼压波动会加重青光眼的进一步发展，并且会干扰医生对眼压控制的判断。因此，当出现眼部不适症状时，请至正规医院眼科就诊。

（2）针对不同病情程度的干眼采用对症治疗。干眼的治疗原则是尽可能消除引起干眼的诱因，尽快重建完整的泪膜，重建眼表功能，缓解症状。干眼的主要治疗可以选择人工泪液（模拟人的泪液的功能），减少干眼引起的角膜上皮损伤，缓解不适症状。如果是单纯的干眼，可选用人工泪液恢复正常泪膜，提升生活质量；如若伴有角膜上皮损伤，需要加用修复角膜上皮的药物。

（3）合理选择抗青光眼药水,减少防腐剂使用量。预防抗青光眼药物对眼表损伤的原则是以最少的损伤获取最佳的降眼压疗效。能用一种药控制眼压者尽量不联合几种药;且应注意同一类型的药物不要联用。因为联合用药时防腐剂的毒不良反应加大,故可更换为复合制剂(即两种或以上的药物按一定的比例混合成一瓶)以减少患者的眼表损伤。另外,目前市售有含新型防腐剂的抗青光眼药物可供选择。

（4）保持心情愉快,避免焦虑等不良情绪。青光眼和干眼均为心身疾病。青光眼作为慢性疾病之一,患者多表现焦虑、抑郁性格。而焦虑心情也会使干眼的症状体征加重,降低生活质量。另外研究发现部分抗抑郁焦虑药物会使泪液分泌减少,导致干眼。因此,正确、乐观面对青光眼这一慢性疾病,保持心情愉快,避免焦虑等不良情绪,对于眼表症状的缓解有一定作用。

（复旦大学附属眼耳鼻喉科医院　文雯）

106　青光眼患者的自我保健

说到青光眼,先要讲讲眼压的概念。眼球内具有一定的压力,我们称为眼内压或眼压。正常的眼压对维持眼睛的视觉功能很重要,如保持眼球的外形,眼球屈光成像系统的光学特性,眼球内的血液循环等。通常认为,当眼压超过一定的限度,就会压迫视觉神经,造成视神经萎缩、视功能损害时医学上称为青光眼。青光眼的视功能损害主要表现为视野,也就是眼睛看到的空间范围的缩小或缺损。这种损害是不可逆转的,也就是说青光眼患者已萎缩的视神经目前医学上还无法使它再恢复功能。因此要及早发现,及时治疗青光眼。这就需要进一步了解青光眼的种类及其症状表现。当然,青光眼患者的自我保健也很重要。

（1）精神因素对青光眼的病情往往有较明确的影响,我们作过测定,发现青光眼患者具有明显的忧抑和焦虑情绪。因此注意心情舒畅,十分重要。情绪波动可影响到眼压的波动。

（2）天气因素的影响，闭角型青光眼发病多见于黄昏、傍晚时，阴沉天气以及寒冷季节。青光眼患者冬季的眼压一般比夏季的要偏高一些。青光眼患者或有青光眼家族史的易感人群应多加注意。

（3）注意劳逸结合，因为过度疲劳可以影响到自主神经系统，即交感－副交感神经稳定性，也容易诱发青光眼和眼压升高。

（4）生活有规律性，要戒除抽烟、酗酒，也不要暴饮暴食，这对稳定血管神经和内分泌系统有益，可以减少青光眼的发病机会和有利于青光眼的控制。

这里强调的是青光眼是一种终身疾病，一定要依从医生的嘱咐，定期随访检查。

（复旦大学附属眼耳鼻喉科医院　孙兴怀教授）

107　青光眼患者能不能戴太阳镜？

往往听到青光眼患者相互交流，说青光眼不能戴墨镜、太阳镜。至于为什么却说不明白。

这个问题应该说是有前提的。青光眼中的原发性闭角型青光眼，其发病机制主要是瞳孔阻滞，它的发生须具备二个因素：眼球解剖结构的异常以及促发机制的存在。原发性闭角型青光眼有眼球解剖结构的特征：前房较浅，房角较窄，晶状体较大。青光眼的发生往往有内在的或外在的促发因素，包括生理性的或病理性的。其中临床上最多见的内在因素是情绪波动：外在因素是暗室环境如傍晚、天气暗下来的时候，或电影院里，在这些环境中瞳孔会自然散大，可能加重瞳孔阻滞，导致狭窄的房角堵塞关闭，促使青光眼发病。

因此，如果你患的是原发性闭角型青光眼且没有手术，或者是具有这类青光眼的高危险因素，戴上墨镜等于是一个暗室实验，光线暗了，瞳孔会自然散大，可能加重房角关闭，引起眼压升高。而假如是闭角型青光眼，做了手术以后瞳孔阻滞已经解除，就不受这个限制。如果你患的不是闭角型青光眼，就更不受这个限制了。患者可能多数不太知道自己到底属于哪种类型的青光眼，所以建议青光眼患者要弄明白自己患的是哪类青光眼。

只要青光眼患者注意到这些，再加上规范的随访、治疗，相信你的青光眼病症会得到良好的控制。

（复旦大学附属眼耳鼻喉科医院　孙兴怀）

108　青光眼遗传吗？

关于青光眼的遗传性至今没有很明确的答案。临床上发现一些青光眼具有家族遗传性特征，有的却完全没有，更多的是青光眼患病具有家族聚集性。现代的科学研究正从基因水平研究青光眼的这些临床表现特征，发现了一些青光眼的易感基因，但是还不能明确就是致病基因。因为带有这些特殊基因的人并不是都发生了青光眼，而且多数是到一定年龄后才发病的。

但有一点可以肯定：具有相同基因的人群是某一疾病的易感者，尤其又处于相同的生活环境或有相近的情感性格特征，可能就是该疾病的易感人群。流行病学研究表明，小眼球、小角膜、远视眼或正视眼，年龄在 40 岁以上，是闭角型青光眼的易感人群；有近视、糖尿病、眼底出血、自身免疫疾病等人群，是开角型青光眼的易感人群。如有青光眼家族史的血缘亲属人群，其发生青光眼的概率要明显高于一般人群。

这些易感人群，也就是患青光眼的高危险人群，应定期（一般每年 1 次）进行眼科体检，以期及早发现。此外要说明的是，处于青光眼发病高危险的人们也不要因此而唯恐自己一定会患青光眼，只是发病的概率比一般人群要高而已。很多疾病的发生与环境、精神状况等还有密切的关系。

养成健康的生活方式

青光眼是一种典型的心身疾病。青光眼患者比正常人群更容易出现焦虑、急躁和抑郁的情绪，可能这也正是他们具有青光眼易感性的原因之一，而且一旦确诊，还容易造成"恐青"症，害怕失去视力而忧心忡忡。因此，在工作、生活中要保持乐观，保持心境平和。否则，情绪波动不仅容易诱发闭角型青光眼急性发作、眼压波动,还会使血压升高、血管痉挛,对视神经造成进一步损害。患者身边的家属、朋友、同事等也要给予适当体谅,与青光眼患者不要过于计较。

患上青光眼不要过分担心,要学会与之"和平共处",除了积极配合医生治疗以外,自我保健也是相当重要的。从某种程度上来说,青光眼也可算是一种与现代生活方式密切相关的眼病。过度疲劳、熬夜、生活不规律、紧张、压力大等都会影响自主神经的稳定性,容易诱发青光眼和眼压升高,所以,患者平时要注意劳逸结合,避免过度疲劳。持续用眼 1h,应休息 5~10min。此外,还要努力改变一些会对微血管造成损伤的不良生活方式。应戒烟限酒,日常饮食要清淡,将血压、血脂和血糖控制在比较理想的范围内,以免损伤眼部的微血管。经常参加集体活动,与他人多交流,不要把心事闷在心里,紧张、抑郁都会使自主神经功能紊乱,让眼压更不好控制。尝试通过琴、棋、书、画、音乐、戏曲、旅游等活动陶冶情操,稳定情绪,保持良好的心境。适当做些有氧运动,也有助于降低眼压。培养良好的生活和工作习惯,及时调整疲惫的身心,不仅对青光眼,而且对其他疾病的预防与控制也是非常有益的。

每到冬季,青光眼患者的眼压会比夏季偏高一些。闭角型青光眼发病也多见于寒冷季节。为避免疾病发作,青光眼患者或有青光眼家族史的易感人群在寒冷季节应注意保暖。

(复旦大学附属眼耳鼻喉科医院　孙兴怀)

109　青光眼自我保健的误区

不少青光眼患者认为,青光眼的关键问题是眼压升高,而眼压与房水密切相关,"房水"是"水",那么少喝水或不喝水就可以控制眼压,即使口渴,也努力使自己限制饮水。实际上,这种想法是错误的。

与眼压有关的房水并不是直接来源于血液里的水分,它是眼部特殊的组织结构选择性地主动分泌的、担负着眼内许多组织营养代谢的一种液体。口渴是机体的生理信号,表明体内缺水,应该及时补充。否则,可能造成机体的代谢障碍,带来不良的后果,尤其是老年人和某些疾病患者如高血黏度等,严重的脱水可以促使血栓形成,诱发脑血管意外或心肌梗死。部分青光眼患者的视神经损害与血液循环不良(高血黏度等)有关,适当饮水更是有利无弊的。因此,青光眼患者应该正常地生活,不需要限制饮水。

青光眼患者不需要忌口,保证合理饮食即可。由于青光眼的视神经损害可能与视神经的血液循环障碍有关,因此患者饮食宜清淡,要避免高脂肪、高糖食物,多食用富含维生素 A、B、C、E 等抗氧化食品(如蔬菜、水果、粗粮等)。需要提醒的是,青光眼患者在术后不需要"大补",一是因为手术较小,机体基本没有损耗;二是因为术后要建立有效的房水引流通道,滤过伤口不宜愈合过快,尤其是瘢痕体质者,饮食更要清淡,避免高蛋白质饮食。

在黑暗环境中,人的瞳孔会放大,容易诱发闭角型青光眼的发作。因此,闭角型青光眼患者应慎戴墨镜,也不要在暗环境里停留过长时间。开角型青光眼,或已经做了手术使瞳孔阻滞因素解除的闭角型青光眼,则不受这个限制。

重视早期隐匿症状

不少慢性青光眼患者由于早期症状十分隐匿,所以常被忽视。如出现眼睛胀痛或头痛和明显的视力减退,应及时就诊。此外,不少青光眼患者早期并没有视力的明显衰退,而是出现视野的缺损,所以,不妨进行一下简单的自我检查——遮住一只眼睛,用另一只眼睛观察周围的环境,然后交换,看看两眼的视野是否有缺损,以早期发现青光眼的端倪。

（复旦大学附属眼耳鼻喉科医院　孙兴怀）

110　青睫综合征:一种特殊的青光眼

随着手机、电脑等电子类产品的高频使用,与之相关的眼胀、眼痛等用眼疲劳也屡见不鲜。那么,眼睛胀痛、视物模糊就一定是视疲劳吗?有没有可能是青光眼呢?答案是肯定的。

一个春日的上午，一位 30 多岁的男青年满脸愁容地来到门诊，苦诉最近几日连续加班，出现轻微眼胀，以为是用眼过度、视疲劳，未予重视，今晨出现眼胀加重及视物模糊。经查，发现其右眼眼压高达 40mmHg（正常人眼压 21mmHg 以下），经裂隙灯检查后，发现角膜内皮大的角膜后壁沉着物（KP），确诊为：青光眼睫状体炎综合征，简称"青睫综合征"。这是一种特殊类型的青光眼，若不及时治疗，严重者会导致视力部分丧失。

青睫综合征的临床特征为：①中青年多发，既往发作史；②常为单眼发病；③轻度眼胀或无症状；④视物模糊；⑤眼前节轻度炎症或无炎症反应；⑥自限性。治疗措施为：局部激素及降眼压治疗。由于其自限性和隐匿性，部分患者可未经治疗，自动痊愈。但由于其会反复发作，导致间断性的眼压升高，对视神经造成压迫损伤，如不及时干预，最终将造成视力丧失。

青睫综合征不同于我们常见的眼胀、头痛等"剧烈型的青光眼"，属"温和型的青光眼"。当人体疲劳、压力过大、免疫力下降、受到病毒感染的时候，易诱发眼前节的免疫性炎症，引起眼压升高或视物模糊。由于眼压升高多不剧烈，30% 的患者仅有轻度眼胀或不适，所以日常生活中容易被忽视。在临床中，由于眼前节可有或可无明显可见的炎症，如 KP 等，容易漏诊或误诊为"葡萄膜炎继发型青光眼"或"开角型青光眼"，甚至给予手术治疗，酿成不良的后果。

（复旦大学附属中山医院　范毅超）

111　让爱眼成为一种习惯

非常有缘见到了复旦大学附属中山医院眼科马晓萍教授，听马晓萍教授说起"干眼茶馆"的故事，让我非常敬佩。和马教授聊起建立"干眼茶馆"的初衷：通过搭建一个有关干眼的学术交流平台，让每位医生在这个平台分享经历和经验，汇聚爱眼、护眼的经历和经验，使"干眼茶馆"这个聊经历、谈经验的平台，在这个领域的影响力不断增加，特别是对爱眼、护眼方向给予患者很多指导方向，力求成为干眼领域的"本草纲目"。

感谢复旦大学附属眼耳鼻喉科医院孙兴怀教授、上海市中山医院眼科马晓萍教授给我的这样一个机会,让我为干眼领域做出微薄的贡献。

大家都知道,眼睛是心灵的窗户,眼睛的重要性不言而喻,让我们把爱养成一种习惯。对于眼科疾病,我认为,除了药物治疗以外,我们更应提倡多注意生活细节,去改变生活习惯以调理眼睛。

(1)多补充维生素 A。干眼症患者宜多吃清淡、富含维生素 A、蛋白质的食物。如牛奶、鸡蛋、胡萝卜、韭菜、菠菜、西红柿、豆制品及干果仁类等。注意补充水分,多食新鲜蔬菜水果,这样有助于营养眼睛,改善视觉功能。平时应尽量少吃辛辣刺激性强的食物,如油炸、油煎的油腻食物。禁烟酒,少喝浓茶、咖啡。

(2)作息规律。养成良好的生活习惯及规律的作息时间,须保证充足的睡眠,不熬夜。积极参加体育锻炼及户外活动,如散步、慢跑、登山等,对缓解眼睛疲劳、防治干眼有很大益处。

(3)适当间隔用眼时间。长期操作电脑或近距离用眼的工作者,在电脑旁工作的时间不宜过长,最好每隔 60 分钟休息 10～15 分钟,远眺 5m 以外的景物或观赏绿色植物,以缓解眼疲劳。同时,为减轻干眼症状,操作电脑时,双眼与显示器的高度应平视或轻度向下注视荧光屏,距离 40～60cm 为宜。

(4)戴护目镜或是湿房镜。在冬季气候干冷或风沙大时,外出可戴护目镜或湿房镜,以保护眼睛,防止眼部水分蒸发过快,致眼部干涩不适,加重干眼症状。

(5)环境干预。室内舒适温度可调为 18～21℃,相对湿度为60%。当使用空调或暖气时,空气比较干燥,可在室内放置大叶绿色植物以增加空气的湿度,或使用加湿器,以保证空气的湿润。此外,还应定期开窗通风,保持空气新鲜,可降低对眼表的损害,维持眼表的水分。

(厦门大学兼上海健康医学院客座教授　裴元虎)

112 人生若只如初见——甲状腺相关眼病

他是一位人人都喜爱的影星,长着一双炯炯有神的大眼睛。他为这双目光炯炯的眼睛而骄傲。然而,就在他45岁时,他开始发现自己的眼睛变得越来越大了,同时也出现了一系列的异常情况:充血、怕光,时而干涩,时而又流泪不止。于是他去药房买了一些消炎的眼药水,治疗了一段时间,可不但没有好转,眼睛继续变大和突出,反而连视力也逐渐下降,看东西出现双影,夜晚睡眠时眼睛无法完全闭合,早上醒来干涩难忍。他开始变得焦躁不安,情绪不稳定,特别容易激动。

后来到医院进行详细眼部检查,医生诊断为"甲状腺相关性眼病",而且他已经出现暴露性角膜炎和压迫性视神经病变。通过进一步检查发现他患上了甲状腺功能亢进。医生建议他在控制甲状腺功能的同时,积极治疗眼部疾病。后来,通过糖皮质激素冲击治疗和眼部手术,他的眼睛终于恢复了原样,视力提高了,人也精神了。现在他又神采奕奕地出现在观众面前了。

Q1 什么是甲状腺相关性眼病。

甲状腺相关眼病是一种由自身免疫反应引起的慢性、多系统损害的疾病,临床上可表现为眼球突出、眼球运动异常、复视、视神经受累和眼睑挛缩,严重者可出现暴露性角膜炎甚至失明。患者的这些症状,不仅能造成视功能损害,影响患者的日常生活能力和心理感受,而且面部外观的改变同样影响患者心理,损害其社会行为能力,造成自卑、抑郁等,特别是对外观有特别要求的人群或职业影响更大。

Q2 甲状腺相关眼病对眼睛有哪些危害?

眼球突出是甲状腺相关眼病的一个典型症状。70%的患者最早出现的是眼睑退缩和眼球突出,这使他们看起来总是像在瞪眼。人的眼眶就像一个房间,眼眶壁就像房间的四面墙,房间里有眼球、肌肉、脂肪和最重要的视神经等。在人体免疫系统异常的情况下,肌肉和脂肪会发生变性,体积随之增大,逐渐压迫眼球和视神经,由于空间有限,房间变得拥挤,眼球为了改善"住房条件",只能"违章搭建"到屋外,于是就造成了眼球突出、眼睑退缩和眼球运动障碍等眼部异常表现。

甲状腺相关眼病能通过很多种方式对眼睛造成危害。由于眼球突出和眼睑退缩,眼睛更容易暴露在风、尘等环境中,变得非常干涩。进一步会导致结膜炎和暴露性角膜炎,出现眼部刺激和不适、流泪、怕光、视物模糊等。更严重的是,眼眶里面肿胀的肌肉会压迫和损伤视神经,导致视力下降,甚至失明。此外,眼睑水肿、泪腺肿大及眼眶软组织肿胀,会导致眼周脂肪组织向前凸出,出现上眼睑的脂肪膨隆和眼袋,这会使患者看起来超过实际年龄,影响外貌。这就是那位影星出现眼睑浮肿、看上去苍老颓废的原因。

Q3 得了甲状腺相关性眼病应该怎样治疗?

(1) 甲状腺相关眼病的治疗首先是积极调整甲状腺激素水平,全身药物治疗。将情绪维持在正常范围并减少波动,戒烟。

(2) 初期治疗主要目的是减少炎症以及保持眼部湿润。对于眼睑闭合不全患者,局部给予人工泪液及眼膏等角膜保护剂治疗暴露性角膜病变。另一种有效的方法是睡眠时床头稍抬起,这样可在睡眠时为眼窝中部分水肿建立引流通道,从而减少清晨水肿的程度。部分患者发现减少膳食中盐摄入量可以帮助控制眶周水肿的程度;还可以佩戴墨镜或湿房镜缓解畏光和眼干不适。

(3) 眼眶局部放射治疗。有时,在初始期炎症很严重,需要采用激素类药物或放射治疗来改善症状。

(4) 手术治疗:

① 眼睑退缩的手术治疗。影响外观、严重异物感考虑眼睑退缩手术。

② 限制性眼外肌病的手术治疗。

③ 眼眶减压术。眼球前突所致的暴露性角膜炎、角膜溃疡、压迫性视神经病变考虑眼眶减压手术。

(复旦大学附属中山医院厦门医院　姚鹏翔)

113 日本的清凉眼药水是"神水"吗?

在门诊中总是能碰到一些干眼患者在询问:什么样的眼药水可以长期使用?上次朋友从日本带来的眼药水好不好(好像还没有碰到过问其他国家的)?之前也有一些文章介绍过类似的眼药水,今天我们来看看在眼科医生眼中,这些漂洋过海的眼药水是否仍然神奇。

根据咨询患者提供的信息来看,大家都觉得此种眼药水可以有效并迅速地去红血丝、清凉、抗疲劳,这些效果和该眼药水的成分是分不开的。该眼药水中含有盐酸四氢唑啉,该成分属于α—肾上腺素能受体激动剂,具有收缩血管的作用,还有一些缩瞳剂、抗过敏剂如甲基硫酸新斯的明、马来酸氯苯那敏,以及一些不明作用的成分,用于干眼治标不治本,还容易掩盖病情真相,长期使用甚至可能会加重干眼,眼科医生并不推荐使用。

这种眼药水的风靡可能与一些不良的旅游强制消费现象也有一定关系,而这种眼药水并不便宜,一些在日本旅游的游客甚至一次性购买数十支回国,将其作为礼物赠送他人的也不少见。据购买者描述,这些带回来的眼药水并不是于日本的药店或者医院购买,而是可以在一般的店铺随意买到。爱惜身体的您会相信这样的药物吗?

今后去日本赏花品茶,就别带眼药水回来了。

(南京市泰康仙林鼓楼医院 马雅贞)

114 容易被误判的青光眼

急性青光眼是一种眼科急症,发作起来来势凶猛,如果得不到及时诊治,眼压急剧升高,最快在几小时内就可能失明。虽然青光眼是眼科疾病,但在疾病过程中往往伴随着其他系统的症状与体征,尤其是患者本身就伴有其他系统疾病时更容易误导误判。

1. 以头痛为表现症状,容易与神经科、心血管科疾病混淆

青光眼眼压升高常常刺激支配眼球的三叉神经末梢,出现眼痛和头痛症状。一些青光眼患者也往往伴有偏头痛,容易引导患者就诊于神经科,或以为是高血压性头痛而就诊于心血管科。

如果是急性闭角型青光眼,发作时由于眼压突然显著升高,致使患者出现明显的眼痛和患侧头痛,反应剧烈并伴恶心、呕吐,可误为急性脑血管意外。青光眼病痛可使部分患者同时伴有血压的升高,则更容易误判了。

患者和基层医生往往都重视高血压、急性脑血管意外引起的头痛和常见的偏头痛等,容易忽视其他原因如青光眼引起的头痛。加之急性青光眼引起的头痛、恶心、呕吐,以及眼睛瞳孔散大和对光反应消失与脑血管意外脑损伤等体征相似,应用高渗剂甘露醇静脉滴注可暂时降低眼压,缓解上述症状,更会诱使医生倾向性地做出神经科疾病诊断。

一些青光眼患者原本就伴有偏头痛、高血压等疾病,青光眼间歇性发作的眼胀、头痛症状易于导致患者和医生习惯性认为是偏头痛或高血压性头痛。

文献报道青光眼误诊病例中有 36%～80% 被误诊为神经内科和心血管科疾病,其中较多的是高血压脑病、神经性头痛、脑血管意外、偏头痛、心绞痛等。

2. 以恶心呕吐等为表现症状,容易与消化道疾病混淆

有些人青光眼急性发作时眼压升高以胃肠道症状为主,包括恶心、呕吐、腹痛等,去内科急诊而不是去眼科。如果还伴有发热、寒颤,则更容易被误诊为急性肠胃炎。

采用解除胃肠痉挛药东莨菪碱类药物治疗后,会引起瞳孔散大,反而加重青光眼病情,造成不可挽回的视力损害,临床上有过不少这样的惨痛教训。因此有上述腹痛、消化道等症状时,要注意询问和检查眼部。如果有明显的视力障碍和眼部充血,需要进一步眼科就诊明确是否为青光眼所致。

3. 以头痛、鼻部酸痛为表现症状,容易与耳鼻喉科及呼吸道疾病混淆

有些青光眼患者时常有间歇性头痛、鼻根部酸痛,尤以傍晚时明显,类似"上颌窦炎"的表现。出现这些症状,易被患者和一般医生误以为是鼻窦炎。

青光眼还常受到劳累、气候变化等因素的影响而诱发，发作时如有畏寒、发热、鼻塞、流涕等症状，就容易被误诊为感冒、上呼吸道感染。

有时使用的治疗感冒或鼻塞药中有收缩血管的药物成分，可能引起瞳孔的扩大，加重青光眼病情。直到视力严重损害时方才意识到眼睛出了问题。

因此，有上述这些非眼睛症状表现时，无论是患者还是医生都要注意视力是否下降，如有视物模糊应查查眼睛是否有问题。

（复旦大学附属眼耳鼻喉科医院　孙兴怀）

115　如果我能看得见——警惕白内障

如果我能看得见，就能轻易分辨白天黑夜，就能准确地在人群中牵住你的手。

如果我能看得见，就能驾车带你到处遨游，就能从背后给你一个惊喜拥抱。

很多老年人会发现，怎么自己看东西没有以前那么清晰了，颜色也不鲜艳了，总是模模糊糊的，像被什么东西遮住似的，那就要警惕：是不是"白内障"已经盯上了你。

白内障是一种中老年人常见的眼科疾病，发病率高，以视力减退、视物模糊为主要表现。因老化、遗传、局部营养障碍、免疫与代谢异常、外伤、辐射等导致晶状体蛋白质变性，影响光线进入眼内到达视网膜。

老年人，糖尿病、高度近视、青光眼患者，经常接触紫外线照射或各种辐射的人易得白内障。

白内障的主要症状：

（1）无痛性视力减退。

（2）视物模糊，眼前好似"雾霾"遮盖。

（3）看色彩不鲜明。

（4）固定性黑影。

认为必须等到白内障"成熟了"再手术是错误的观念,不仅影响生活质量,还会增加手术难度,影响术后效果,延误了手术治疗的最佳时机。白内障患者应及时进行手术治疗! 通过白内障手术植入透明人工晶状体后,更利于观察高血糖、高血压所并发的眼底病变。

如何预防白内障?

（1）避免紫外线。

（2）控制血糖。

（3）避免眼外伤。

（4）不吸烟。

（5）蔬菜水果摄入多元化,补充各种维生素。

（复旦大学附属中山医院眼科　陈秀萍）

116　如何擦眼泪

如果要问"你会擦眼泪吗?"你八成会嗤之以鼻,颇为不屑,认为这太小儿科了,谁人打小不哭闹,哪个婴儿不尿床,至于抹眼泪那是自然天成、顺理成章的,总不能风干吧。

但是如果要问你如何科学正确地擦眼泪,你九成会眼前一黑,什么都不知道了,老妈教过你吗? 老师教过你吗? 你就是哭晕在厕所里,也不会想到谁教过你这门技术。

不都是那么擦的嘛! 你可能想反驳,但语言多少显得有些苍白无力,其实,习惯归习惯,科学归科学,它们俩划不了等号。有时恰恰是这些习惯,束缚了我们的思想,干扰了我们的视线,让我们也习惯了、麻木了,无法去探究事物的本质和科学规律。

为什么要教大家科学正确的擦眼泪方法呢?

（1）**常见性**:擦眼泪是生活中再寻常不过的动作,人在江湖飘,谁人不挨刀,谁人不落泪。

（2）**广泛性**:日常生活中,85%以上的人擦眼泪方法都是不正确的,这是眼科门诊问询患者后的保守估计,也许其中包括你。

（3）严重性：错误的擦眼泪方法会导致各种常见的眼科问题，特别是中老年人，比如引起眼睑外翻、泪小点外翻、暴露性角结膜干燥炎症，加重流泪、干眼症的恶性循环，从而严重影响人们的生活质量。

如何科学正确地擦眼泪？

（1）要使用干净的偏软一点儿的手绢或纸巾。

（2）闭上眼睛，用手绢或纸巾在眼睛上轻轻地蘸一蘸，如蜻蜓点水般，沾水而不伤肤。

（3）亦可轻轻地向上并偏向鼻侧擦拭，但需防止划伤眼珠（角结膜），虽然这种概率比较低。

特别强调：切忌用力向下擦！这可能是大多数人，特别是中老年人最常见的招式，因为大多数老人感觉神经退化，手比较重，往往擦眼泪的时候力度过大。殊不知，这样擦眼泪不仅止不住眼泪，反而可能导致眼泪越擦越多，这是因为用力向下擦眼泪容易导致和加重下眼睑和下泪小点外翻，形成恶性循环。

其实，中老年人流泪的原因比较多，如果能够早期发现流泪的原因，也许很快就能治愈，因此建议患者及时到正规眼科检查以明确诊断，针对病因治疗，方为上上策。最后，无论做男人做女人，对自己下手都不要太重，尤其是在擦眼泪这件事上！

（湖北医药学院附属襄阳市第一人民医院　吴小军）

117　蠕形螨的真面目

蠕形螨性睑缘炎是大家经常会忽略的一个问题。近年来，随着对蠕形螨研究的深入，越来越多的资料表明，睑缘鳞屑的产生以及相关的眼部不适与眼部蠕形螨寄生有着密切的关系。临床工作中，我也发现睑板腺功能障碍的患者伴有较高蠕形螨感染率。因此，作为眼表医生，尤其是基层医生，应高度关注螨虫所导致的睑缘炎。

致病机制

蠕形螨可寄生在人体睫毛根部和睑板腺内，通过虫体的机械性刺激和其代谢产物的化学损害作用导致睑缘皮肤的炎性反应、免疫应答,在睫毛根部形成鳞屑,从而引起眼部不适。另外,蠕形螨进入毛囊时携带的病原细菌可导致睑缘感染。

临床表现

症状:主要为眼干、眼痒以及异物感。

体征

(1)睫毛的根部袖套状分泌物(蠕形螨以上皮细胞为食,导致毛囊扩张、增生而过度角质化后形成的角蛋白和脂质类的混合物);

(2)睑缘毛细血管扩张;

(3)睑缘炎症反应;

检测方法

(1)共焦显微镜;

(2)病理检查,如多发性霰粒肿的患者,病理检查多数能查出螨虫;

(3)裂隙灯下,随机拔取患者睫毛,置于载玻片上,滴加香柏油后于光学显微镜下寻找螨虫。

治疗手段:

(1)局部除螨治疗。目前主要有悦家系列的茶树精油眼贴,贴在睫毛根部,一段时间后可以杀死螨虫。遗憾的是,这类局部使用的产品现在较少,相信将来会有更多的产品出现。

(2)物理治疗。因为螨虫会导致睑板腺的炎症,因此睑板腺按摩挤压以及保持睑缘清洁仍然很重要。

(3)螨虫可携带病原菌,因此可酌情使用抗生素、激素甚至免疫抑制剂治疗。

(厦门大学医学院、厦门眼科中心 刘祖国)

118 沙滩上的鹅卵石——眼结石

在门诊我们往往会碰到一些流着眼泪、不能睁眼睛、被人扶着进诊室的患者。裂隙灯下检查发现结膜上长满了密密麻麻的白点,这就是眼结石。一些结石如雨后春笋般浮出来,笋尖样的结石在眼内来回摩擦，就会将患者的角膜刮伤。在这种情况下患者常常会非常痛苦。

眼结石就像沙滩上的鹅卵石一样，有多有少，有的深埋在沙滩下面，你光着脚踩在上面也毫无感觉，有的完全暴露在外面，那踩在脚下就会感觉不舒服了！

在临床上很多人都会惊奇：眼睛里也会有结石？是的，会有！而且还很多呢！当然年轻人相对发病会少些。但戴隐形眼镜的年轻女性和老年人，尤其患有沙眼或是慢性结膜炎的人，长眼结石的概率会高一些。这类患者眼睛里常常有摩擦感、异物感，时间长了还会导致角膜受伤。

为何会生眼结石？

"眼结石"就是眼睛结膜上长出的石头，医学上称为结膜结石，是结膜上皮凹陷或深部管状隐窝等处的脱落细胞和变性白细胞凝固而成，或有极少钙质沉着，跟常听说的胆结石、肾结石不太一样。

眼结石如果在结膜上几颗通常不那么可怕，但有时就完完全全像沙滩上布满的鹅卵石了。

眼睛里有这么多结石该咋办？

一般来说，深埋在结膜内的结石是没有症状的，也不会引起不适，可是这些结石会慢慢向结膜表面生长，等它突出表面了患者会有异物感，这时候就必须将其剔除，否则就可能会损伤角膜！当然了，如果你不幸长了结膜结石，完全不用害怕剔除时会引起的疼痛，因为剔除前会滴局麻药的！然后用个小针头挑出来即可。对于那密密麻麻的"鹅卵石"，一次基本是不可能剔除干净的，所以耐心点，慢慢来吧！

那结石挑出后还会再长吗？

有些患者取出结石后，还可能继续长新的结石，因为结石多数是由于炎症引起，在炎症没有治愈的时候，就算将结石剔除了，也只是治标不治本，而且经常剔除结石尽管没有致盲的危险，但会引起结膜局部瘢痕，所以最好能找到引起结石的根本原因，比如慢性结膜炎或是长期佩戴角膜接触镜。

（复旦大学附属中山医院　黄樱）

119 伤眼的眼药水

家住上海的小王在一个月前的一次熬夜后发现眼睛发红,于是自行滴用眼药水。然而最近小王发现虽然自己的眼红症状得到了缓解,却又出现了眼干眼痛的问题。于是小王前去医院就诊,医生检查后发现他得了干眼症并且存在角膜损伤。经过医生的进一步询问,原来由于小王希望眼红症状早日恢复,于是在未经医生指导的情况下频繁滴用各种眼药水。

滴眼液为什么点多了眼药水反而会伤到眼睛呢?

俗话说得好,是药三分毒。角结膜组织是滴眼液进入眼内的必经途径,从理论上讲滴眼液无法避免对眼表组织的不利影响。

滴眼液造成眼表损伤的机制如下:

(1)滴眼液中的有效成分对眼表直接的毒性作用;

(2)滴眼液中的防腐剂的毒不良反应;

(3)频繁滴眼破坏眼表微环境。

其实,这种局部点眼药水引起的眼表损伤在临床上并不少见。那么我们应如何避免呢?

对于患者,切勿自行滴用眼药水,应及时前往医院,并积极配合医生的治疗。

而对于医生,应重视滴眼剂的眼表毒性,防患于未然。尤其是对于已存在眼表损害或术后眼表微环境遭到破坏的患者,医生应避免长期叠加混用多种滴眼剂。当出现滴眼剂所致眼表损害后,医师首先应停用可能引起损害的药物,同时也可采取对症治疗,如使用不含防腐剂的人工泪液、生长因子滴眼液等促进角膜上皮修复。对于严重损伤的患者,可加用少量糖皮质激素抑制炎症反应。

经过停用原来的眼药水和使用不含防腐剂的人工泪液后,小王的眼睛逐渐好转,他也认识到:以后点眼药水可不能太任性了。

(第二军医大学附属长海医院 潘东艳)

120　湿房镜是怎么发挥作用的

眼泪水量的减少或其中的成分改变是引起干眼的主要原因,目前治疗这种类型干眼的手段主要包括滴眼液、泪小点栓塞、佩戴湿房镜。前面两种治疗方式被大部分干眼患者所熟悉,也可能是一直采用的治疗方式,然而,有时并不能缓解病情。这时,眼科医生会建议在日常生活中佩戴湿房镜。

湿房镜是一种功能性的眼镜。戴上后能在眼睛周围形成一个相对密闭的空间,从而减少眼睛表面的泪液蒸发,同时能散发水蒸气增加湿润度和温度,逐步达到治疗干眼的目的。

那么,湿房镜是怎么发挥作用的呢?

湿房镜的外观看起来其实和普通眼镜没有很大差别,只是多了一个密闭的眼杯圈内框及储水、蒸发孔装置,通过将吸水海绵置入储水、蒸发孔装置后戴上,能减缓睁眼后泪液从眼睛表面向空气中蒸发,水分被锁定在相对密闭的小空间里不断循环,加上自动加湿功能,使眼睛表面的空气湿度能够维持在 90% 左右。

湿房镜治疗干眼效果真的那么好吗?

在 1978 年,眼科医生 Savar DE 将他发明的框周封闭式眼罩用于一位 8 岁患干眼的小孩,连续 9 个月后,发现小孩的干眼症状不仅缓解,他的视力也大大提升。随后,眼科医生常建议干眼人群佩戴此类眼罩,并发现 80%～90% 的干眼人群在白天佩戴后眼睛干涩、酸痛、红血丝、看屏幕时疲劳感逐渐减轻。但由于美观的原因,此类眼罩并不能普及使用。中华眼科杂志 2013 年 1 月发表的干眼治疗原则中湿房镜被列为非药物治疗手段。

湿房镜仅仅适合干眼患者吗?

NO! 随着日常生活中电子产品的普及和周围环境的影响,我们的眼睛受到越来越多的直接伤害,湿房镜已经不仅仅只适合干眼人群。作为一副具有保湿作用的防护镜,它同样适合长期进行户外活动、从事电焊工作或长期处于干燥环境、粉尘环境的人群。有趣的是,眼科医生发现,对于上下眼睑无法闭合、长期有过敏性结膜炎或者角膜炎的人群,佩戴湿房镜后由于增加了眼周的湿度和泪河的高度,从而起到了冲刷眼表过敏源和抵抗外界微生物的作用,也有一定治疗效果!

　　另外专家们还发现佩戴湿房镜后泪膜稳定性及患者的舒适度明显增加,翼状胬肉的复发率也大大降低。

　　面对近视、远视、散光、老视的干眼人群,可以定制相应度数的湿房镜。此外在湿房镜中加入的高能防蓝光镜片,适合长时间盯电脑、看手机的人群。

湿房镜有什么缺点吗?

　　首先,它的费用比普通眼镜贵;其次,需要较长时间的佩戴,治疗效果才能逐步体现,因此需要坚持。

　　但是,至于是否有不良反应,则不用担心,湿房镜是通过物理疗法,不与眼睛直接接触,是一种安全的治疗干眼的手段。

(厦门眼科中心　刘祖国)

121　湿房镜——眼镜的家

　　正常情况下,人的眼表覆盖着一层透明的泪膜,厚度约 $5\mu m$,从外到内分别为脂质层、水液层和黏液层 3 层。由于泪膜脂质异常、眼表上皮细胞损害等原因而出现泪膜不稳定时,就会发展成干眼。

　　一些干燥环境条件(低湿度、高空气流速等)会加快眼表泪液蒸发,引起泪膜不稳定,并通过升高泪液渗透率,进一步激活眼表的炎症反应。

湿度、温度对眼表的影响

　　一般室内湿度在 40%～60% 时,眼睛是比较舒适的。许多研究发现干燥环境(低湿度,湿度在 30% 以下)会引起眼表干眼症状加重,泪膜破裂时间缩短,泪膜渗透压升高,眼表炎症因子表达上调等。还有研究报道眼周湿度每增加 10%,泪液蒸发速度下降 35.9%。

　　睑板腺的睑脂的熔点在 28～32℃,当低于此温度时睑脂就变得僵硬,不能溶解而排出到睑缘,硬的脂质导致睑板腺导管上皮萎缩等一系列睑板腺功能障碍,最终导致蒸发过强型干眼。

有学者研究使用一些加湿加热装置如蒸汽熏蒸、喷雾等来治疗干眼,有较好疗效,但日常使用不够方便。

湿房镜对温度、湿度的作用

有研究表明湿房镜可以增加干眼患者眼周湿度,补充眼表水分。

我们让蒸发过强型干眼患者佩戴湿房镜,并进行连续 90min 的干眼指标监测,结果显示患者的眼表舒适度视觉模拟评分(VAS)、泪河高度、泪膜破裂时间和脂质层厚度均有明显改善。

进一步的研究发现,当戴上湿房镜后患者的眼周温度可以上升 4～5℃,便可将阻塞的睑板腺的脂质溶解而排出。脂质明显增厚。脂质厚度的增加使泪膜脂质层之中蛋白质的构型发生改变从而降低了泪膜的表面张力,最终增加了泪膜的稳定性。

这款湿房镜目前已被列入干眼治疗的指南中。研究表明湿房镜是缓解干眼的有效方法,尤其适合经常接触干燥环境、低湿度环境的患者。

(上海交通大学医学院附属新华医院　沈光林)

122　什么是泪腺肿瘤?

年近 40 岁的王先生这两天有些焦虑,原来他无意间发现自己的右眼有些突出,而且可以摸到右眼眶外上方有个肿块,硬硬的、不能移动,而且几天的工夫就长大了些。不放心的他去医院检查,拍了眼眶的片子后,眼科医生告诉他这是得了泪腺肿瘤,需要尽快手术治疗!王先生非常费解,什么是泪腺肿瘤?自己为何会得这种怪病?

首先,让我们来了解一下什么是泪腺。

泪腺由细管状腺和导管组成,它就是分泌泪液的器官。泪腺位于眼眶外上方泪腺窝里,分为上下两个部分:上部为眶部,也叫上泪腺,较大,形态很像杏仁,大约 12mm×20mm;下部为睑部,也叫下泪腺,较小。泪腺有 10～12 条排泄管,泪液产生后就由这些排泄管排出。泪腺黏液性的实质中可见到腺管状组织,它是由两层上皮组织组成,内层上皮可分泌黏液物质,又可引起扁平上皮鳞状化生。外层细胞向黏液瘤样、纤维性或软骨样物质化生。从泪腺的腺泡或导管的上皮细胞发生腺瘤,又可引起间质的各种变化,呈现复杂的组织改变。

本文中所阐述的原发性泪腺肿瘤是眼眶肿瘤中发病率最高的肿瘤,约占眼眶肿瘤的 20%～25%。大体上可分为上皮型和淋巴型两大类型。按其性质又可分为良性和恶性两类。良性肿瘤通常生长缓慢,一般无痛,可在眶缘外上角泪腺窝部位触及肿块,但不与皮肤相粘连,随着肿瘤的长大,可发生上睑下垂,眼球突向鼻下方,眼球运动受限,形成复视,睑裂闭合不全,引起角膜损害或感染。肿瘤进一步长大,可使眼球变形,产生屈光不正,视网膜出血,脉络膜脱离,影响到视神经时,视盘水肿,视神经萎缩。压迫到眼神经时,眼部疼痛。如为恶性肿瘤,常伴有疼痛、头痛、耳前淋巴结肿胀、贫血、泪腺窝部骨质破坏等。

目前临床上较普遍的肿瘤类型有以下几种。

(1)泪腺多形性腺瘤,旧称泪腺混合瘤。多见于年轻成年人,平均发病年龄在 30～40 岁之间,男性略多,一般单侧受累,发病缓慢。眼球受压向内下方移位,由于肿瘤生长缓慢,患者可无复视。触诊眶外上方可触及肿物,质中,边界清,光滑,不能推动,多无触痛,少数患者可有压痛或自发痛。肿瘤过大可继发眼球运动障碍、视力减退和眼底改变等。

(2)泪腺腺样囊性癌。好发于 30～40 岁,女性较为多见,病程短,肿瘤生长较快,有明显疼痛及头痛,眶周和球结膜水肿,单侧性进行性眼球向前内下方突出,运动障碍,常有复视、上睑下垂和视力障碍。颞上方眶缘处可触摸到坚硬的肿块,常有压痛。可由泪腺多形性腺瘤转化而来。常为泪腺多形性腺瘤不全切除后复发,或泪腺区肿胀多年、近来短期内症状体征明显加重。肿瘤可向颅内或淋巴结转移。

(3)泪腺多形性腺癌。发生率仅次于泪腺腺样囊性癌,男性发病稍多,平均发病年龄为 52 岁。一般由多形性腺瘤恶变而来。患者多表现为单侧眶外上方固定肿块形状欠规则,边界不清,缓慢进行性的眼球突出和下移位,上睑肿胀或下垂,少有疼痛和病情突然加重。自发疼痛或压痛、肿瘤突然快速生长及骨侵蚀是提示肿瘤为恶性的重要信息。

(4)泪腺导管囊肿。主要发生于青年或中年人,多表现为单侧上睑无痛性肿胀,查体可见外上方穹窿结膜无痛性囊性肿块,表面呈蓝紫色,可透光,通常不伴压痛。肿物生长缓慢,如囊肿较小且无症状可观察。

泪腺肿瘤术前应做的检查包括以下几项。

(1)眼底检查。有时可见视盘水肿,静脉充盈及视网膜皱褶。

(2)眼部 A/B 超。多可显示为泪腺窝内占位性病变,通过标准化 A 超的显示入、出肿瘤波峰的高低、内回声、声衰减情况可初步判断肿瘤的良、恶性。

(3)CT 检查。一般可见泪腺部位局限性扩大,骨质吸收或全眼眶扩大,有无骨壁变薄或骨质破坏。

泪腺肿瘤复发率高,主要原因是术前局部活检、穿刺损伤包膜,或瘤体没有一次性完全切除,致肿瘤细胞种植或扩散。

因此,初次手术操作十分重要,最好的治疗方法是完整的一次性整体切除肿瘤,包括完整的假包膜,可有效避免复发和恶变。肿瘤周围的正常泪腺也应一并切除,这样可以减少因肿瘤穿破假包膜形成肿瘤细胞种植的危险。肿瘤的假包膜虽薄,但却是阻止肿瘤细胞蔓延至正常泪腺或眶软组织的有效屏障。由于肿瘤的假包膜常与周围骨膜融合在一起,故术中应将骨膜一并切除,可减少复发。

复发的肿瘤有些就诊早,范围小的可行扩大的局部切除,即将肿瘤周围的软组织甚至肌肉一并切除。复发性多形性腺瘤可以侵犯骨质,造成严重的骨破坏或骨增生,此时切除的范围应包括泪腺窝的骨壁。

随着术前诊断技术和手术技巧的提高,多形性腺瘤完整手术切除后几乎不再复发。术后上睑下垂的概率也较前有所下降。复发性多形性腺瘤、多形性腺癌术后补充放射治疗 40～60Gy 可减少再次复发。腺样囊性癌,术后传统的静脉化疗作用甚微。近年来开展的动脉介入化疗方法,术后病理证实肿瘤细胞发生了大面积坏死,该方法的有效性和安全性将得到进一步评价,也为我们提供了新的治疗手段。

(第二军医大学附属长征医院 魏锐利)

123 什么是散光?

常常有患儿家属一脸茫然地跑进诊室:医生,孩子有"闪"光,是不是没得治了?虽然解释了很多遍,但是总有人对散光这个奇怪的名词表示无法理解。

一般验完光后,验光师会给出一张处方,上面可能显示近视、远视或者散光。看到处方上的数字,家长开始一脸茫然,近视和远视比较好理解,但是散光是什么?不仅带着度数,还有一个轴向,度数越大说明散光越严重,那么轴向越大是不是也越严重啊?为什么有时候轴向是0°有时候是180°?是不是医生验光水平出了问题?

那么到底什么是散光?

如果把正常人的眼球比喻成一个足球,那么散光患者的眼球就是一个橄榄球。足球的表面在各个钟点上曲率都是一样的,而橄榄球则在某个钟点上曲率最大,在另外一个上曲率最小。最大和最小曲率之间相差的屈亮度数就是散光的度数,差得越大说明散光越大。光线进入眼睛后,眼球不同钟点曲率不同导致折射率不同,光线不能汇聚在同一点,导致看东西变"散"就形成了散光。

散光的轴向是什么?

我们平时听得到的最多的散光类型是顺规散光和逆规散光。顺规散光就是橄榄球横着放,逆规散光是橄榄球竖着放。横着放的橄榄球(顺规散光)轴向在180°方向,这个方向也可以用0°表示。因此0°和180°是一个概念,都表示这颗橄榄球横着躺。而178°和2°基本也是一个概念,散光都在180°或者0°附近,只是验光时出现的小小的误差。除此以外,橄榄球不会乖乖的只是横躺或者直立,也可能斜着站,所以导致了不同的人散光轴向都不一样。

怎么知道小孩子得了散光？

小朋友因为散光看不清楚东西常常会眯眼歪头或者会抱怨眼睛胀痛，揉眼睛。如果发现这些异常，家长应该带孩子到正规的医院验光来进行确认。

得了散光怎么办？

一般说来，散光都是天生的，不能像远视一样随着年龄长大而变小。得了散光如果影响视力，只能佩戴矫正散光的眼镜。如果想要彻底矫正散光，需要等到成年眼睛度数稳定以后通过激光来矫正。这种散光很多人都会存在，不必太担心，但是如果看不清，一定要戴好矫正眼镜，尤其是视力还在发育的小朋友更要注意，防止产生弱视。除此以外，出生后由于疾病或者外伤破坏了正常的"足球"形态也会导致散光的出现，这种散光一般不会像"橄榄球"那么规则，可能是一些奇怪的形状，一般的眼镜也无能为力，要求助于专业的医生给予配镜以外的治疗。

（复旦大学附属眼耳鼻喉科医院　邹蕾蕾）

124　什么是先天性青光眼？

提到青光眼，大家也许会很自然地想到：青光眼常见于中老年人，因疾病累及视神经造成视力下降和视野缺损。其实，孩子也可能患青光眼，而且他们不会表达自己的感觉，所以各位年轻的父母们更应该仔细观察，警惕这个光明的大敌——儿童青光眼。儿童青光眼中又以先天性青光眼最为常见。

到底什么是先天性青光眼呢？眼睛的前部充满了透明的液体——房水，房水源源不断地产生，又源源不断地排出，维持眼内恒定的压力。先天性青光眼就是先天性房水流出通道发育不良，房水流出受阻而造成的。房水不能顺利排出的眼球就像一只气球，气体只进不出，气球越胀越大。先天性青光眼的眼球被房水胀得越来越大，当眼球内的视神经无法承受升高的眼压时，视神经被压伤，如不及时治疗，最终将导致失明。

先天性青光眼还有一个别称"牛眼",这形象地描述了先天性青光眼孩子的特征——眼睛出奇的大,而且越来越大。同时,因为眼内压力的不断升高,刺激眼球,会使孩子表现出畏光、无缘无故经常流泪、眼睑疼挛等。另外,孩子的角膜会因为过度增大和拉伸,使层间破裂,在黑眼珠上可看到一丝丝的细纹。年轻的父母们,你们的孩子如有上述的症状一定不可掉以轻心。

先天性青光眼有三种类型:原发性婴幼儿型青光眼、青少年型青光眼、合并其他先天异常的青光眼。婴幼儿型青光眼最多见,它指发生在 3 岁之前的先天性青光眼,不伴其他部位的发育不良。而 3 岁以后至 18 岁的原发性青光眼则归青少年型青光眼。它们常常表现为视疲劳,在一段较短的时间内,近视度数急剧地加深,这是眼内压力过高,使眼轴增长加剧,导致近视度数加深的缘故。

而合并其他先天异常的青光眼是指除了房水流出通道发育不良外,还伴有眼的其他结构或全身的其他器官发育异常。属于这一类疾病的有:Sturge-Weber 综合征、Axenfeld-Rieger 综合征、无虹膜症、Peter 异常等。它们除了青光眼的表现外,还可以出现其他异常,如脸上有一大块红色的血管瘤、虹膜变薄、无虹膜、黑眼珠混浊发白等。这类疾病其遗传性更强,父母们若发现相关的症状应该及时带孩子到医院检查。

先天性青光眼如何确诊?

因为婴幼儿配合检查的能力有限,故其临床表现对于诊断是非常重要的,另外,有几项客观检查也是必需的:

(1)眼压的测定。临床上通常给患儿口服水合氯醛,等他们熟睡后,由家长抱在怀中,由医师手执 ICare 或 Tonopen 眼压仪测量即可。测出眼内压高于 21mmHg 则表明其眼压升高。

(2)视盘的观察。因为观察眼底视盘可以了解视神经受损情况,故对视盘的观察对于疾病的确诊和预后的判断有很重要的意义。正常婴幼儿的 C/D 值极少大于 0.3,若发现大于此值或双眼不对称差值超过 0.2 者,应怀疑有青光眼的可能。

(3)角膜检查。主要观察角膜是否混浊、有否 Habb's 纹,角膜直径是否增大。

（4）视野检查及视神经扫描。这是视觉功能的和客观视神经损伤程度的检查，但婴幼儿多不能配合，故无法实施，而对年龄较大的发育性青光眼的孩子是必须检查的。

对于儿童来说，由于眼压测量受到的干扰因素较多，所以角膜改变和眼底 C/D 比的增大对诊断的意义更大。

先天性青光眼一经确诊后应该如何治疗呢？应该及早进行手术治疗。手术治疗的原理就是把发育不良的房水引流通道重新疏通（常用的手术方式为外路小梁切开术），或者重新建立一条房水引流通道来满足引流房水的需要（常用的手术方式有小梁切除术、青光眼减压阀植入术、青光眼引流钉植入术等），从而达到降眼压的目的。因为小儿长期用药会对全身造成一系列的不良影响，所以药物的治疗仅限于术前的临时降压、术后眼压控制不满意或不宜手术的患儿等，不能长期依靠药物来控制眼压。

先天性青光眼的治疗效果主要取决于治疗的早晚。由于青光眼患者视神经一旦受损，其损伤是不可逆的，因此早期诊治非常重要。而且婴幼儿的组织恢复再生能力强，只要治疗及时，他们受损的视神经甚至可以有一定程度的恢复。

如果已经生了一个先天性青光眼的孩子，再生一个患病的机会有多少呢？如果是属于原发性婴幼儿型青光眼，据国外报道，第二胎的发病率与第一胎的性别有关，第一胎为男孩，第二胎发病机会为3%，若为女孩，则第二胎发病机会几乎为零。但如果是属于合并其他先天异常的青光眼，则第二胎的发病率将大大增加。

各位年轻的父母们，当孩子不懂得表达时，你们就是他们的保护神。细心地观察他们吧，若有什么蛛丝马迹立即找医生求助，让我们一起给孩子一双明亮的眼睛。

（上海交通大学医学院附属第九人民医院　郭文毅）

125　时光里一滴泪水

晶莹的眼泪扑簌簌落下，但她还是顺着我完成了检查，我很想再奖励她一颗维也纳的巧克力,可惜已经派完。她是一个 JIA 的四岁半患儿,角膜带状变性,治疗性光学角膜切削术(PTK)手术前我就许诺她。台上她的配合令我感动,一下台我就拥抱她。看着她变得明亮,心中欢喜如看着自己的孩子。

孩子是易泪的,亮晶晶的眼泪,有时因为疼痛,有时无关疼痛。病苦中的成年人即使熬得住身体的痛,也一样会有泪落时候,有时因为伤心,有时无关伤心。我在看病的时候,有时会因患者的眼泪而心软,需要自己尽量克制恻隐之心,冷静客观地诊疗。

我做近视手术,关心流泪,也在乎泪少,因为眼泪太少,或许有干眼之虞。一些人近视术前就有泪膜异常,比如台湾 APAO 会议之前,我们一项严肃的多中心调查发现,近视手术前患者三成以上有干眼,适当用人工泪滋润一段时间再手术更稳妥。

也有一些是术后出现干眼,因为近视手术与其他眼部手术一样,会"制造"一过性的干眼副反应。当然,对绝大多数患者而言,这类近视术后干眼通常很轻不易觉察,是自限性的,在随访中用人工泪液一定会改善。术式对干眼有一定影响,我这几年做全飞 SMILE 多一些,总体上感觉全飞后干眼少一些。美燕"全飞角膜知觉"论文最早刊在 JRS,也提示 SMILE 干眼恢复快。又如我做 ICLV4C,做 LASEK,做 LASIK,做快速交联 CXL,大多数患者并没有明显的干眼。但我仍常提醒适当使用人工泪液,因为在一些患者中,干眼会短暂影响视觉质量和体验。

一位外籍患者术后第一天非常满意,但一周后自觉视物雾朦提前来复查,发现泪膜不匀和少许角膜上皮点染。她先生因为工作繁忙又飞泰国和新加坡,没有陪她来,她落寞无神地坐在那里,对我说,她担心得想哭。

我告诉她是暂时干眼现象,当即给她点一滴眼药水,视力立刻提升三行。她从包里取出人工泪液,说没有觉得眼干,一滴也没用过。她答应回去按嘱用药,但五天后又不速而至,抱怨前晚失眠,晨起视力又朦,检测视力只有 0.8。我刚安慰她几句,她就开始哭泣。我让她马上再测视力,她觉得又变清晰,她的眼泪使得动态视力"提升"。

这位患者是由于合并精神压力和心理因素,单纯术后干眼通常没有那么明显的症状。近视手术需全程呵护，无论手术方式怎么选择，须细查是否有干眼，术前宜悉心滋润，在最好的眼表状态下手术，有助于改善疗效和术后满意度。对于干眼，我还鼓励适度身体锻炼，常常推荐跑步。

（复旦大学附属眼耳鼻喉科医院　周行涛）

126　视网膜中央静脉阻塞

眼睛是心灵的灯，眼睛若明亮，世界就光明；眼睛若昏暗，世界就暗淡。千万不要等到眼睛看不到才追悔莫及……

视网膜中央静脉阻塞是一种严重的眼部疾病，其发病率及致盲率都很高，因此其预防尤显重要。

引起本病的病因，老年人与青壮年有很大差异，前者绝大多数继发于视网膜动脉硬化，后者则多为静脉本身的炎症。视网膜动脉硬化常见于慢性进行性高血压病或动脉硬化；静脉炎症可由静脉周围炎、葡萄膜炎、白塞综合征、结节病、寇茨氏病、脓毒性栓子等引起，此外还有很多在临床上找不到明确原因者。

视网膜中央静脉阻塞有多种分类，但多数按阻塞部位分为主干、分支及半侧阻塞三种。其视功能损害依阻塞的程度及是否累及黄斑部而异，黄斑一旦受到波及，中心视力突然或于数日内显著下降，并出现视物变形。主干阻塞时整个视网膜水肿混浊，视盘边界不清。眼底可见大小不等的线状、火焰状出血，形似一个红墨水瓶摔碎在墙上。后极部常见到棉絮斑，黄斑呈放射状褶或囊样水肿。出血量多时可见视网膜前出血，甚至进入玻璃体，形成玻璃体积血，眼底看不见。分支静脉阻塞时（以颞上支最常见），上述各种改变仅限于该分支引流区。颞上或颞下支阻塞也可波及黄斑部。两个或两个以上分支阻塞称为半侧中央静脉阻塞。

视网膜出血、水肿的吸收，有赖于侧支循环的建立，侧支循环形成的早晚及是否有效，对视功能有直接影响，特别是黄斑受累时，如果在中心凹与静脉阻塞之间有一早期开放的侧支存在，预后就良好。

反之,如果侧支循环形成之前,视网膜已有不可逆性损害,则无济于视力的挽救。主干或半侧完全性阻塞时,部分病例可发生虹膜新生血管(虹膜红变),当新生血管扩展至前房角、堵塞房角时,则导致灾难性的新生血管性青光眼。

一旦发病,需尽快查明阻塞原因,尽量减少黄斑囊样水肿和新生血管生成及新生血管青光眼发生,特别是完全阻塞性的主干和半侧性阻塞。

(内蒙古赤峰市医院　于怀宇)

127　谁"偷"走了我眼里的水

一位着装 OL 风格的女士走进了眼科诊所,说她从事 IT 行业,一天至少有 14 个小时在盯着电脑看,剩下的时间基本都在盯着手机看。老板倒是很照顾员工的工作环境,为了保持体感温度舒适,春夏秋冬都开着空调,尤其到了夏天,冷气十足。而这么一位妙龄女士呢,有那么一点近视,又不喜欢戴框架眼镜,基本每天都在戴着透明软性角膜接触镜(隐形眼镜),有时候朋友聚会,还要换上更厚更美瞳的隐形眼镜,而且一戴就是 10 小时以上!"医生,我的眼睛总是感觉好干涩,到底是谁偷走了我眼里的水啊?!!"这类女士常常痛苦地询问。

你的身上是否也有这位女士的影子呢?那就让我们专业眼科人员抓出此案的"小偷"吧!

罪犯一:空调!

空调在送来冷气的同时,也会带走一部分室内及眼表的水分。同时,开空调时门窗紧闭,会使得室内空气变得干燥、悬浮颗粒增加,易诱发干眼症。

罪犯二:电脑、手机!

我们眼睛正常的瞬目,就是眨眼次数为每分钟 15～20 次,当我们集中注意力在看电脑跟手机时,便会不自觉地忘记眨眼,眨眼的次数减少就会减少眼内泪液分泌,同时眼球暴露在空气中时间过长会增加泪液的蒸发。另外，电脑荧光屏由小荧光点组成，眼睛必须不断地调整焦距，以保证视物清晰，时间过长，眼肌会过于疲劳。电脑荧光屏的电磁波、紫外线、刺眼的颜色和红外线等也会刺激眼睛。日本对1025例视频终端使用者进行调查发现，每天使用电脑平均5小时，确诊为干眼者占23%，怀疑为干眼者占42%。

罪犯三：隐形眼镜！

如果是结膜炎患者，佩戴隐形眼镜本身会加重自身病情。另外，蛋白质沉积于隐形眼镜内表面，如佩戴时间过长，刺激角膜，容易引起眼睛干涩等症状，甚至导致角膜发炎。还有一些爱美又偷懒的人，戴着隐形眼镜点眼药水，这非常不可取！因为眼药水含有药物成分，会在镜片上形成沉淀物，不仅对眼睛没有一点作用，还会损伤镜片。有些眼药水本身有颜色，也会附着在镜片上，影响隐形眼镜再次使用。

针对以上三类"罪犯"，我们如何应对？

首先，可在室内摆放空气湿度计，控制室内湿度不要低于40%。空调使用两个小时后关闭，多多开窗通风。开空调时应在正对着空调风口的地方放盆水，增加湿度。尽量不要坐在空调的出风口处。

其次，长时间关注电脑手机时，如果担心自己工作过于专注，没法实现1小时至少让眼睛休息5分钟，可请闹钟帮你忙！并且盯着电脑工作时，可以佩戴湿房镜。当然如果诊断为"干眼症"的话，建议长期佩戴湿房镜。

最后，针对隐形眼镜，虽然我会告诫他人每天佩戴不要超过8小时，与框架眼镜搭配着戴，但"8小时"的这个建议，有时候身为医生的我都做不到。所以我只能尽量选择含水量低的透明隐形眼镜，选择日抛或者双周抛的透明隐形眼镜，如果实在要选择美瞳的话，也会选择大品牌的，并且在佩戴后选择一天一支装的人工泪液滴眼，因为人工泪液中防腐剂含量低或没有。

看过此文的你，是否也有这三个"小偷"在身边？如果是的话，请一定要学会如何应对！

（复旦大学附属中山医院　叶秋莹）

128   谁偷走了我的油？

大家都知道,动物和人体的皮肤上有皮脂腺,也分泌有油脂,滋润着我们的皮肤。那我们的眼睛里有油吗？如果有,那我们眼睛里的油是哪里来的,是什么颜色,有什么作用呢？

睑板腺是人体最大的皮脂腺,埋藏于上下睑板之中,其开口位于睑缘,排出的油脂质分泌物形成泪液的表层,对眼表面的健康起着重要的作用。

睑板腺分泌的油脂有什么作用？

人体的眼睛表面有一层泪膜,涂布在眼睛的表面,保护着我们心灵的窗户,使得这个窗户干净明亮。睑板腺分泌的油脂构成泪膜的最外层,具有减少水分蒸发、增加泪膜稳定、维持眼表光滑的界面、睡眠时使睑缘密闭等重要作用。

睑板腺分泌的油脂有颜色吗？

正常睑板腺油脂为清亮,半透明。如果睑板腺不健康,那么油脂的性状则为颗粒状、奶黄样和牙膏状。

睑板腺不健康又称为睑板腺功能障碍,可能的原因有:

(1)睑板腺腺体萎缩,分泌油的功能丧失了,导致眼睛缺油;

(2)睑板腺产油过多,导致眼睛油泛滥;

(3)睑板腺产油功能正常,但排油的管道堵塞了,分泌不出;

(4)睑板腺没有萎缩,排油管道也是通畅的,但是由于睑板腺内产油细胞的功能异常,排出的油黏度太大,呈现牙膏状和其他不健康性状。

眼睛油脂不健康的临床表现有:眼红、眼部烧灼感、异物感、干燥感、刺激感、痒、视疲劳、视力波动、流泪等。

对于睑板腺的自我保健,应注意多进行户外活动,减少眼部疲劳,关注眼部清洁和热敷。

眼睑清洁可在洗脸或洗澡时同时进行。面部和眼睑打湿后,将洗面奶或沐浴露,也可以是婴儿香波少量(约 0.2 mL),置于双手的中指,双眼紧闭,由内侧向外侧按摩眼睑和眼睫毛根部,持续约 1～

2min,将睑缘油脂和鳞屑除去,然后用大量清水洗净眼睑,擦干。

　　眼部热敷通常在眼睑清洁后进行。将棉质敷布放于热水中,拧干,温度以不烫手为宜,折成可完全遮盖双眼的大小,置于眼部,患者闭目平卧。敷布变凉、温度低于体温后更换一到二次。市面上有售的一次性眼部热敷片也可以使用。

　　如果以上方法还无法缓解你眼部的不适,就要前往医院就诊了。明眸要善睐,需要油,也需要水,油水缺一不可,缺乏了油或水,都将导致干眼。

（福建医科大学附属第二医院　高莹莹）

129　睡得好才能看得明

　　现代生活节奏的加快让熬夜成为人们生活的一部分。笔者在熬夜之后会眼睛干涩、痒,有时甚至有异物感。身边很多朋友也会抱怨因各种原因造成失眠后,眼部出现了种种不适,有些人的不适感甚至延续到第二天,影响学习和工作。他们常常私下里向我求助,试图缓解痛苦。

　　睡眠不佳会引起干眼吗?

　　答案是肯定的。睡眠状况不佳甚至失眠会从多个角度引起干眼症的发生。另有研究证据表明,睡眠障碍正逐渐成为干眼发生的重要原因之一。

　　睡眠不佳是怎样导致干眼的?

　　如果是熬夜工作,那么用眼过度和休息不足当然是造成干眼的主因,这也是造成干眼最常见的原因之一。睡眠不佳甚至失眠是怎样引起干眼的呢? 首先,睡眠时间的减少会使身体处于相对脱水的状态,从而减少泪液分泌、造成眼部干涩。其次,睡眠减少会导致机体免疫力降低,眼部易出现炎症,原有的炎症会加重,从而影响眼部正常物质的分泌与生理调节,使泪膜的稳定性降低。再次,睡眠减少会引起内分泌系统的紊乱,从而间接导致眼部腺体的功能异常,进而影响泪液中脂质与蛋白的含量,使泪液易蒸发,造成眼部干涩。

怎样预防睡眠不足引起的干眼?

首先,我建议各位读者在条件允许的情况下保证充足的睡眠。如果因为工作原因不得不熬夜,那么请适时休息,或远眺,或转动眼睛,或做眼部按摩,积极补充水分、适时使用人工泪液或佩戴湿房镜等对眼睛进行护理。如果有读者出现睡眠障碍的问题,那么建议尽早就医,在医生的指导下改善睡眠质量。

最后,祝各位读者都能一夜好眠,摆脱眼部不适带来的困扰。

(复旦大学附属中山医院　左兆羊)

130　太阳的后"翳"

最近,韩剧《太阳的后裔》火爆荧屏,一个军人,一个医生,男女主角各自背负使命,谈着一段势均力敌的爱情。在这个春天里,一身军装的仲基欧巴撩动了无数少女的芳心!但是今天我们的欧巴却眼睛通红,一脸忧郁,只差 45 度角仰望天空了,到底发生了什么呢?

哎,最近我的眼睛最近总感觉有东西在里面,今天照镜子的时候发现眼白上长了一层肉膜,虽然不痛也不痒但它严重影响了我帅气的脸蛋。怎么办,乔妹是不是要嫌弃我了?

欧巴,对我来说,你的微笑才是最致命的杀伤武器,请相信我对你的感情,也相信我的医术,让我先为你诊断一下吧。

从你的症状上看来,这是眼翳。临床上也称为翼状胬肉,主要表现为睑裂区局部球结膜纤维血管组织呈三角形膜样增生、变性,并向角膜侵入生长。

我平时身体素质很好,常常锻炼,粉丝们都夸我脱衣有肉,穿衣显瘦,为什么眼睛却得了这个病。

翼状胬肉,它的发生和长期的紫外线照射、气候干燥和接触风尘有关。一般来说近热带和户外工作的人群发病率较高。而你服役所在的扎金索斯岛正处于温带靠近热带的地区,而你又一直在血战沙场,长了翼状胬肉也就不足为奇了。

那这块肉对我的眼睛会有什么影响啊,我会不会再也看不到你,见不到你的笑容？

当翼状胬肉较小时多无自觉症状，眼部仅有轻度不适，不会影响视力。但当胬肉伸展至角膜时可引起散光，部分遮盖瞳孔时会影响视力，严重的可发生不同程度的眼球运动障碍。别担心！相信我的医术，一定不会让你出事的，我会一直陪在你身边。现在我先给你做个检查看看有没有干眼吧。

正常人的眼珠表面都有一层眼泪水平铺在上面，当我们分泌的眼泪太少，或者我们分泌的泪液质量下降时，我们的角膜就会像缺少雨水滋润的干涸的大地一样出现缺损，从而造成眼部干涩、烧灼等不适症状，这是目前最为常见的眼表疾病。

为什么我得了翼状胬肉却要做干眼检查呢？

翼状胬肉患者的干眼发病率很高。干眼患者泪膜功能不稳定，无法维持正常的眼表结构和功能，导致角膜上皮缺损，而在紫外线等慢性因素刺激下，更易使变性的结膜增生甚至突破角膜缘，导致翼状胬肉的进展。另外，有人证实翼状胬肉的复发和干眼有直接关系。因此及时进行干眼的诊治不但有利于眼表功能的恢复，还能在一定程度上减少翼状胬肉的复发。所以，我们现在先赶紧做干眼检查吧。

（复旦大学附属中山医院　沈满意）

131　谈"黄"色变

老年黄斑变性不仅只是老年人才罹患，45～50岁起就可患病，其患病率随年龄的增长而提高，所以又称为年龄相关性黄斑变性。

近年研究表明美国老年黄斑变性致盲人数竟比白内障、青光眼和糖尿病性视网膜病变这三种常见病致盲人数的总和还要多，我国60～69岁发病率为6.04%～11.19%，70～80岁则达30%以上，随人口老龄化的加快呈逐年上升趋势。

老年黄斑变性已成为老年人致盲率最高的眼病。如果不能及时发现，将导致失明，而且不可恢复，因此，预防其发生尤显重要。

那么什么是老年黄斑变性，又该如何防治呢？

黄斑位于眼底视网膜中央，其中心区直径大约500微米的区域，是视力最敏锐的地方，主管人的视力、辨色力和精细分析功能，是人体最重要的视觉功能部分。因其富含叶黄素，略呈黄色，因此称之为黄斑。

老年黄斑变性的病因至今尚不清楚，无特效的治疗方法。重在预防和早期发现。预防方法又以减少有害射线尤其蓝光和紫外光进入眼内及改变不良的生活习惯为主。

有害射线（包括阳光、电脑和手机荧光屏）可以直接损伤视细胞；吸烟、肥胖、高血脂都是其危险因素。因此，应提倡均衡饮食，多吃富含叶绿素、玉米黄素、西红柿素、维生素 C 等抗氧化功能的蔬菜和水果，少吃肉类为好。

第一，定期全面体检是早期发现老年黄斑变性的最可靠方法。所谓全面体检是指不要只抽两管血就行了，而是一定要做包括查眼底等眼科检查。眼睛是唯一能够在直视下看到血管的器官，血管形态、黄斑都可以看得很清楚，因此要定期查眼底。

第二，睁一眼闭一眼的检查。有些人比较马虎，一眼视力已很不好，但却长期发现不了，直到体检或偶尔闭上一眼才发现另只一眼的毛病。所以经常交替把眼睛闭起来，看看两只眼的视觉是不是一样的，就能及时发现黄斑变性最常出现的视物模糊、变形、眼前暗影等症状，及时就医，这是最简便易行的办法。

第三，阿姆斯勒表法。这是一种白背景、黑方格或黑背景、白方格，每边各 20 个边长 3mm 小方格的表。检查时眼睛盯着中央的小点看直线有无弯曲，哪个方格发雾、发暗，如果有上述情况，就说明黄斑有病变，应尽快到医院去检查。

第四，仪器检查。现在有眼底镜、眼底照相、靛青绿脉络膜血管造影、光学相干视网膜断层扫描（OCT）等更精细的检查方法，均可以早期发现疾病，但需在医院进行。

老年黄斑变性分为萎缩性（干性）和渗出性（湿性）两型；干性发病缓慢，可在较长时间内保持正常或接近正常视力，仅在眼底检查时可见色素沉着、玻璃膜疣，有时自觉眼前暗影、视物模糊、变形等症状。湿性除部分由干性转化而来者外，大部分发病较急，可在几个月内即失明。眼底有新生血管、出血、瘢痕。

老年黄斑变性目前尚无特效疗法。干性以抗氧化(抗衰老)、改善微循环为主,从而延缓病情发展。常需服用叶黄素、视黄素、B族维生素及维生素 C、E、A,以及活血化瘀、渗湿利水类中药。湿性者,一旦发现,即应实行光动力学治疗(PDT),近年来又有玻璃体内注射雷珠单抗疗法问世,对于早期新生血管的治疗效果不错。

戴变色镜、太阳镜、蓝光阻断眼镜可以减少有害射线进入眼内,从而预防和延缓老年黄斑变性的发生、发展,值得倡导。

（内蒙古赤峰市医院　于怀宇）

132　糖尿病眼病迷思

糖尿病是视力健康的隐形杀手。门诊常发现,民众对于糖尿病与眼睛疾病仍存有错误认识。例如:糖尿病会影响眼睛,就是指眼睛得糖尿病? 糖尿病患应该快速减重,能降低失明风险?

糖尿病是一种慢性血管病变。因眼睛血管密度高,最需血液提供养分,糖尿病患的血糖若控制不好,容易造成眼病变甚至失明。

糖尿病患血糖控制好　护眼务必先戒烟

糖尿病患务必戒烟,另外,天寒适时添加衣物保暖,避免熬夜、生活不规律,以保护心血管和眼睛血管,并且要控制血脂和血压。平常也可摄取鱼油、叶黄素保健品,或是多吃黄绿色蔬菜水果、鱼类等帮助护眼的食物。

一般建议,30 岁以下的年轻糖尿病患,应在诊断出糖尿病的 5 年内,接受第 1 次眼科检查,之后每年 1 次;30 岁以上一经诊断为糖尿病,应马上接受眼科检查,之后每年 1 次;至于怀孕的糖尿病妇女,怀孕头 3 个月宜接受眼科检查,之后每 3 个月 1 次。

糖尿病患罹眼疾的风险较一般人高,例如糖尿病患者得白内障的概率比正常人高 2～4 倍,若罹患糖尿病的年龄小于 40 岁,概率高达 20 倍。此外,糖尿病患者也比较容易得到青光眼、视网膜病变、黄斑部水肿等眼疾。

下面是民众对于糖尿病眼病常见的四大迷思。

迷思 1：糖尿病是全身性疾病，虽然眼睛会受影响，但是影响并不大。

错。糖尿病是一种血管病变，这种慢性病久了对身体的大血管和小血管都有影响。一般血管密度最高、最需要血液提供养分的地方是眼睛，尤其是眼睛的视网膜。因此，糖尿病容易导致俗称的眼底病变，造成视力受损，连带生活质量就会变差。

迷思 2：验光时视力良好，代表这个人眼睛很健康。

错。视力只能成为评估眼部健康与否的一项指标。事实上，有很多病患可能已经有很严重的眼睛病变，例如白内障或青光眼早期有不错的视力，而糖尿病眼底病变，可能已有眼底出血，但却因有极佳之视力，使得病患浑然不知，错失早期治疗的时机。

迷思 3：糖尿病会影响眼睛，就是指"眼睛得糖尿病"。

错。糖尿病影响眼睛，不是指只有眼睛血糖升高、眼睛有糖尿病，而是说身体血糖升高，连带眼睛遭受池鱼之殃，没有所谓"眼睛糖尿病"的一种眼睛疾病，而是眼睛受糖尿病影响，造成眼睛各部分构造功能都变坏的状况。事实上，从眼睛的最前面到眼睛的最底部，都会受到糖尿病的影响。

迷思 4：糖尿病患应该快速减重，能降低失明风险。

错。若一旦出现糖尿病眼底病变，又遇到血糖飙高时，调降血糖的速度不可太快。因为眼底是人体血流最快速的地方，对氧气的需求极其敏感，若血糖快速降低，将容易造成眼底缺氧，使已有眼底病变的患者病情恶化，这与高血压的患者急速降血压时，病患会出现头晕、眼睛黑蒙的道理相同。

医师提醒：预防糖尿病眼睛病变，建议监测并记录饭前、饭后血糖值，最忌讳血糖忽高忽低。每 3 个月回诊验糖化血红蛋白值，最好控制在 7% 以下，若超过 8%，应与医师讨论改善方法。而早期诊治非常重要，一旦发现视力不佳、视力减退等，应赶紧检查。

（中国台湾新竹国泰综合医院　陈莹山）

133　甜蜜的烦恼——糖尿病视网膜病变

Q1 什么是糖尿病视网膜病变?

糖尿病有各种并发症,糖尿病视网膜病变是由糖尿病引起的常见的眼部并发症。

Q2 糖尿病视网膜病变有什么危害?

糖尿病视网膜病变是一种致盲性疾病,它所导致的"盲"常常是不可逆的。根据发达国家的统计,从 20 几岁到 60 几岁的人当中,糖尿病视网膜病变是最主要的致盲原因。如果能减少糖尿病视网膜病变所致之盲,很多人可以过上更好的生活。

Q3 糖尿病视网膜病变有什么表现,会危害到视力吗?

糖尿病视网膜病变可以引起眼底出血、水肿以及其他各种血管改变,严重的话眼睛里面由于血管增生,可以引起眼内大量出血、视网膜脱离,甚至是新生血管性青光眼。但当疾病没有累及眼底中心区域(即黄斑)时,患者往往没有明显的视力症状。一旦出现视力明显下降,疾病常已进展到比较后期。

Q4 有了糖尿病视网膜病变怎么办?

有了糖尿病之后,无论是否有视网膜病变,都应按医嘱控制血糖、血压及血脂等。维持健康的生活方式,比如戒烟等。这些都可以预防或减缓视网膜病变的发生发展。同时还要定期眼科检查。如果疾病到了一定程度,医生会根据情况建议进行视网膜激光治疗、玻璃体切割术,或者眼睛里面注射一些对抗视网膜水肿和增生的药物。

Q5 有了糖尿病之后什么时候需要看眼科?

对于 1 型糖尿病,如果发病时间明确的,一般可以在发病 3～5 年后进行眼科检查。对于 2 型糖尿病,一旦确诊就要进行眼科检查。如果进入青春期、备孕或者怀孕,也要加强眼科检查随访。无论哪种情况,随后都要根据眼底情况定期进行眼科检查。

(复旦大学附属中山医院　袁源智)

134　王阿姨眼痒的故事

53岁的王阿姨眼睛老是痒，已经好几年了，睫毛经常掉在眼睛里，点了好几种眼药水也不见好转，走了几家医院都说她患的是过敏性结膜炎。让王阿姨觉得疑惑的是，她并没有过敏体质，既没有过敏性鼻炎，也没有全身皮肤和其他地方的过敏，为何会单独出现眼部的过敏。后来在朋友的介绍下，王阿姨前来就诊，经过检查，发现阿姨睫毛的根部有少量鳞屑，拔了几根睫毛进行检查，发现了十几条蠕形螨！

什么是蠕形螨

蠕形螨一种小型寄生螨类，属于节肢动物门、蛛形纲、真螨目、蠕形螨科。自然界存在种类和数量众多的蠕形螨，但只有毛囊蠕形螨和皮脂蠕形螨这两种类型寄居于人体，它们在眼部，寄居于睫毛毛囊和睑板腺。

蠕形螨和眼睛的关系

少量的蠕形螨寄居在眼部，可能不会引起不适症状，但在一些特殊体质的人群，或是寄居数量较多，则可引起蠕形螨性睑缘炎，表现为眼痒、睫毛容易脱落，并发细菌感染时，有水样或黏液脓性分泌物，常可发生倒睫、睑缘溃烂现象。蠕形螨睑缘炎特有的症状，就是患者诉在没有风沙的时候，常出现不明原因的眼部突发针刺感，伴随一阵的泪水，针刺感消失，这是因为蠕形螨迷走到眼表面，体长达0.4mm的蠕形螨，刺激角膜引起异物感和不适，随着反射性的泪水，蠕形螨被冲走，症状缓解。

怎样预防蠕形螨感染

蠕形螨主要是通过接触传染，但是到目前为止，还没有很有效的预防蠕形螨感染的办法。有以下几点建议：①勤洗手，不用手揉眼睛；②注意个人卫生，勤换床上用品；③每天洗脸时，注意进行眼睑和睫毛根部的清洗。如果出现不明原因的、反复发作的眼红、眼痒症状，那就要及时到眼科就诊了。

发现眼部蠕形螨感染怎么办

不必要谈"螨"色变，实际上，蠕形螨在很多正常人身上都有寄居，特别是老年人，它们有时可以和我们和谐共处，不引起不舒服。一些症状轻微的患者，只要注意眼睑和睫毛根部的清洗就行了，不需要特殊用药，症状就能缓解。如果有比较明显的眼痒，或者出现顽固的眼表面疾病，那就要进行抗螨处理了。

眼部蠕形螨感染的治疗方法

对于身体的蠕形螨感染，可以使用除螨香皂、肤螨灵乳膏和其他自制的中药乳膏等。但由于眼睛的特殊性，刺激性的物质进入眼表面会引起损伤，加重眼部的不舒服，很多针对身体的治疗方法都不适合用于眼睛。目前较为认可的治疗方法是茶树油眼膏进行睑缘擦拭，被证明能有效缓解蠕形螨相关鳞屑性睑缘炎的临床症状，降低眼部蠕形螨寄生数量。

（福建医科大学附属第二医院　高莹莹）

135　网络时代的眼病

20岁青年小王，原先有300度近视，近半年感到视物有些不如以前清晰，视力时好时差，首先想到的是可能用眼多近视加深了，就去商店验光配眼镜。但验光发现近视只是加深了50度，佩戴新眼镜过不了多久又看不清了，还以为是眼镜没配好，去了几家眼镜店也都是这个度数。他很是苦恼，来到我们医院就诊，结果发现是严重的干眼症。追问小王，他除了视力影响外，还有眼红、酸涩、视物疲劳等症状。他是IT行业的，周末和下班后又是宅男，玩手机常常过了午夜。医生针对他的病情开出相关治疗眼药水，还给出了用眼卫生的建议。

人们感受现代生活的多姿多彩，都离不开视觉功能，所有美好的、艺术的、新奇的事物都会来抢"眼球"！同时，视觉又是一个精密而复杂的光学折射成像和神经传导、认知系统，任何环节出现问题都会导致视力低下、视物不清。视觉功能受损，不仅直接影响对外界事物的感官和信息传递，而且对其工作选择、生活质量、社会交往及人际关系都有着深刻的影响。

各种电子产品包括手机、平板电脑、计算机等几乎已成为现代人生活不可或缺的一部分。公交站旁、地铁车厢内、饭桌上、被窝里……随时随处都可以见到一个个手机在刷屏！还有不少人因为工作的关系，如 IT 行业、财务统计人员、文书秘书等，整天面对电脑，注视电脑屏幕，长期工作下来，容易眼睛疲劳。眼睛疲劳虽然是一种主观的感受，但久而久之就形成了一种特殊的病症——视屏终端综合征。

这种病有眼睛干涩、灼热，或是异物感，视力不稳定或是暂时模糊，可能还会觉得眼皮沉重，眼球胀痛甚至头痛，影响整个身体健康。临床调查显示操作多媒体屏罹患眼睛疲劳的发生率约占 70%，眼睛疲劳的程度与工作时间的长短有密切关系。

长期眼睛疲劳就像身体疲劳一样会使之处于亚健康状态，不仅视觉受影响，还会导致全身反应，比如头昏脑胀、食欲不振、睡眠障碍、血压升高、心情沮丧、急躁焦虑……更有甚者还会引发严重的眼病！

（复旦大学附属眼耳鼻喉医院　孙兴怀）

136　微整形的危险

最近一段时间，笔者连续在医院急诊遇到了 5 例这样的患者：她们年轻，爱美，打扮时髦，但令人惋惜的是，当这些患者来到医院治疗时，她们面部淤血、头晕头痛，一只眼睛只有光感甚至失明。她们中的大部分伴有脑梗塞或脑出血，有的已变成植物人躺在医院的 ICU 病房里。所处境况让自己绝望，令家人悲伤。

经过深入了解，笔者逐渐发现了她们的共同经历：曾经在美容院或小诊所为了去除皱纹、隆鼻、下颏等美容目的注射透明质酸。她们有些是为了小便宜，有些是被广告吸引过去而没有选择正规医院，然而这样的一念之差便造成了难以承受的后果。

透明质酸的别名即为大众熟知的玻尿酸，存在于动物的结缔组织中，最初由美国科学家从牛眼中提取，可谓人畜无害，甚至被用于制药。诚然,注射玻尿酸后确实判若两人,明星都在注射,而且会注射上瘾。那么看似来自天然,透明无害的透明质酸如果注射不当怎会造成这样严重的后果? 且听我道来。

以常见的隆鼻来举例。为了达到隆鼻的效果,需要在鼻根部位将透明质酸注射至皮下,因鼻根部有内眦动、静脉分布,注射前应回抽观察有无回血,以防止针头进入血管。若注射者不熟悉面部解剖,再加上玻尿酸非常黏稠,注射时需用力去推,进入了上述鼻根部血管,那么透明质酸就去了它不该去的地方:颅内。进入血管中的透明质酸因该部位没有静脉瓣的阻拦,变成了脱缰的野马,在后方注射器压力的推动下,大小透明质酸颗粒沿血管迅速逆行进入颅内,于颅内四处播散。当透明质酸颗粒因为前方通道太窄而停下时,糟糕的事情就发生了:堵塞到眼动脉,最后导致视网膜中央动脉栓塞。轻则视力降至光感,重则完全失明。堵塞到颅内动脉,随堵塞部位不同,症状也不同,头晕、头痛、半身不遂、言语障碍、智力障碍……后果不堪设想。

怎样避免出现这样令人痛心的事情呢? 如果有整形需要,那么请选择正规医院,这样有一定的安全保障。不可贪图便宜,否则后悔一生。另外,如有人在发生了悲剧的情况下看到了这篇文章,请你们迅速就医,遵从医生指导治疗,万不可以为能够自行恢复。

望此文能帮助更多的人免于痛苦。

(复旦大学附属中山医院　左兆羊)

137　为何让我流眼泪

今天诊室来了一位年轻的女孩,青春洋溢,活力四射。她嬉笑着走进诊室,让紧张的工作气氛都为之一松。小姑娘刚刚大学毕业就找到了心仪的工作,笑容灿烂,无忧无虑。可是呢,女孩眉头一皱,说道:"好奇怪,我中午平躺在床上的时候会不停地流眼泪,其他时间又好好的。"

流泪是指泪腺反应性分泌增多以致眼泪流到眼外,溢泪是指泪液排出的通路引流不畅以致泪液流到眼外。而我们生活中常说的流泪症状包括流泪及溢泪。流泪的原因很多,最常见的有泪道疾病、结膜松弛、泪阜肥大、眼睑松弛、干眼症、结膜炎、视疲劳等。

门诊给这位年轻的患者例行裂隙灯检查排除了眼部器质病变,并且泪道冲洗通畅。问诊中女孩一再表示平时不玩手机,工作轻松,不使用眼部化妆品,没有全身疾病。那到底是什么原因导致流泪呢?工作轻松,工作愉快,那究竟是什么工作呢?

原来女孩是一位陶艺师,每天的工作是捏陶瓷。终于找到问题所在了! 女孩这时急忙说,我捏的瓷土非常干净的,不会有问题的。"于是你就不自觉地捏完瓷土以后又去揉眼睛,是不是?"女孩愣了一下,说:"是。"

于是我们在女孩干净的睫毛根部找到了 6 只螨虫。这是一种无法用肉眼看见的八脚小魔怪,它们存在于地毯、沙发、被褥、衣柜等处,最喜欢温暖潮湿阴暗的环境,以人的汗液、分泌物、脱离皮屑为食,繁殖速度极快。螨虫感染后最常见的症状就是痒、异物感、眼干、眼红、眼分泌物增多,还有反复睫毛脱落、倒睫等。但也有感染者不存在任何症状,所以这位以偶尔流泪为主诉的年轻患者,差点被我们漏诊了。

这位陶艺女孩觉得瓷土洁白无瑕,在她灵巧的手中变成了一个个光彩夺目的艺术品。可是,瓷土也是土啊,看不见的寄生物更要重视起来。

你知道吗? 一只枕头内可找到多达 6500 只螨虫,而一张床垫内竟然可藏 200 万只螨虫。一旦居室里有螨虫,想要彻底清除它是一件非常困难的事。尤其是夏秋交替之时,螨虫的繁殖高峰在夏季,经过一个夏天的滋生和繁殖,其数量达到巅峰状态,因此,入秋后新换的床垫、衣服若未经晾晒、清洗就匆忙使用,藏匿在内的螨虫就会兴风作浪。入秋之际,需要加强个人和环境卫生,健康度过螨虫多发的秋季。

（河北省沧州市中心医院　张敬一）

138　雾里看花——矫正近视常见方法

近几年,我国近视患病率逐年上升,对中小学生的调查显示,与2005 年相比,2010 年近视患病率上升5%,而且有低龄化的趋势,7～9 岁学生近视患病率超过 30%,近视已成为人们普遍关注的社会问题。目前市面上有关近视防治的方法很多,有些方法疗效比较肯定,但有些方法既没有科学依据,也没有临床循证医学支持,存在误导。现就目前常见的近视防治方法做一分析。

(1)框架眼镜:为矫正近视最常见方法,戴眼镜可以看清物体,但没有治疗近视的作用。虽然框架眼镜不能治疗近视,但对于裸眼视力比较差、上课看不清楚黑板或投影的孩子则应该戴眼镜,因为不戴眼镜时模糊的影像会促使近视度数加深。对于近视眼镜、一般建议常戴,下课室外活动时如果由于视力差经常眯眼,也需要戴眼镜,因为眯眼有可能促使近视进展。对有内隐斜的孩子,如果近视度数不高,做作业等近距离用眼时可以不戴眼镜,如果度数比较高,看近时可戴一副低配的眼镜。

(2)隐形眼镜:包括软性隐形眼镜和硬性透气性隐形眼镜(RGP)。软镜没有控制近视进展的作用,而且存在角膜感染发炎的危险,除了特殊情况,一般不主张青少年佩戴。RGP 是一种高透氧的由较坚硬的材质制作的隐形眼镜,具有光学性能好、视觉效果佳及矫正角膜散光效果好等优点。临床研究发现其除了具有软性隐形眼镜可矫正近视作用外,还有一定的阻止或减缓近视进展的作用。目前认为其控制近视进展作用的机制可能是通过获得清晰的视网膜成像,减少周边像差来达到。

对于进展较快的近视,尤其是没有其他有效控制方法的高度近视者 RGP 是一种较好的选择。RGP 佩戴对年龄没有绝对要求,只要能配合就可以戴,年幼的孩子需要在家长的协助下佩戴。有以下情况的孩子不适合佩戴 RGP:有眼部炎症如结膜炎、角膜炎、睑缘炎,眼睑异常,无法独立操作且家长也不能协助其进行操作,个人卫生习惯不良,学习或生活环境粉尘较多。RGP 是白天戴,睡觉时取下,护理不规范是导致眼睛发炎的主要原因。为了安全、舒适地佩戴RGP,应当遵守正确的使用方法,取下镜片后一定要进行必要的清洗护理。清洗要用专门的护理液,不可用自来水、热水、清洁液清洗。不要将镜片浸泡于生理盐水中,以防盐分渗入镜片的毛细孔中而降低镜片的透气性。戴上镜片后应避免揉眼,要定期进行检查。若出现任何不适反应且不能很快消退时应及时到医院进行检查。

(3)渐进多焦点眼镜:美国、澳大利亚以及我国部分学者对渐进多焦点眼镜控制近视进展作用进行了随机对照研究,发现其只对伴有内隐斜的近视患者有一定的控制近视进展作用,而且作用也比较有限。内隐斜的人看近调节过强,渐进多焦点眼镜通过减少看近时所需的调节起作用。而对于外隐斜患者,它不仅不能控制近视进展,还可促使外隐斜加重。目前渐进多焦点眼镜主要还是应用在中老年人矫正老视上。配渐进多焦点眼镜前除了需要检查近视度数外,眼位的检查非常重要,应充分评估后再确定是否适合佩戴。目前国内很多地方存在在学生中不加选择地过度验配渐进多焦点眼镜、夸大其疗效的现象,应引起关注。

(4)角膜塑形镜:又叫OK镜,是一种通过"反转几何设计"的硬性透气性隐形眼镜,通过重塑角膜表面,使中央角膜变平,降低角膜的屈光力来达到矫正近视的作用,目前多为晚上佩戴,白天可保持正常的裸眼视力而不需戴近视眼镜。临床研究发现长期佩戴有阻止或延缓近视进展的作用,其减缓近视进展的有效率可达60%～90%。OK镜降低近视度数的作用是短暂和可逆的,一旦停戴将很快恢复原来的近视度数,因此需要长期佩戴。

目前认为它控制近视进展作用的机制可能和重塑角膜上皮形状和改善周边离焦作用有关。OK镜的佩戴有一定的适应证,年龄一般要求在7岁以上、角膜中央屈亮度40D～46D、角膜散光在－1.50D以下且近视度数－6D以下。OK镜的材质和RGP一样,其护理基本同RGP的护理,但OK镜有重塑角膜表面作用,对角膜的损伤可能性较RGP更大,因此,除了要严格依照验配医生的要求进行佩戴和护理外,定期进行检查是非常重要的。

(5)防近视眼药水:比较肯定可有效延缓近视进展的眼药水是

阿托品,但是存在明显的瞳孔散大、视物模糊和畏光等不良反应,限制了其临床应用。目前国内使用的阿托品浓度为1%,不良反应比较大。研究表明0.01%的阿托品眼药水对控制近视进展有效且不良反应比较小,可以应用于临床控制近视。阿托品是一种非选择性的M受体拮抗剂,通过作用于视网膜外组织的M受体抑制近视进展,而不是通过调节麻痹作用来抑制近视的。

消旋山莨菪碱眼药水是一种和阿托品类似的M受体拮抗剂,其作用明显低于阿托品,药理学上有一定的控制近视进展作用,但实际疗效仍有待临床研究来验证。托吡卡胺眼药水也是一种M受体拮抗剂,但对眼的作用主要是调节麻痹和瞳孔散大。近年来研究发现调节在近视形成中不起主要作用,托吡卡胺只对调节痉挛引起的假性近视有效,对真性近视是无效的。其他眼药水一般都没有经过严格的临床对照研究验证,其临床疗效无法评估。

(6) 针灸、穴位按摩、气功疗法、耳穴贴压等中医疗法:中医理论认为能调节眼部经气,改善眼部血液循环,缓解睫状肌痉挛,达到提高视力的目的。临床研究发现以上多数仅能增进视力,不能降低近视屈光度。绝大部分研究没有采用随机对照研究的方法,亦未采取科学的统计方法,这些方法的疗效有待更严格的对照研究证实。许多"眼保仪""理疗仪"的设计也是基于中医相应理论,也有待更严格的对照研究来验证。

(7) 护眼灯:近视眼的发生发展与照明不当有明显关系,应重视良好照明。市场上常见的护眼灯一般是由荧光灯和高频电子镇流器组合而成,和普通的节能灯的工作模式完全一致,只是单纯的高频闪,并没有消除频闪现象。生产厂家宣称的护眼灯"无频闪"可保护眼睛、防止近视的说法严格来讲是没有科学依据的。正确使用台灯才是减缓视觉疲劳、防止近视的关键。光源要位于左前方,光线不要直接射眼,室内照明可用日光灯,桌面照明可用白炽灯,要避免桌面有明显反光。照明的亮度不能太暗,也不能太亮。

(8) 近视激光矫正手术:一般适合于18周岁以上的成年人,可去除近视度数,恢复正常视力,是目前矫治近视疗效最为肯定的方法。由于未成年人的眼球发育还不成熟,近视不稳定,除非特殊情况,青少年一般是不适合进行激光手术矫正的。飞秒激光技术的应用明显提高了近视激光矫正手术的安全性和可预测性,飞秒激光小切口基质透镜取出术(SMILE 手术)使手术更加微创。

(9)营养保健品及其他措施:蓝莓等食物适当的服用有益于身体健康,但其是否有提高视力及防治近视作用并没有严格的科学研究予以证实。许多厂家宣传对防治近视有作用的保健品,也多没有经过科学研究证实。读写姿势端正对预防近视很重要,市面上销售的防近视座椅有一定的保持坐姿的作用,但长时间保持坐姿端正主要还是要依靠青少年自觉。

(复旦大学附属眼耳鼻喉科医院　戴锦晖)

139　雾霾天,眼睛该如何自强不"吸"?

近年来,雾霾占据着人们生活的空间,成为挥之不去的阴影,也是大家共同关注的社会话题。大家都知道雾霾对呼吸系统可造成一定的伤害,殊不知眼睛对粉尘及化学物质等也极为敏感。今天我们就来谈谈雾霾对眼睛的伤害。

人的眼睛离不开空气,角膜所需的氧气 80%来源于空气。雾霾天气时,粉尘、颗粒物、汽车尾气、工业排放污气等混合在空气之中,刺激眼睛造成畏光、眼红、流泪等不适症状。患有呼吸系统及心血管疾病的老人体质较弱,血管功能较差,对于雾霾颗粒刺激的抵抗力低。故雾霾天应尽量减少外出。

雾霾来时,患有基础眼病或眼部手术史、体质过敏者,还有爱化妆的女士,这些人群应该特别注意眼部健康问题。

(1)对于患有基础性眼病如干眼症、慢性角/结膜炎及眼部重大手术后的患者,雾霾会加重眼干、眼部炎症等眼部症状。故雾霾期间,出现眼部不适的患者要及时就医。

(2)有过敏体质的人如患有过敏性鼻炎或过敏性皮炎者,他们可能会对霾里的某种成分过敏,造成免疫反应引起过敏性眼病。

(3)雾霾中的尘埃颗粒可吸附在化妆物上引起眼睛过敏、感染,加重干眼症状。同时眼周化妆品的残留物容易在潮湿环境下造成微生物滋生,从而导致毛囊炎及慢性结膜炎。所以喜欢化妆的女士在雾霾天气尤其要注意眉眼化妆品的卫生。

另外,雾霾天气中,最好不要戴隐形眼镜。一方面雾霾中的尘埃颗粒可直接吸附在隐形眼镜镜片上,使镜片受到污染,引发眼睛过敏、感染等问题。另一方面,附着在眼镜上的细微颗粒会降低隐形眼镜的透氧率,阻碍眼睛与外界进行氧气和水分的交换,眼睛容易缺氧。此外,如果颗粒物不小心进入眼睛,还有可能损害到镜片,甚至造成角膜的损伤。

雾霾天,眼睛该如何自强不"吸"?

(1)多眨眼睛,让泪液自动发挥"雨刷"作用,冲刷附在眼球表面上的粉尘和颗粒物。

(2)雾霾天,外出时可佩戴防护眼镜,减少眼睛附着微粒的可能,避免引起不适症状。外出归来,要及时用清洁水清洗皮肤及眼睛,减少细菌粘着时间。

(3)雾霾天尽量少戴隐形眼镜,避免导致眼部过敏或被感染,甚至引发角膜炎等眼部疾病。

(4)若眼睛出现流泪、分泌物增多、畏光、视力下降等不适症状,切勿随意购买眼药水滴眼,应该要及时就医。

(5)平时多喝水,注意饮食清淡,少食刺激性食物。

(复旦大学附属中山医院　沈满意)

140　夏季空调与青光眼

夏季高温,大家都愿意待在温度适宜的空调环境中生活、工作。这里提醒青光眼患者要注意的是应避免环境温度变化太大。我们平时都有这样的感受:夏天在户外高温活动中大汗淋漓,一进入空调很强的室内会感到凉爽,同时还会起鸡皮疙瘩,这是身体的保护性反应。但这样的环境温度突变对青光眼患者是不利的,尤其是具有血管痉挛、血液循环有障碍的人,他们在冬天常常有手脚冰凉的现象。

临床研究观察到青光眼的视神经损害除了眼压升高的影响以外,还与视网膜视神经的血液循环障碍有关,尤其在正常眼压性青光眼或是基础眼压不是很高的患者中。

这些患者的血管自主调节不好,常常有微循环障碍,会影响到视网膜视神经的代谢,同时也降低了视网膜视神经对眼压的抵抗力。因为从高温环境进入相对低温的空调环境,就像天气突变一样,"冷"刺激会影响植物神经系统,引起毛细血管收缩,可能加重视神经的损害。因此,青光眼患者要注意避免这样的不良刺激。进入空调环境最好有一缓冲过程,或者带一件外衣备用,达到逐渐适应的效果。此外,室内空调温度相对调高一些,还有利于节能、环保。

青光眼的病情与环境因素有较为密切的关系。一般来说,夏天青光眼的病情较冬天要容易控制些。但不能因此而放松对青光眼的治疗和保健,因为青光眼是一种终身疾病,一有疏忽就可能造成不可挽回的视功能损害。

(复旦大学附属眼耳鼻喉科医院　孙兴怀)

141　先天性上睑下垂

3岁8个月大的海涛小朋友,在妈妈的带领下来到医院眼科。医生问:"小朋友,怎么了?"海涛撅着嘴说:"同学们骂我是'大小眼'!"妈妈说:"海涛自出生起家里人就发现他右眼眼皮有点睁不大,扒开眼皮看看眼球还好,就想着长大了到医院做个双眼皮就好了,所以也没太当回事。最近幼儿园体检查视力,老师说海涛右眼视力很差,我一听就急了,赶紧带来看看。医生,怎么办呢?"

那么,问题来了……

Q1 什么是先天性上睑下垂?

先天性上睑下垂是临床常见的眼病之一,是由于提上睑肌功能不全或丧失,或其他原因,以致单眼或双眼的上睑呈部分或全部下垂,轻者遮盖部分瞳孔,严重者瞳孔全部被遮盖,不但有碍美观和影响视野,还可造成弱视。为了克服视物障碍,患儿常需抬眉或仰下颌视物,造成额纹深浅加深、脊柱变形以及心理障碍,影响学习、工作和生活。

先天性上睑下垂还需与垂直斜视引起的假性上睑下垂、先天性小眼球等导致的上睑下垂及重症肌无力等疾病相鉴别。

Q2 先天性上睑下垂的病因是什么?

先天性上睑下垂可能是肌肉本身的发育不全,也可能是其支配神经——动眼神经核发育不全所致。出生后即有,常因遗传因素所致。如果是提上睑肌发育不全所引起的上睑下垂,则通常表现为单纯性上睑下垂;如果是因神经核发育不全所致的,则常常合并有其他眼部异常,如内眦赘皮、小睑裂、斜视等。

Q3 先天性上睑下垂会影响视力吗?

先天性上睑下垂与弱视形成关系密切。上睑下垂程度越重,弱视发生率越高,弱视程度也越重。除了形觉剥夺因素外,上睑下垂合并屈光不正、屈光参差、斜视等因素,不同程度地加重弱视。所以术前应详细检查,明确有无弱视存在。如合并弱视,术后还需积极治疗弱视。

Q4 先天性上睑下垂怎么治?

手术。手术方式有两种:增强提上睑肌的肌力的手术(如提上睑肌缩短术)和利用额肌力量的手术(如额肌悬吊手术)。

根据术前提上睑肌肌力评估结果选择术式:提上睑肌肌力>4mm,选择前者;提上睑肌肌力≤4mm,选择后者。

Q5 几岁可以手术?

(1) 小于3周岁的重度上睑下垂,单眼者会造成重度弱视,故应尽早手术,可以选择额肌悬吊手术(如硅胶管-额肌悬吊术),8月龄患儿即可接受手术;双眼者如无视力问题可适当延后。

(2) 小于3周岁的轻、中度上睑下垂:随访视力,暂时观察。

(3) 大于3周岁的上睑下垂,根据患儿检查配合程度、视力发育情况和患儿家长的意愿选择手术时机。由于提上睑肌在儿童出生时已基本发育,不会随年龄增长而继续发育,所以上睑下垂不会随年龄而改善;而上睑下垂造成的颜面部异常会给患儿带来心理、性格问题,因此一旦确诊且患儿能配合术前评估,应尽早手术。

Q6 术后眼睛闭不拢怎么办？

上睑下垂术后不可避免地会出现不同程度的眼睑闭合不全，可能导致暴露性角膜炎的发生。术前需客观评估 Bell 现象，适当调整手术量，切忌过矫。术后眼部需要有足够的泪液（或人工泪液）或眼膏保持湿润，还可佩戴儿童湿房或润房镜。此外，还应及时复诊。

（上海交通大学医学院附属新华医院　董凌燕）

142　掀起你的盖头来

屈光手术是当前眼科界发展最快的前沿手术之一，激光角膜屈光手术术式通常分为以下两类：激光板层角膜屈光手术和激光表层角膜屈光手术。

Q1 什么是激光板层角膜屈光手术？

通常指以机械刀或飞秒激光辅助制作角膜瓣的准分子激光原位角膜磨镶术（LASIK），是目前激光角膜屈光手术的主流术式，也包括仅以飞秒激光完成角膜基质微透镜并取出的术式。

Q2 什么是激光表层角膜屈光手术？

是指以机械、化学或激光的方式去除角膜上皮，或者机械制作角膜上皮瓣后，在角膜前弹力层表面及其下角膜基质进行激光切削，包括：准分子激光屈旋旋光性角膜切削术（PRK）、准分子激光上皮下角膜磨镶术（LASEK）、机械法准分子激光角膜上皮瓣下磨镶术（EpiLASIK）及经上皮准分子激光角膜切削术（TPRK）。

Q3 哪些人适合做角膜屈光手术？

板层角膜屈光手术的适应证为年龄≥18 周岁，屈光状态基本稳定≥2 年，屈亮度数：近视≤−12.00D，散光≤6.00D，远视≤＋6.00D。表层角膜屈光手术的适应证基本同板层手术，建议屈亮度数≤−8.00D。但一些患者角膜偏薄、睑裂偏小、眼窝偏深等特殊解剖条件不宜行板层手术，则首选表层角膜屈光手术。另外一些对抗性较强的职业如运动员、武警等，也首选表层角膜屈光手术。

板层角膜屈光手术的主要优点是视力恢复快，刺激症状轻。表层角膜屈光手术视力恢复相对较慢,刺激症状重,且术后需要长期使用激素类滴眼液,可能存在潜在的激素性高眼压和角膜雾状混浊等并发症。

Q4 哪些人是绝对不能做角膜屈光手术的?

板层和表层角膜屈光手术的禁忌证类似,包括圆锥角膜等角膜扩展性疾病、眼部活动性炎症、尚未控制的青光眼等眼部疾病和未控制的全身结缔组织疾病及自身免疫性疾病,如系统性红斑狼疮、类风湿关节炎等,都是屈光手术的禁忌证。

Q5 术前要评估哪些指标?

在进行各种激光角膜屈光手术之前均应进行全面病史询问和眼部评估。常规眼部检查包括视力、眼位和眼球运动、客观验光和综合验光、角膜地形图、角膜厚度、全眼波前像差和裂隙灯眼部常规检查等。

Q6 术前、术后处理有哪些?

(1) 术前用药:术前需广谱抗生素滴眼液点眼,如有干眼症状则先治疗干眼。

(2) 术后用药及处理:板层角膜屈光手术:①术后透明眼罩护眼;②抗生素滴眼液连续点眼 7~14d;③糖皮质激素或新型非甾体类抗炎滴眼液点眼 1~2 周,并酌情递减;④人工泪液或凝胶点眼;⑤术后需定期复查,复查时间通常在术后第 1 天、1 周、1 个月、3 个月、6 个月和 1 年。

表层角膜屈光手术:①术后佩戴绷带式接触镜数日(3~5d),直至角膜上皮完整恢复;②可加用促角膜上皮生长滴眼液帮助角膜上皮愈合;③止痛片备用;④抗生素滴眼液连续点眼 7d;⑤术后即刻开始点用糖皮质激素滴眼液;⑥同时监测眼压;⑦人工泪液点眼数月;⑧推荐外出佩戴太阳镜防止紫外线损伤;⑨术后需定期复查,复查时间通常在术后第 1 或 3 天、1 周、1 个月、2 个月、3 个月、6 个月、1 年。特殊不适情况随时复诊。

Q7 不良反应和并发症有哪些?

(1) 板层角膜屈光手术:

不良反应:角膜炎、角膜知觉下降、干眼恶化、角膜雾状混浊等。

并发症:角膜瓣并发症,角膜浸润、溃疡、融解或穿孔(无菌性或感染性),糖皮质激素诱导的并发症,如高眼压症、青光眼、白内障。角膜扩张或继发性圆锥角膜,眼后节病变,如视网膜裂孔或脱离。

(2)表层角膜屈光手术:不良反应和并发症基本同 LASIK。

(北京协和医院　李莹)

143　斜视是如何发生的

人的两只眼球依靠牵引每只眼球的六条肌肉密切配合、相互协调又相互制约,能够一起上下左右转动自如。如果某些肌肉的收缩力过强或过弱,无法与其他肌肉达成平衡,就会引起斜视。一眼或双眼中的一条或多条眼外肌麻痹,神经肌肉先天发育有异常,或大脑中管理眼肌运动的中枢功能有障碍,使得对眼球的各方向牵引力失去平衡,都会发生斜视。

斜视的危害有哪些?

(1)视觉功能:斜视儿童大都易形成弱视,视力低于同年龄正常值的下限。即使少数患儿的视力尚可,但由于一眼偏斜、视野远不如正常人开阔,更重要的是斜视患儿的融像能力和立体视觉不能正常发育,将来从事驾驶、绘图、精细工作等许多专业会受到限制。

(2)骨骼肌肉发育:某些斜视患儿,常采用歪头、侧脸等一些特殊的头位来克服看东西时的复视或不舒适,医学上称"代偿头位"。如果不及早治疗,长期的"代偿头位"会导致骨骼肌肉发育畸形,例如面部不对称、斜颈、脊柱侧弯等。

(3)心理健康:斜视严重影响外观,斜视儿童容易形成孤僻、自卑及其他反常的心理,从而影响正常的学习和社交活动。

一旦发现孩子斜视,家长需要带孩子到正规医院的眼科进行检查,由专业医师确定治疗方案,尽早治疗。

对于调节相关性斜视,由于斜视的原因是调节过强或过弱,故通过矫正屈光不正改变调节,就能达到矫正全部或部分斜视的目的。佩戴眼镜后定期复查,根据斜视度数的变化适时调整镜片度数。如果斜视度数恒定不变了,则可能除了调节因素外,还有肌肉功能的因素,这时可以考虑手术治疗。

对于眼肌功能异常引起的斜视,这种斜视与屈光不正关系不大、戴眼镜后斜视不能得到改善或矫正,就需要手术治疗,而且在病情明确的情况下要尽早做手术,争取获得较好的融合力和立体视觉。因先天性眼外肌麻痹引起的斜视也应尽早手术,消除歪头、斜颈,提高双眼视功能。

(上海交通大学附属第一人民医院 傅扬)

144 血糖的自我监测

自我监测血糖的目的是让糖尿病患者及其家属参与糖尿病的治疗。糖尿病治疗的疗效观察主要靠血糖监测,医生则根据血糖改变来调整药物及治疗方案。血糖监测不仅是糖尿病控制状况的重要指标,更是糖尿病患者自我保健的好助手。

1. 血糖监测中不同指标的含义

空腹血糖是禁食 8 小时以上的次日早餐前测得的血糖值。其水平的高低与机体基础胰岛素分泌状态有关,部分糖尿病患者可正常。

餐后 2 小时血糖是指进餐后 2 小时的血糖,其水平的高低与增加糖负荷刺激后机体胰岛素分泌的水平有关。它比空腹血糖更能反映较早期糖尿病的血糖控制情况,部分患者基础胰岛素分泌尚可,空腹血糖正常,而糖负荷刺激后胰岛素分泌不足,餐后血糖则升高。

糖化血红蛋白是红细胞中的主要成分血红蛋白与葡萄糖结合的产物。其生成缓慢且不易逆转,不受短期血糖波动的影响,而与血糖总体水平有关,即血糖越高,糖化血红蛋白就越高,所以可反映一段时间内的平均血糖水平。

2. 血糖控制与并发症

美国糖尿病学会通过对糖尿病 10 年的研究,发现严格控制血糖(强化治疗)与常规疗法相比,眼部并发症降低 76%,肾病并发症降低 54%,神经系统并发症降低 60%。

英国对 2 型糖尿病进行了前瞻性研究,发现控制血压对减少中风与糖尿病相关死亡如心肌梗死、微血管并发症等有积极意义。

3. 血糖监测

使用口服降糖药者可每周监测 2～4 次空腹或餐后血糖,或在就诊前一周内连续监测 2～3 天,测 7 点法(早餐前后、午餐前后、晚餐前后及睡前)。三餐前后血糖的监测有利于评价药物的种类、剂量和用药时间对血糖控制的效果,睡前/夜间血糖的监测有利于防止夜间低血糖和判断早晨空腹高血糖产生的原因。

4. 门诊随访的频率

定期的门诊随访能使医生及时了解患者的血糖控制情况,按实际病情调整治疗方案。病情稳定者应至少每半个月门诊随访 1 次;饮食治疗或口服降糖药治疗的初始阶段者每 1～2 个星期门诊随访 1 次;每次随访必须携带自我监测血糖结果的记录。

5. 学会自我监测血糖和管理疾病

糖尿病患者,尤其是注射胰岛素的患者、怀孕或打算怀孕的糖尿病妇女、肾功能受损的患者、不易察觉低血糖的老年患者,都应加强血糖的自我监测。

最后提醒患者,必须学会记录、分析监测血糖值的数据和引起血糖波动的原因;熟悉发生严重低血糖反应时自我解救的方法;充分认识糖尿病早期急性或慢性并发症的表现。定期门诊随访,提高糖尿病患者自我管理的技能。

(复旦大学附属中山医院　花霞)

145　眼表的渗透压

Q1 什么是眼表的渗透压?

渗透压的概念自始至终贯穿在整个眼科学生的讲课中。实际上,渗透压就是指溶液当中溶质微粒对水的吸引力,溶液浓度越大,渗透压越大,溶质溶度也高,越吸水,水就越容易从低渗透压往高渗透压的方向去走,它的水分便会流失。

Q2 如何从渗透压诊断干眼？

一个细胞同时具有细胞内渗透压和细胞外渗透压，而维持渗透压平衡非常重要。当细胞外渗透压高时，细胞内水分会流向细胞外，故细胞萎缩，产生一系列功能上的问题。故我们不能让细胞内渗透压降低，而要使其升高。因为细胞内渗透压越低，水分流失越多，细胞凋亡的便越多。

Q3 为什么要关注细胞渗透压？

正常渗透压平衡状态能确保眼表上皮细胞内有充足的水分，形态得以维持，细胞功能保持正常。角膜细胞是在泪膜的大环境里面，当渗透压稳定时，角膜细胞的水分并不会外流到泪膜上，所以当眼表渗透压失衡、泪膜处于高渗透压状态下，眼表上皮细胞受损及死亡。当发生干眼时，泪膜水分缺失，故其渗透压升高，将角结膜细胞的水分吸走，产生眼表反应。如果泪膜的渗透压升高，我们需要控制泪膜的渗透压。

虽然渗透压是诊断干眼的一个很重要的指标，但还不是一个黄金指标，因为它的活动度很大。正常情况下泪液渗透压为 300mOsm/L^2，而在干眼患者中其泪液渗透压为 326 mOsm/L^2 左右。由此可见，干眼患者泪液渗透压升高，而在隐形眼镜佩戴者眼中，我们也发现泪液渗透压是升高的，所以隐形眼镜佩戴者比较容易得干眼症。

（复旦大学附属眼耳鼻喉科医院　龚岚）

146　眼底检查保健康

眼睛不仅可以表达情感，还是了解全身健康的一扇窗。定期检查眼底能够及时发现隐匿的疾病，了解慢性病进展，为老人检查眼底或许是份最实惠的健康大礼。

眼底是全身唯一不用开刀就能直接看到血管和神经的部位。借助眼底镜，医生能把视网膜、视神经乳头、黄斑等眼底结构一览无余，并由此了解中老年人常见的慢性病进展。

糖尿病视网膜病变是严重的糖尿病并发症,因此许多糖尿病患者都非常重视定期眼底检查。除糖尿病外,高血压、冠心病、脑卒中以及慢性肾炎等,也都会在眼底留下"蛛丝马迹"。血管痉挛、动静脉交叉压迫、视网膜出血和渗出等症状正是高血压在眼底的表征。以动脉粥样硬化为病理基础的冠心病、脑卒中也常常首先在眼底"发难",许多初期患者也许没有任何症状,但往往视网膜动脉已经开始硬化了。所以说,不论是否已经确诊这些慢性病,老年人都要经常看看眼底,这对疾病的早发现、早治疗大有帮助。

除了解已知的慢性病的进展外,检查眼底还能够帮助中老年朋友及时发现严重的致盲性眼病——年龄相关性黄斑变性(AMD)。这是与年龄有关的黄斑区变性,源于视网膜中心位置的黄斑区内视神经细胞受损,由于早期病症并不明显,患者往往误认为是随着年龄增加的视力自然衰退,从而延误就医。AMD能够引起中心视力急剧下降,最终导致失明,与可以通过手术治疗恢复视力的致盲疾病白内障相比,AMD造成的后果极为严重,其导致的视力丧失是不可恢复的,因为黄斑区的视神经细胞一旦被破坏,视力便永久受损。

患者自我检测并定期进行规范的眼底检查,早期发现、早期治疗、延缓疾病发展,最大程度保持现有视力是目前黄斑变性治疗的主要目标,也是治疗的关键点。AMD国际联盟建议,55岁以上的人群应定期检查眼底。该疾病早期阶段多表现为一侧眼睛视力减退,视物改变,如变形、歪曲,视野中心还会有黑影或闪光感等。然而由于症状进展缓慢,也很容易被忽视。因此建议老年朋友经常在家中单眼交替看窗棂、门框,以对比两只眼的视物状态,如发现异常,应及时去医院检查。研究发现,一眼患有AMD的患者,5年内另外一只眼发展为AMD的概率为40%。55%~88%的AMD患者在70岁后进展为"法定盲"。

由于AMD与年龄密切相关,年龄越大,患病风险就越高,因此,55岁以上老年人每年至少应做一次眼底检查。另外,具备以下危险因素的人士,50岁以后就应定期检查:

(1)高血压、糖尿病、高胆固醇血症;

(2)吸烟;

（3）肥胖；

（4）有 AMD 家族史。

　　AMD 是引起 50 岁及以上人群重度视力下降的主要原因之一，也是导致全球成年人中心视力不可逆丧失的首要疾病之一。近年来随着我国居民生活水平的提高，步入人口老龄化社会，AMD 的发病率在我国，尤其是大城市明显升高。一项调查结果显示，中国 50 岁以上人群的 AMD 患病率为 4.92%，AMD 已成为一个严重的公共卫生问题。

（徐州市第一人民医院眼科医院　李甦燕）

147　眼睑浮肿咋回事？

　　40 多岁的上班族李先生近日有些焦虑，因为他发现自己两只眼睛越发的肿胀起来。李先生之前觉得自己的眼睛一向有点肿泡眼，所以一直不怎么在意。前两天照镜子觉得好像比以前更肿了，摸了摸眼皮觉得好像在两侧眼眶的外上方都摸到了一个小小的能移动的肿块，这才觉得得去医院看看了。眼科医生给他做了一系列的检查和化验，告诉他这可能是得了一种自身免疫性疾病，称为 IgG4 相关性疾病，最终确诊需要活检。李先生十分不解，自己是什么时候开始得了这种病的呢？怎样才能早点发现呢？

　　眼科诊治中，除了泪腺肿瘤、慢性泪腺炎外，还有一类疾病值得我们注意，那就是：自身免疫性疾病。让我们来简单认识一下以下 4 种疾病。

　　（1）IgG4 相关性疾病：好发于中老年人群，可影响全身多个系统，常见的自身免疫性胰腺炎、腹膜后纤维化也属于它的范畴。在眼科就诊的患者中，多是以双侧泪腺的无痛性肿大为表现。实验室检查发现血清 IgG4 升高，组织活检可见大量 IgG4 阳性浆细胞浸润。患者常有过敏性疾病史，如过敏性鼻炎、支气管哮喘等。除了双眼睑浮肿，有的患者会出现突眼、复视、斜视、眼球运动受限。

　　（2）眼睑松弛征：好发于青少年，第一次发病在 8～10 岁，发作时双眼睑明显水肿，持续几天，随后恢复。一年内反复发作数次，病程可持续数年。随着年龄增加，发病频率逐渐减低，眼睑皮肤也逐渐松弛、变色、变薄，由于眼眶筋膜组织的松弛而致泪腺脱垂，还可能出现上睑下垂。这一疾病的病因目前不清，可能与免疫因素有关。治疗方式是在病情稳定 6～12 个月后针对其引起的眼睑畸形等进行手术整形以改善外观。

（3）眼眶炎性假瘤：也称为眼眶非特异性炎症。常见于 40～60 岁人群，临床表现多样，按发病部位分类可分为肌炎型、泪腺炎型、肿块型、弥漫型和视神经炎型。发生于泪腺时，除了眼睑浮肿，还会出现红肿、疼痛、结膜充血等"发炎"症状，多为单侧发病。典型的 CT 或 MRI（磁共振）影像显示泪腺体积增大，可呈杏仁形，尾部逐渐变窄。诊断该病时，需要先排除与之相似的其他眼眶疾病。

（4）成人眼眶黄色肉芽肿病：该病临床上较少见，发生于成人，各个年龄段均可发病，除眼睑浮肿的表现外，还有局部眼睑皮肤的黄色色素沉着，或是与黄色瘤相似的黄色斑块，病程长的患者眼睑皮肤可出现溃烂。一部分患者还合并有哮喘病史及全身其他器官的病变。这类疾病最终确诊需要组织活检。

以上 4 种疾病的病因目前不明确，但发病都与自身免疫存在一定联系。另外，在眼部可出现相似临床表现的疾病还有韦格纳肉芽肿和结节病。除了眼睑松弛征以手术方式进行治疗，其他疾病首选的治疗方案通常是糖皮质激素药物治疗，激素不耐受或是治疗效果不佳的患者可使用免疫抑制剂，停药后存在复发可能。

（上海交通大学医学院附属第九人民医院　李瑾）

148　眼睑松弛征

眼睑松弛征是一种较少见的眼睑异常，其特征为反复、间歇性发作的无痛性眼睑水肿。于 1807 年由 Beers 首次报道该疾病，而于 1896 年由 Fochs 正式命名为"眼睑松弛征"。临床中，该病易被误诊，大部分病例被疑诊为心源性水肿或肾源性水肿而检查心功能、肾功能,但检查结果往往正常。

眼睑松弛征有 3 个阶段:

第一阶段,表现为上睑间歇性水肿肿胀。眼睑肿胀的特点为无痛性和短暂性,伴有皮肤的轻度红肿,通常持续 1～2 天,可自行消退,类似于血管性水肿,在发生永久性的眼睑变化前通常被误诊。这一阶段被称为水肿阶段。

第二阶段,皮肤变色、松弛,呈暗红色,表面小血管扩张、迂曲。松垂的眼睑皮肤可遮挡睫毛,上举眼睑的力量减弱。这一阶段被称为低张力阶段。

第三阶段,随着病情的进展,眶隔组织变得松弛。眶隔内的脂肪脱垂进入松垂的眼睑,进一步加重皮肤松弛。这样可使睑裂缩小,干扰视觉。泪腺也可脱垂、超出眶缘,使上睑外侧肥厚、臃肿,影响外观。因学

本病病因不清,可能与内分泌、遗传或自身免疫性疾病有关。一些患者伴随其他身体异常,如 Ascher 综合征(睑松弛及双层唇和50%病例伴有良性甲状腺肿大),有些患者血清 IgG、IgM、lgE 含量升高,皮肤活检可见受损皮肤区域 IgA 的聚积等。

眼睑松弛征主要表现为间歇性反复发作的无痛性、无红斑形成的眼睑皮肤血管神经性水肿,一般持续一至数日。好发于青春期前,可 10 岁左右发病。主要累及双眼上睑,也可侵及单眼、下睑或局限性的眼睑组织。随着眼睑肿胀、水肿的反复发作,不同部位的眼睑组织可被侵犯,从而导致眼睑皮肤松弛、变薄呈紫红色,表面血管迂曲扩张,皮肤弹性消失、皱纹增加。进一步发展可侵及整个眶周组织,眶隔组织松弛致眶脂肪脱出、泪腺脱垂,提上睑肌腱膜变薄或自睑板上缘断离致上睑下垂,外眦韧带松弛致外眦角圆钝、睑裂横径缩短等。随年龄增加,发病频率逐渐减低,多数患者青春期后渐趋稳定,进入一个相对静止期。

眼睑松弛征分为活动期和静止期,活动期又分为增生型和萎缩型两种类型。增生型常表现为眼睑水肿、血管扩张、眶脂肪膨隆、泪腺脱垂,泪腺脱垂者在外上眶缘处上睑皮下可扪及滑动的质块,翻转上睑暴露上穹窿部,可在外上穹窿见到结膜下脱垂的泪腺。萎缩型

则表现为眶脂肪吸收致上眶区凹陷,提上睑肌与睑板分离产生上睑下垂。

大部分眼睑松弛征患者仅表现为眼部症状,但 Ascher 综合征患者除表现为眼睑松弛征的症状外,还伴有双层唇,50%病例可伴有良性甲状腺肿大。

手术是治疗眼睑松弛征的首选及有效方法,也有学者提出用药物治疗可缓解症状,如口服乙酰唑胺、多西环素。

为增加手术的成功率,手术应在静止期施行。如在活动期行手术,因术后仍反复发生眼睑水肿、炎症,可导致术后上睑下垂复发、眼睑皮肤再次松弛下垂。

手术主要针对不同的临床症状,单独或联合施行眼睑松弛矫正术(去除多余皮肤的重睑成形术)、上睑下垂矫正术、泪腺脱垂复位术、外眦韧带加固术。

(1)眼睑松弛矫正术:眼睑松弛征患者主要表现为眼睑皮肤松弛,术中须去除松弛、多余的皮肤。但由于该病患者眼睑皮肤菲薄、弹性缺失,手术中应掌握皮肤去除量(尤其是下睑),避免术后眼睑外翻。

(2)上睑下垂矫正术:上睑下垂为后天获得性上睑下垂,表现为提上睑肌本身并无萎缩等变化,主要为提上睑肌腱膜因眼睑长期、反复水肿而发生拉长或自睑板上缘断裂。大部分病例术中可发现提上睑肌腱膜自睑板上缘离断,可看见向后退缩的增厚的边缘。手术主要采取提上睑肌腱膜修复术或提上睑肌腱膜折叠术,术中将提上睑肌腱膜断端用5—0可吸收缝线缝合固定于睑板中上部位。如做提上睑肌腱膜缩短,须掌握缩短量,术后易引起矫正过度。

(3)泪腺脱垂矫正术:术中须用4—0锦纶编织线做"U"型缝合,固定于眶上壁泪腺窝骨膜上,防止损伤泪腺导管。

(上海交通大学附属第九人民医院　朱慧敏)

149　眼睛干要吃鱼油吗？

最近经常看到一些商家和媒体宣传吃鱼油可以缓解眼睛干涩，那事实上真有这么好的效果么？鱼油中的主要有效成分是 Omega－3 脂肪酸。Omega－3 脂肪酸治疗干眼是近年来的研究热点，仅 2010—2015 年就有至少 12 项临床研究成果发表。

Omega－3 脂肪酸是一种多元不饱和脂肪酸，也是人体必需脂肪酸。人体不能自身合成，只能从饮食中摄取。目前大多数研究的结论认为补充 Omega－3 脂肪酸可以预防和缓解干眼。一项对 32470 例女性的大样本横断面调查发现饮食中富含 Omega－3 脂肪酸的人群，干眼发病率下降了 68%。而对于已经患有干眼的患者，随机对照试验（RCT）研究发现 Omega－3 脂肪酸能够缓解干眼症状，增加泪膜稳定性（BUT），促进泪液分泌，泪液中的炎症因子如 IL－1β、IL－6 和 IL－10 等表达下调。在一项为期 1 年的睑板腺功能障碍（MGD）随机双盲试验中，也发现 Omega－3 脂肪酸组的睑板腺分泌物从稠厚的固体变成透亮液体，睑板腺开口堵塞情况改善，脂质中的不饱和脂肪酸比例增加。

除了干眼外，美国国家卫生研究院国家眼睛中心老年性眼部研究（AREDS）发现"AREDS 配方"（500mg 维生素 C，400 国际单位维生素 E，15mg β－胡萝卜素，80mg 锌，2mg 铜）可以降低老年性黄斑变性（AMD）风险，但不能预防白内障。在 AREDS2 研究中，在原有配方上添加 omega－3 脂肪酸，与原有配方比较发现对 AMD 并没有额外的益处。

除了眼部疾病外，Omega－3 脂肪酸对全身其他的炎性疾病也有帮助，如类风湿关节炎、溃疡性结肠炎、银屑病、哮喘等。美国心脏协会（AHA）也推荐一周至少食用 2 次鱼类来预防冠脉疾病。

那 Omega－3 脂肪酸在什么食物中含量高呢？一些深海鱼类如鲑鱼、鲭鱼、沙丁鱼、金枪鱼等 Omega－3 含量高。如果不喜欢吃鱼的话，亚麻籽、油菜籽、核桃等也是富含 Omega－3 的。当然现在市场上深海鱼油类的保健品也是种类繁多，可以按需选择。

由于 Omega－3 脂肪酸具有抗血小板作用，因此有心血管基础疾病的患者要在医生指导下使用。另外一些受污染水质中鱼类的汞含量超标，孕妇和儿童也需当心。

（上海交通大学医学院附属新华医院　沈光林）

150 眼睛干原来和性激素水平有关

睑板腺功能障碍（MGD）是干眼最常见的原因，在 40 岁以上人群的患病率高达 60%～69%，特别好发于绝经后妇女，在眼科门诊十分常见。

那性激素与 MGD 相关干眼有什么关系呢？

睑板腺是位于上、下眼睑之间，其开口位于睑缘，主要功能是分泌组成泪膜重要成分的脂质。MGD 是一类睑板腺的慢性功能异常，分泌导管开口堵塞，伴有脂质分泌量或成分异常，导致泪膜异常并出现眼部刺激症状的疾病。研究发现睑板腺中存在雌、雄激素受体，性激素与受体结合，调节睑板腺脂质的合成和分泌。

美国 Nichols KK 教授开展了一项性激素与睑板腺功能的临床研究，相关内容于 2016 年 2 月发表在眼科权威期刊 IOVS 上。该研究纳入了 198 例绝经后妇女，其中有 74 例确诊为 MGD，124 例为对照组。研究结果显示，MGD 组和对照组的血清睾酮和雌二醇水平均无明显差异。将患者按睑板腺丢失率进行分组后分析，发现睑板腺丢失率高的患者的睾酮水平偏低，睾酮水平与睑板腺丢失率相关，而雌二醇水平与睑板腺功能关系不大。

虽然目前大多证据表明雄激素水平不足是引起 MGD 的危险因素，但一些雄激素治疗 MGD 的临床研究结果存在争议，还没有足够的临床证据支持。

（上海交通大学医学院附属新华医院　沈光林）

151　眼睛里的维生素

维生素是人和动物为维持正常的生理功能而必须从食物中获得的一类微量有机物质,在人体生长、代谢、发育过程中发挥着重要的作用。维生素是维持身体健康所必需的一类有机化合物。这类物质在体内既不是构成身体组织的原料,也不是能量的来源,而是一类调节物质,在物质代谢中起重要作用。

美国每年花费数十亿美元来研究维生素,其中一些是眼睛内含有的维生素。存在于眼睛中的维生素主要有维生素 A、维生素 B、维生素 C 和维生素 E 等。保护眼睛从饮食习惯做起更为重要。眼睛需要眼泪的滋润,眼泪中含有多种营养物质,其中最重要的是维生素 B2;而视物的过程则需要维生素 A 的参与;视神经的传导又需要维生素 B 族的帮助;预防眼睛的老化需要健康的血管,维生素 C 和维生素 E 对此很有帮助。

维生素 A 是我们中国人容易缺乏的一种维生素。在缺乏维生素 A 时,眼睛往往感到发干、发涩,容易疲劳,严重时眼白表面干燥、皱缩,甚至导致角膜溃疡。在这些症状发生之前,人的暗视力已经下降,暗适应能力差,从亮处到暗处很长时间都难以适应。维生素 A 主要存在于各种动物的肝脏、鱼肝油、蛋黄中,植物性食物只能提供维生素 A 原。

缺乏维生素 B2 容易使人口角、唇、舌发炎,也会使眼睛密布血丝,怕光、易流泪。补充维生素 B2 应多吃肝、肾、牛奶、绿叶菜、蘑菇、红薯等。

人眼中维生素 C 的含量比血液中高出数倍。随着年龄的增长,维生素 C 含量明显下降,晶状体营养不良,久而久之会引起晶状体变性。所以要多吃维生素 C 含量丰富的蔬菜、水果。富含维生素 C 的食物有杧果、柚子、西红柿、菜花、香菜、橘子、柠檬、猕猴桃与草莓等。

在我们日常的饮食中,小麦胚芽、植物油、豆类、菠菜、蛋、甘蓝菜、面粉、全麦、未精制的谷类制品里都有丰富的维生素 E,只要正常饮食,并不需要特别补充。

大部分绿色蔬菜和水果都含有叶黄素。胡萝卜素是一种天然的食物色素，主要存在于深色蔬菜，富含胡萝卜素的食物主要是橙黄色和绿色蔬菜。

此外，牛磺酸对缓解视力低下、眼睛疲劳有很好的作用。牛磺酸在水产动物如乌贼、虾、蟹、牡蛎、贝、海鱼和牛奶中含量较高。其他明目食品还有韭菜、枸杞子、杏和枣。

电脑操作者在荧光屏前工作时间过长，视网膜上的视紫红质会被消耗掉，而视紫红质主要由维生素 A 合成。因此，电脑操作者应多吃些胡萝卜、白菜、豆芽、豆腐、红枣、橘子以及牛奶、鸡蛋、动物肝脏、瘦肉等食物，以补充体内的维生素 A 和蛋白质。茶叶中的茶多酚等活性物质会有利于吸收与抵抗放射性物质，建议多饮些茶。

年龄相关性黄斑变性在美国是老年人致盲的首要原因。当然，在我们中国，黄斑变性也是导致老年人视力丧失的重要原因之一。2011 年，美国国家卫生研究院国家眼睛中心的老年性眼部疾病研究（AREDS）的结果显示，使用 AREDS 配方补充剂能够降低重度老年性黄斑变性（AMD）的风险。AREDS 和 AREDS2 这两项里程碑式的临床试验，推出了在黄斑变性病程某阶段特定的营养补充剂配方。研究发现，高剂量的抗氧化剂和锌可以减缓中期黄斑变性和单眼受害晚期黄斑变性的病情恶化。不过，2016 年 Middle East Afr J Ophthalmol 上一篇文章表明，相对于 AREDS 配方，AREDS2 配方补充剂并不能降低老年性黄斑变性继续进展的风险。

疾病重在预防。每天摄入适量的维生素是维持我们身体正常运行所必需的。所以，日常生活中我们应该均衡膳食。尤其是无肉不欢的亲们，除了你们最喜爱的肉肉，记得平时也要吃点蔬菜水果噢！

（上海交通大学医学院附属新华医院　沈光林）

152　眼睛也会长结石

前段时间有则骇人听闻的新闻：一名年轻女性由于过度用眼后觉得眼睛异物感，到医院检查后发现眼部长满了"结石"。很多人看了新闻后觉得不可思议，怎么眼睛也可会长结石，这究竟是怎么一回事呢？

的确，眼睛的睑结膜上常会长出"石头"，医学上叫"结膜结石"。结膜结石是结膜腺管内、结膜上皮陷凹或深部管状隐窝等处堆积的脱落上皮细胞和变性的白细胞等凝固而成。多见于成年人，主要发生在有慢性结膜炎、沙眼等患有慢性眼病的患者。临床表现为在睑结膜上的多发性黄白色小点，质硬，可以单个或密集成群。许多患者一听说自己眼睛长了结石会非常紧张，以为自己生了什么大病。其实眼结石虽然称为"结石"，但它的性质不同于肾结石、胆囊结石这些真正意义上的结石，它极少有钙质沉着，并非真正的结石。为了减少人们对眼结石的恐慌，医学界一度想将它易名为"结膜凝集物"，但大多数人还是依传统习惯称之为眼结石。

引起结膜结石的病因有多种：如长期的眼部炎症，眼部细菌感染，不良的理化刺激，如大气污浊、烟尘、风沙、光线过强或昏暗、有害气体、酗酒、滴眼液、化妆品和染发剂等的长期刺激，其他眼部疾患如睑缘炎、睑内翻倒睫、睑外翻、眼睑闭合不全、慢性泪囊炎等，此外如屈光不正不能矫正、视疲劳、干眼症等，都可以是引起结膜结石的原因。

当结膜结石只是个小颗粒时，常埋在结膜下，没有突出到结膜表面之外，患者不会感觉到它的存在，因此可以暂时不管它。一旦它"冒"出头后，会对眼睑形成刺激，甚至造成角膜擦伤，患者感觉眼睛有异物、刺痛，此时需要去医院就诊。眼结石一般自己不会排出，需要剔除，不过操作很简单，在门诊就可进行，无须住院。手术时可先滴眼药水进行表面麻醉，再用尖刀或针头将结石剔出。较深的结石可以不予取出，以免产生瘢痕，造成持久的刺激症状。结石刚剔出后可能会有少量出血，不必紧张，只需按压几分钟即可。剔除结石后可常规使用抗生素眼水、眼膏滴眼预防感染。

有些患者在剔除结石后，过了一段时间可能又长出新的结石，这是因为眼结石往往是由眼睛炎症引起，在炎症没有消除的时候，只对症将结石剔除了，病源没断，下次还可能再发。患者要想根治，必须要将真正病因找出，然后再治疗炎症。病因去除，炎症消失，多数眼结石就无以为继了。

由于眼结石多数因炎症而起,预防的措施就落在防止眼睛炎症上,所以应着重避免结膜受刺激及发炎,有眼部不适时及时就医治疗。平时养成健康的用眼卫生习惯,不要乱揉眼睛。隐形眼镜佩戴者,要注意镜片的清洁消毒,定期检查眼睛,若不适合佩戴隐形眼镜,绝对不要勉强尝试。女性眼部尽量减少化浓妆,卸妆后可以用热毛巾敷眼,能缓解眼部炎症,减少结石的发生。野外工作及居住环境易受风沙肆虐的人,最好能佩戴保护的眼镜,避免风沙直接吹入眼睛。

结膜结石虽然只是眼睛的小病变,却是一个危险信号,提醒你注意眼结膜的健康。

(复旦大学附属华山医院　张宇燕)

153　眼泪到底是什么?

年轻靓丽的王小姐是银行职员,每天工作都是对着电脑,而且常年待在恒温空调房间,久而久之出现眼睛疲劳和干涩。她来医院看病,医生检查后说她得了干眼症。王小姐觉得很奇怪,明明她眼泪很多,看电影到煽情片段时经常两眼泪汪汪,怎么就干眼了呢? 其实,这和眼泪的成分有一定关系。

让我们看看眼泪到底是由什么组成的吧。

眼泪是一种“水”,但眼泪水不单单是水分子,它里面还有很多其他成分。通常情况下,眼泪水是一种透明的无色液体,其中绝大部分是水(98.2%),还有少量无机盐、蛋白质、溶菌酶、免疫球蛋白 A、补体等其他物质。眼泪水可以将病原微生物、过敏源、灰尘等冲刷掉。而泪水中的溶菌酶、免疫球蛋白 A、补体等起到抗感染的作用,因此眼泪水太重要了。然而,泪液在湿度低或空气干燥的情况下蒸发速度加快,眼表的水蒸发出去后泪液里的盐分就会相对增多,那么眼睛就处于一种盐碱的环境,引起眼表上皮细胞损伤并激活眼表炎症。干眼的症状也随之而来。

原来,眼泪水中含有一种糖蛋白,我们也叫黏蛋白。它主要是由结膜杯状细胞分泌,这些黏蛋白将水牢牢地锁住并且黏在角膜上,这样眼泪水才不会"溜掉"。一些疾病如干燥综合征、化学烧伤、类天疱疮等将结膜杯状细胞破坏了,那就惨了。泪液中失去了黏蛋白,水就不能在角膜上黏住,您就会感到眼干。之后出现角膜上皮脱落甚至角膜溃疡,严重情况下可能导致失明。

是的,眼泪水里含有一层油层,这些油也是通过腺体分泌的,这个腺体叫睑板腺。睑板腺是全身最大的皮脂腺,在上下眼皮的内面,腺体通常每隔两小时就分泌一次油。这个油层可重要了,如果油层的分泌减少或是分泌的油质量不好,那么油层下面的水就会失去了油层的保护,就会泪如泉涌。您就会感到眼睛里老是有水但又很干。

知道了这些眼泪的原理,王小姐终于相信自己为何有眼泪水但眼睛还是干干的。

(上海交通大学医学院附属第九人民医院　李瑾)

154　眼前出现不明悬浮物是咋回事?

眼前出现不明悬浮物体,千万别以为是细菌或微生物,当心是飞蚊症。现代人大量仰赖3C产品,对我们的眼睛造成相当大的负担,使得以往好发于老年人的飞蚊症,愈来愈年轻化。眼科医师表示,飞蚊症是眼睛老化现象,更是视网膜剥离的警讯,恐有致盲危机。视网膜位于眼睛的最后面,不仅可以看到眼睛外面、也能看到眼睛里面。眼球中间一团透明的胶状物质为玻璃体,占据眼球4/5体积,可以撑住眼球,并和视网膜紧紧结合,若产生剥离,眼前就会出现黑点,也就是飞蚊症。

飞蚊症分成生理、退化和病理性3种。生理性飞蚊症是指出生时眼球构造中的玻璃体带有一两个小杂质,看东西就会有黑点,有些小孩很小就有飞蚊症就是如此。退化性飞蚊症,是胶状的玻璃体因年龄增长、近视、外伤、白内障手术等,渐渐出现萎缩、液化状况。当玻璃体变小时,眼球没变小,玻璃体就会和视网膜剥离,如果剥离过程平顺,就是退化性飞蚊症;若剥离时拉到视网膜,引起破洞、出血,就是病理性飞蚊症。有不少患者受飞蚊症困扰,整天心情不佳而无法工作。

35 岁的吴先生视力 1.0,近来眼前老是有小虫飘动,飞蚊症严重影响视觉质量,来门诊询问是否能够抓蚊子。诊察后发现视网膜裂孔,需先激先补洞。玻璃体在退化的时候,如果很平顺地度过玻璃体与视网膜的分离,病患最后可能看到几点黑点或者眼前一个小圈圈;如果退化不平顺,有时就会造成视网膜裂孔出血,若不及时治疗,恐致失明。

医师提醒,如果出现飞蚊症,应该找眼科医师散瞳检查眼底。

(中国台湾新竹国泰综合医院　陈莹山)

155　眼前一团黑太阳

王小姐今年 24 岁,近视度数 350 度,眼睛健康没有不适,从来没看过医生。但是最近却觉得眼睛酸麻胀痛,视力有时清楚有时模糊,至眼科检查发现近视度数增加至 450 度,隔了两周又变成 550 度,平时上班常笑称公司"计划赶不上变化",现在自己也是"眼镜的更换赶不上度数的变化了"。

经医师详问病史,才发现这半年来,王小姐每天都随时注视手机,使眼睛负担过重,才会造成不舒服,假性近视也增加。医师建议应该缩短手机的使用时间。王小姐纳闷:难道使用手机太厉害也会造成眼病? 可是现在没有手机我快活不下去了啊!

王小姐的案例是典型"低头族眼症"患者,现在有太多人使用智能型手机玩游戏、收集数据、收信、看电影,它深入到我们日常生活各个方面,成为我们生活上备感依赖的工具。已有很多人表示没有手机不只生活不方便,而且内心也有不安全感,形成现在到处都是整天低头看手机的"低头族"。

从 20 世纪 70 年代有电视开始,乃至计算机发明,医学界就有了一个 20 世纪的新视力问题"计算机视觉综合征",这是指计算机或电视屏幕看久了,产生眼睛不适的症状如干涩、酸胀、假性近视增加,甚至眼睛痛、头痛；另外也会造成肩颈及手部肌肉的僵硬、酸痛。

　　这种状况随着校园计算机普及化以及网络游戏侵入网吧，达到最严重的地步。近年来，科技巧妙地将手机与计算机结合，成功演变成智能手机，却反而增加因眼睛不适而就诊的人数。这一群有生产力的青壮年族群，因为重度使用智能手机而就医，其主诉除了眼睛酸涩胀痛外，还看不清楚，或者视力不稳定，甚至头昏头痛、心悸、恶心想吐。

　　近来，低头族就医人数已经喧宾夺主，取代小儿近视及老年人的白内障、青光眼，成为眼科就医人群的主体，占了我们平时门诊量的三成！

　　"低头族眼症"就是"计算机视觉综合征"吗？我们可以说二者症状上类似，但是低头族眼症对眼睛的伤害不尽相同但更为严重，这是我们需要加以深入探讨的。

（中国台湾新竹国泰综合医院眼科　　陈莹山）

156　眼线背后的秘密！！！

　　很多女性朋友一大清早就要化妆出门，眼线能点亮我们的双眼，是化妆中十分重要的一步，由于现在社会节奏的加快，有些女性朋友很厌烦每天都要画眼线，于是文眼线这个美容项目就应运而生，但是文眼线未必如大家想象中那么好。近日有不少患者会问类似这样一个问题："医生，我最近眼睛总是干干的，我也没有用眼过度，就是我之前文了眼线，这伤眼睛么？跟我眼睛干涩有关系么？"那么问题来了，文眼线会伤眼睛么？会导致眼睛干涩么？回答是：会！当然会！

　　Q1 眼线纹的位置在哪里？

　　通常，美容院对眼线的设计都在睑缘上长出睫毛的位置附近，一般上眼线会文在睫毛根部及上缘；下眼线会文在睫毛根部的内侧。眼线接近睑板腺开口或者直接盖住了睑板腺开口。

　　Q2 睑板腺开口是什么？

　　睑板腺埋藏于上下睑板之中，其开口位于睑缘，排出的脂质分泌物形成泪液的表层，脂质成分可防止泪液过度蒸发。

Q3 文眼线会导致干眼吗？

一项研究对 321 名文眼线患者进行干眼问卷的调查及干眼相关参数的检查,结果显示:321 名患者均有不同程度的干眼病的表现,文眼线 5 年内一般没有太大症状,5～10 年内有症状者约为 11.21%,10～15 年为 36.45%,而 15 年后高达 97.81%。由此可见,文眼线可以损伤睑板腺,破坏其功能,导致泪膜不稳定,进而提高了干眼的发病率,严重影响生活质量。

Q4 文眼线处理不当会带来什么样的后果？

(1) 机械损伤:主要是因为美容人员不熟悉眼睑的结构造成的,更有甚者在文眼线的时候不注意刺伤到了眼睑内侧的泪腺,造成泪腺功能不全的严重后果。针刺偏位还可能直接刺伤眼球,导致严重的并发症。

(2) 过敏:发生过敏基本上都是因为色料污染或是自身对表面麻醉剂过敏,临床表现为眼皮肿胀、怕光、眼红、发痒等。

(3) 感染:手术器械或者色料在没有经过严格消毒的情况下,容易引起眼睛感染,出现疼痛、怕光、流泪。

最后,医生建议女性朋友们尽量不要去文眼线,要是想每天都美美的,那就早上早起几分钟画画眼线吧(记得睡前好好卸妆哟),小编这么爱美的都没有去文最近甚是流行的美瞳线呢,让我们一起保护好自己的眼睛吧。

(复旦大学附属中山医院　杨懿静)

157　眼压和青光眼的关系

1. 什么是眼压？

眼压即眼球内的压力,是眼球内容物作用于眼球壁及内容物之间相互作用的压力。正常眼压范围为 10～21 毫米汞柱。但这个范围并不绝对,有的青光眼患者眼压并没有超出 21 毫米汞柱,也有正常人的眼压超出 21 毫米汞柱。这个正常的眼压范围只是指大部分人的眼压范围(好比 100 个正常人中,95 个人的眼压在这一范围),并非超出这一范围就一定是异常。

另外,同一个人的眼压也并非固定不变的,它会随着体位等因素发生一定的变化,通常晚上睡觉时的眼压要高于白天的眼压。但正常人的眼压波动在一定的范围内,一般认为 24 小时眼压波动范围正常值为≤5 毫米汞柱,病理值≥8 毫米汞柱,双眼眼压差的正常值也是≤5 毫米汞柱。当然,眼压的波动还受到其他一些因素的影响,比如气候、情绪、睡眠、疲劳等。

眼压过高或过低均不利于眼球的正常生理的维持。眼压如果过低(<6 毫米汞柱时),就好像一个泄了气的皮球一样,无法维持一个正常的眼球形状,眼球壁会塌陷,眼球会变小萎缩。但眼压过高也不行,就像一个充气过度的皮球一样,内部压力太大,眼球壁本身也就会承受更大的张力,可能导致眼球从薄弱环节病变甚至破裂。

由于眼球壁各个结构对压力的耐受不一,从而会产生一系列的结果:小于 3 岁的婴幼儿角膜弹性十足,容易扩张,在高眼压作用下,角膜会变大,从而使患青光眼孩子的黑眼珠变大,俗称"牛眼"。但 3 岁以上的角膜开始弹性减退,变得韧性十足,所以大于 3 岁的青光眼患者黑眼珠通常不会变大。巩膜在高眼压作用下也会产生一定的扩张,特别是生长发育期的青少年,巩膜的扩张导致眼球增大,表现为近视度数的加深迅速。所以如果少年儿童的近视加深很快,也要警惕是否有高眼压的问题。另外,整个眼球最为薄弱的部位在视盘。视盘是视网膜神经节细胞轴突汇聚出眼球的地方,视盘像豆腐一样脆弱,高眼压作用下,神经纤维会逐渐丢失,最后造成视盘的杯盘比增大,视神经萎缩。

2. 眼压和青光眼的辩证关系

有很多人认为眼压高就是青光眼,青光眼就是眼压高,其实这种看法是不全面的,也是不正确的。虽然眼压高是青光眼的一个重要危险因素,但两者绝不能画等号。这里,我们就详细讲解以下两种情况,一是眼压不高的青光眼,也就是正常眼压性青光眼,二是眼压高但不是青光眼,也就是高眼压症。

(1) 眼压不高,怎会是青光眼? 随着研究的发展,对正常眼压性青光眼,即眼压虽正常,但具有青光眼的特征的认识越来越深入,它具有原发性开角型青光眼的特征,如眼底视神经凹陷扩大、视野缺损等,但眼压一直在正常范围(10～21毫米汞柱)内。这是由于个体原来的眼压压力阈值较低,以至于视神经不能承受所谓的"正常眼压"。多数患者具有血循环障碍或代谢性、自身免疫性疾病等危险因素。正因为如此,其起病非常隐蔽,病变早期多无明显症状。一旦眼部症状出现时,病情大多已到晚期,错过了最佳治疗时机。眼底检查能在视功能出现可察觉的损伤前,就发现青光眼所致的损害。因此,每年一次的定期体检对早期发现青光眼,特别是正常眼压性青光眼,至关重要。有青光眼家族史的人更应坚持普查。

要确诊正常眼压性青光眼,往往需要进行24小时昼夜眼压监测。同时,还必须与颅脑疾病,尤其是颅内肿瘤引起的视神经萎缩相鉴别。治疗方面,患者常需将眼压降至更低水平,以保护视神经不受损害,同时可以用一些神经营养或者改善血供的药物。

(2)眼压虽高,但不是青光眼。高眼压症是指眼压虽然超出正常范围(10～21毫米汞柱),但没有出现眼底视神经损害及视野缺损的一种状态。高眼压症不属于青光眼范畴,但这部分人将来有一定比例发展为青光眼的危险性较大,国外长达10年的一项研究提示,高眼压症转变为青光眼的概率只有十分之一。高压眼症者应定期随访观察,一旦发现青光眼迹象,应及时降眼压治疗。需要提醒的是,由于角膜中央厚度对眼压测量值有一定影响,故在诊断高眼压症时,医生应充分考虑这一因素,以免将部分角膜偏厚的人误诊为高眼压症。至于高眼压症到底是否需要治疗,现在国内青光眼专家比较一致的意见认为:眼压超过25毫米汞柱,角膜中央较薄时,加之有青光眼的其他高危险因素,可以使用降眼压药物。

3. 正确认识眼压和青光眼的关系

(1)了解"正常眼压"的含义。要解释上述两种情况与人们通常所说的"高眼压导致青光眼视神经病变"之间的矛盾,需引入一个"个体化"的观念。我们通常所说的"正常"眼压,是根据统计学原理,对健康人群进行统计分析后得到的一个眼压区间。这个"正常"眼压区间(10～21毫米汞柱)仅代表了95%的健康人的眼压,还有5%的健康人的眼压不在这个区间内,或高或低。高于这个区间的眼压虽然被归为"高眼压"行列,但对这些个体而言,他们依然是健康人。同样道理,对眼压基础就低的健康人而言,低于 10 毫米汞柱的眼压是正常的,10～22 毫米汞柱的"正常范围"眼压已经升高了,可能会导致视神经的损伤。这就是正常眼压性青光眼的由来。

眼压与青光眼发病的关系可以这样表述:当眼压高过某人视神经及其筛板的承受力时,可导致特征性的青光眼视神经损伤。"眼压是否相对过高",或称"病理性眼压升高",是判断眼压与青光眼关系的准则,而不能简单地根据 10～21 毫米汞柱的"正常"眼压区间来诊断。

(2)牢记视神经损伤是诊断的"金标准"。要鉴别高眼压症与青光眼、正常眼压性青光眼与健康眼,主要看是否有青光眼视神经损伤。若单纯从眼压来看,眼压越高,青光眼的可能性越大,因为视神经及其筛板承受眼压的能力是有限的。眼压越低,发生正常眼压性青光眼的可能性越小。

一般来说,超出正常眼压范围上限的眼压,眼压在22～25毫米汞柱,就需要仔细鉴别是否为高眼压症;眼压在26～29毫米汞柱,倾向于考虑青光眼可能;眼压达到或超过30毫米汞柱,基本上青光眼的可能性很大。

(复旦大学附属眼耳鼻喉科医院　孔祥梅)

158　眼压监测的智能隐形眼镜

统计学上将眼压的正常值范围定义为 10～21mmHg,但是眼压和身体其他生理指标如体温、心率、血压等一样,除了具有个体差异性,同样也是具有波动性的。许多正常人的眼压在早晨最高,而在晚上或深夜时降至最低。但是也有些人的眼压高峰是分布在下午或晚上。一般而言,正常人一日当中眼压值的浮动范围在 8mmHg 之间,而青光眼患者眼压浮动范围可能就较大。青光眼病程进展中导致视神经损害的危险因素有很多,眼压仍是目前公认的最关键因素。

美国食品药品管理局批准了一款用于 24 小时眼压监测的智能隐形眼镜 Triggerfish(Sensimed AG)contact lens。这款隐形眼镜有一个内置的传感器,可以识别并自动记录青光眼进展的高风险患者超过 24 小时过程中不断变化的眼压。该单用软硅接触透镜测量眼压波动,并以无线方式将数据传送到一个戴在眼睛周围的黏合天线上。该数据被一个由患者佩戴的便携式装置收集,并通过蓝牙技术传送到临床医生的计算机上。该装置并不是直接测量眼压,但可以显示一天中眼压可能的波动范围。

这款智能隐形眼镜可以实现 24 小时连续监测眼压,据此临床医生可确定测量患者眼压的最佳时间。适用于在专业健康保健人员指导和监督下的 22 岁以上成年人。其镜头的安全性、耐受性和有效性已被美国食品及药物管理局批准认可。最常见的暂时性不良反应是隐形眼镜的压纹、眼部充血及点状角膜炎。

哥伦比亚大学医学中心对 40 例年龄在 40~89 岁接受治疗的开角型青光眼者患者进行了该智能隐形眼镜的试验。在 2 年的随访中,科学家们对这些患者进行了至少 8 个标准的视野检查。其中,一半被列为有缓慢的疾病进展,另一半有快速进展。他们发现,在夜间有陡峭尖峰记录以及信号分析中有更大的峰值出现的患者,往往有较快的青光眼进展趋势。

该智能隐形眼镜可以帮助我们更全面地了解眼压的变化以便适时采取措施,且可自动记录,可谓"神器"。目前,这款"神器"尚未进入中国市场,我们期待它的到来。

关于眼压,温馨提示几点:体位也会影响眼压。正常人在由坐姿换成平躺位置时,眼压可能上升 6mmHg。所以,躺着看书或是看电视是很伤眼睛的,还是坐起来看比较好,希望有则改之。若是采取倒立的姿势,眼压可能会上升十几毫米汞柱。因此,青光眼患者若在做瑜伽运动,应尽量避免倒立的动作。

此外,需注意有些药品也会产生致眼压上升的不良反应。尤其是含有类固醇的药品,无论是以口服、皮肤涂抹、鼻腔喷雾抑或是点眼药水等给药方式,均有可能产生这种不良反应。提醒亲们,平时使用药物时要遵医嘱不应乱服药,除了适应证也要注意看下不良反应和禁忌证,我们要对自己的身体负责。

(复旦大学附属中山医院 王余萍)

159 眼压正常也可能会有青光眼

青光眼不就是眼压太高吗？如果你也这么想，那可要特别注意了！其实眼压正常也可能会有青光眼。

就像是温水煮青蛙，青光眼一开始通常没什么症状，偶尔觉得眼睛酸、有胀痛感，大多数患者都以为是最近用眼过度，眼睛肌肉过劳，等到终于到眼科检查时，往往已经是急性发作。

事实上，青光眼最麻烦的就是视神经被破坏，一旦破坏，受损的视力就很难再恢复。

眼压不高仍有青光眼？主因是眼球老化

细究眼部构造，眼球里约有一百万条视神经，是眼球和大脑之间的通信电线，连上了，眼前的景色就会在大脑变成影像，我们也才能"看到"。但当眼压过高，就会破坏视神经，导致视野缺损。

视神经根处血流需要非常密集，才能保持健康，但近期很多案例因为血液循环不良、眼球自体老化，使眼压即使正常（眼压正常值为20mmHg，此类患者眼压仅约 15～16mmHg），视神经却还是受损。因此，眼压即使正常，也不应掉以轻心。

特别是患有如高血压、糖尿病、高胆固醇等慢性病以及年纪较长的老年人，或者高度近视 800 度以上的人群，皆为青光眼风险族群，须特别注意。

高度近视者眼球老化的程度不容小觑，一个 30 岁近视 800 度的人，在眼科医师眼里，眼球已经老化得像 80 岁了，视神经变老化、脆弱，损害在不知不觉中发生，需要特别注意。

确诊青光眼就看 C/D 比

为什么单凭眼压无法作为青光眼的诊断标准？其实，眼压像血压一样，随着时间会有些微波动，因此，眼压高低值仅能帮参考，不能作为确诊的主要依据。

临床上会看患者的 C/D 比，正常的比例是 C：D＝1：3，但若为青光眼患者，C 值会越来越大，例如从 1：3 会变成 2：3。若眼压正常，但 C/D 比正常还要大，仍需要做更进一步的检验。

至于 C/D 比是什么？打个比喻，若从瞳孔看进去，眼后就像一个碟子，中间凹陷处称为 Cup，也就是 C 值，而眼后的圆周大小则为 D 值，称为 Disk。

定期检查才能有效防恶化

因青光眼难以预防的特性，临床上很多患者的青光眼是不知道原因的，唯一的症状常只有酸涩、胀痛感。而且因眼压问题和高血压有相似之处，90% 以上的高血压是原发性高血压，人年龄越大，血压就是会一直高上去，而且没有原因，内科医师也找不到原因。如同高血压，年纪越大，眼压就越高，和遗传也很有关系。

定期检查就是青光眼防治最重要的手段，但患者一般没有这种自觉。很多患者会说："医生要叫我来看、叫我吃药，可是我又没有生病！"

青光眼麻烦之处也在于：初期感受不到症状，偶有症状也是如同眼睛疲劳的酸涩、胀痛感，但往往被我们忽略，以至于错失治疗良机。

因此，年纪大、有青光眼家族史、高度近视、常有偏头痛及眼胀痛、有慢性病如高血压、糖尿病者，都需要更注意眼睛健康，定期就医量测眼压。提早发现、及时预防，这是青光眼患者保留视力的不二法门！

（中国台湾新竹国泰综合医院眼科　陈莹山）

160　眼中的大千世界为何出现缺憾

多种疾病会引起视野异常，让患者眼中的大千世界出现缺憾……在她（他）的视野里可能出现以下几种异常情况：

（1）旁中心暗点。如果视盘缘的切迹是部分的，也就是说，只是视盘部分轴突受损，而且受累纤维长度近乎相同，且源于弓形区的一部分，那么，将产生旁中心暗点。

旁中心暗点可以出现在中心视野的任何位置，但最常见的是鼻侧视野。

（2）弓形暗点。视盘缘局部的切迹，可以导致其对应区域所有视网膜神经纤维丢失,由此产生一个与生理盲点相连的弓形视野缺损。这种弓形缺损,常围绕固视点延伸,并突然终止于对应颞侧水平缝的鼻侧水平中线,也就是众所周知的 Bjerrum 暗点。

假如发生视盘双极切迹,则形成双弓形暗点。

切迹 notch:假如盘缘局部突然变窄,对于视杯来说就是局部切迹。它提示该处的神经纤维受损,预示其对应区域将出现弓形暗点。

(3) 鼻侧阶梯。当有较明显的视盘受损时,广泛的神经纤维受损程度并不一致,其对应的视野中,差别敏感度也不相同。这使得它在视野中通过鼻侧水平中线时,会出现光敏度不连贯差异,表现为鼻侧阶梯。

(4) 左同侧象限性偏盲。眼科在进行视野定位分析时,很少使用"基底节"这个术语,而是习惯于对内囊的描述,内囊的后脚有视放射通过。

内囊损害:主要表现为对侧方向的完全性偏盲。内囊以上的病变,由于纤维分散,则多出现同侧象限性偏盲。

同侧的上方象限偏盲:常提示 Meyer 袢纤维受损,这种特殊的视野形态被描述为"天上的馅饼"。

(5) 右同侧偏盲:左侧枕叶梗塞(脑干受累)。

(6) 双颞侧偏盲:是垂体瘤的主要特征。但由于肿瘤压迫部位或病情严重程度原因,有时并不像教科书上给出的那样"经典"。

(7) 前部缺血性视神经病变(AION):视盘筛板前区、筛板区和部分筛板后区,由睫状后短动脉形成的 Zinn－Haller 血管环的向心性小分支血管供应。睫状后短动脉循环障碍引起的低灌注压,导致 AION 发生。

视野检查是诊断 AION 的重要指标,典型改变是与生理盲点相连的弧形视野缺损,多表现为上方或下方的束状缺损,有时可以不规则。

(8) 左眼 BRVO。视网膜血管性疾病的诊断,大多情况下可能不需要视野检查,这是因为通过常规眼底检查、OCT、B－scan 或必要时的造影等已能明确诊断。但医生应熟悉眼底病变部位与视野图像的对应关系,以及有些情况下的特殊需要。

（9）黄斑缺损：导致了一个很深的中心暗点，对应的上方相邻部位视野，局部光敏度降低。

（上海新世界眼科医院　王富彬）

161　眼中风的眼底表现又如何呢？

眼底血管错综复杂，动脉静脉交错分布，所以存在很多组织学上所称的动"静脉交叉"。

这是眼底血管在其他器官找不到的动静脉解剖关联性。这些动静脉交叉处，其外部包覆同一包膜，这会使血管相对稳定，但也会拉近动静脉的相对距离，如果眼球受到挤压，也容易使二者互相造成压迫。由于动、静脉的血管管径强度不同、流速不同，当静脉压迫动脉时，血压并不会造成影响；可是当动脉压迫静脉，就容易造成静脉血流不通畅，此时如果血压高、血管硬化，就容易因血液不易流通，而造成静脉出血。

眼中风在动脉表现方面，往往是因血管栓塞而不是出血所造成的。这又可分成因自身血管硬化、管径变细，最终导致血管不通，又称"在地栓塞"，当然，也有可能在血管硬化、管经变细时，由心脏或血管内来的胆固醇或钙化物这些外来栓子，流到眼部动脉狭窄处，造成血管不通，这就称为"外来栓塞"。

由于血管硬化是老年人常见的血管变化，所以年纪也与中风一样，是眼中风最主要的危险因子。近来，由于饮食的精致化及"三高"的年轻化，眼中风的发生年龄有下降趋势，临床上甚至看到高中生、大学生发生眼中风的病例。

若发生眼中风，我常跟患者说："一则以喜，一则以惧"。惧的是指眼中风也是属于中风家族的一员，这就表示又多了一个脑中风的危险因子，产生脑中风的危险概率又提高了。而喜的是，眼睛有两颗，不像脑部及心脏只有一颗，若有了出血或阻塞，马上要住到加护病房，眼睛中风只会单眼，局部视力受限，患者应该正面思考：这是老天爷用来警告有这些危险因子的患者，必须加强积极性治疗，否则将来会再次眼中风。

眼中风的患者罹患脑中风的概率增大了。但眼部中风也有麻烦的一面,一般中风可以康复,但是眼部无法康复,笔者曾有患者眼中风后,每日自行按压眼球,眼部按压造成动、静脉交叉处,血压及眼压再次升高,更阻塞了静脉的回流,结果患者又再次眼中风。

一般来讲,眼睛中风是不会演变成脑中风的,但由于眼睛中风也是心血管疾病的重要成员,这也代表心血管系统的不健康。当患者被诊断出眼中风,根据统计,5 年内大约 4 个眼中风的患者会有 1 人脑中风。由于心血管疾病的危险因子,在不同器官是相类似的,所以有了眼中风,即可推断该患者为脑中风疾病高危险群,那就要加强心血管疾病危险因子的筛检与治疗。事实上,有眼中风的患者,约有2/3 合并高血压,1/3 合并高胆固醇,1/10 合并糖尿病,这时若诊断为眼中风,等于又加入了一项脑中风的危险罹患因子,这时更要积极控制血压、血脂与血糖,否则等于又向脑中风迈进了一大步。

(中国台湾新竹国泰综合医院眼科　陈莹山)

162　央视终于站出来讲蓝光了

蓝光如何对眼睛造成损害的?

光线进入眼内后,主要有角膜、晶状体和视网膜会吸收蓝光,而其他眼部组织如结膜是否会吸收蓝光现在还不清楚。目前的研究多关注于蓝光对视网膜的影响以及如何引起患者黄斑部的变化。

(1) 三类蓝光产品可使眼睛瞬间失明,而且此伤害不可逆。

(2) 1 岁的小孩瞳孔最大,含蓝光产品通过眼球伤害黄斑的伤害率为 100%;2 岁的小孩瞳孔变小,含蓝光产品通过眼球伤害黄斑的伤害率为 70%~80%,2~6 岁的小孩瞳孔更小,含蓝光产品通过眼球伤害黄斑的伤害率为 60%~70%;对于 60 岁以上的人群,蓝光产品通过眼球伤害黄斑的伤害率为 20%。

如果您的孩子还小,请千万让他远离蓝光产品。

如何防止蓝光引起的眼睛损害呢？

（1）荧光屏工作者，手机和电脑使用非常多的人群，需要佩戴防蓝光的镜片。如今已有许多眼镜具有防蓝光的作用。

（2）目前还有一些食品或药物，可以帮助防止蓝光对眼表或视网膜的影响。

（中国台湾新竹国泰综合医院　陈莹山　陈力）

163　养宠的代价

很多的家庭喜欢养狗、猫等宠物，有的甚至将它们当成自己的家庭成员。殊不知，这些动物身上带有很多的病菌和寄生虫，如果不注意清洁卫生，不定期给宠物注射疫苗，这些病菌就有可能侵及人的身体，引起疾病。身体没有发育成熟的孩子特别容易被病菌侵犯。所以，如果儿童和宠物过于亲密，病菌和寄生虫就会祸害孩子的健康。眼弓蛔虫病就是一个典型的例子。

弓蛔虫是寄生在狗、猫肠道内的常见寄生虫，被弓蛔虫寄生的猫狗排出的粪便中含有大量虫卵，人接触后将虫卵误食口中，虫卵就会在人体内孵化。孵化后，弓蛔虫会随着血液循环进入肝、脏、肺、眼等器官，如果侵犯眼睛，就会造成眼弓蛔虫病。因此，眼弓蛔虫病就是由犬弓蛔虫或猫弓蛔虫的幼虫侵犯眼内组织引起的感染性疾病。这些幼虫直接侵犯眼内组织或者通过免疫应答引起眼内的炎症常致慢性葡萄膜炎、玻璃体炎、局灶性坏死性肉芽肿性炎症，严重者可致失明。

眼弓蛔虫病主要发生于4～8岁的儿童，80%的患者年龄在16岁以下，此病被认为是儿童后葡萄膜炎的三大原因之一。据报道，眼弓蛔虫病在儿童葡萄膜炎中占10%。

由于幼虫不但侵犯眼内组织，还可以侵犯其他器官组织，引起发热、乏力、体重减轻、咳嗽、喘、肝大、皮疹等异常表现。也有个别患者出现脑部受累的表现，如脑炎、癫痫等，但也有不少患者无任何全身症状体征。

最初眼部症状可有眼前黑影、视力下降等,也有些孩子因为年龄太小,不会表述视力的损害,家长发现其斜视或者白瞳症才来就诊。

眼部检查可以发现单侧眼底出现肉芽肿性改变,这是幼虫侵犯脉络膜组织后形成了包囊所致,在眼底后部可见灰色或白色隆起,常伴有轻至重度的玻璃体炎反应。眼弓蛔虫病导致的慢性眼内炎症,玻璃体的混浊遮挡了光线的射入引起视力下降,或者由于视网膜上形成了牵拉的条索导致黄斑区移位以及视网膜脱离而影响视力。眼弓蛔虫病还可以引起视神经视网膜炎、视网膜分支动脉阻塞、巩膜炎、角膜炎等,这些都将导致视功能的损害。视力的严重受损,可出现斜视、弱视等并发症。

如果儿童单眼眼底有包裹样病灶的眼内炎症,要考虑是否患有弓蛔虫感染,这时有养狗或养猫史对诊断有参考价值。除了上述的眼部临床表现外,实验室检查可以帮助诊断。通常检查血液和房水的抗弓蛔虫抗体来明确诊断。

眼弓蛔虫病还需要和其他一些疾病进行鉴别如视网膜母细胞瘤、感染性眼内炎、中间葡萄膜炎、早产儿视网膜病变等。视网膜母细胞瘤是恶性肿瘤,可能造成患者死亡,其发病年龄更小,CT检查提示钙化灶有助于与眼弓蛔虫进行鉴别。感染性眼内炎多有外伤史、内眼手术史或者长期用免疫抑制剂等病史,血、尿、眼内细菌培养有助于诊断和鉴别诊断。中间葡萄膜炎和眼弓蛔虫病都可以出现周边玻璃体雪堤样改变,血液和房水的抗体检测有助于诊断和鉴别诊断。早产儿视网膜病变发生于早产儿和低体重儿,累及双眼,也表现为增殖性病变,但是眼内无炎症表现,这个特征有助于与眼弓蛔虫病进行鉴别。

(徐州市第一人民医院眼科　李甦雁)

164　叶黄素与虾青素的陪伴

网络上盛传“虾青素可取代叶黄素”来护眼,中国台湾新竹国泰医院眼科陈莹山主任澄清,其实这两者各有用处,但全都无法立竿见影，无须刻意补充太多，建议多走出户外、减少用眼压力、饮食均衡，这才是最好的护眼良药。

两者都是 3C 护眼拍档，各有强项，并非谁能取代谁。

叶黄素与虾青素都是强效抗氧化剂，可预防自由基所引起的氧化伤害，而虾青素的抗氧化力大约是叶黄素的 5～10 倍，因此坊间才会认为"既然两种营养同类，抗氧化力有比较强，吃虾青素就好啦"，但这种认识不尽然正确。

叶黄素是存在于天然植物中的类胡萝卜素，是组成视网膜和黄斑部的重要物质，是很好的抗氧化剂，能中和蓝光，主要有抑制光线、增加对比敏感度与视觉质量、延缓晶状体白内障发生、辅助神经传导的作用。

虾青素也是类胡萝卜素的一员，有极强的光线抗氧化作用，能通过血视网膜屏障 BRB（Blood Retina Barrier），可增进眼球睫状肌放松与对焦、促进脉络膜血流，抑制晶状体混浊，避免白内障发生。

人们持续近距离看 3C 产品时，会使睫状肌一直处于紧绷状态，而无法休息。叶黄素能帮眼睛阻挡 3C 光线，而虾青素则是能跑到睫状肌内，增强肌肉力量，让眼睛不疲倦，因此两者都可以吃，但别存有不切实际的期待。

虾青素可作为光线伤害大时的救急，但无法在黄斑部定居，所以不能以保养用的营养补充品观念来看待虾青素，应将它定位为"辅助药物"。

"眼睛是很挑剔的器官，不是什么营养都能进入眼睛。"美国、日本实验研究，吃叶黄素需要半年以上，吸收才会有效，至于虾青素，因其不稳定性高，不可能半年后才被眼睛吸收，早就被其他器官吸收了。

建议民众平时可以多补充叶黄素护眼，至于虾青素则不该视为营养补充品，当 3C 用眼过度时，可适度补充作为治疗用。平时做好眼睛保健、减少用眼、多让眼睛休息、走出户外，均衡摄取一颗蛋、一盘绿色蔬菜、一份黄色水果，才能真正护眼。

（中国台湾新竹国泰综合医院眼科　陈莹山）

165　一天三滴血

近期我们干眼茶馆更新了很多理论知识。那今天我们换个思路，就来讲个故事吧。

张女士是一位干燥综合征患者，眼睛干、皮肤黏膜干、口唇干，总之，哪里都干。最不能忍受的就是眼睛干、痛和怕光，出门总离不开墨镜。到眼科门诊检查，医生发现她大片角膜上皮脱落，做了荧光素染色检查，结果阳性。门诊医生用了各种方法，如应用抗炎眼药水、人工泪液、小牛血清等，均无济于事。最后用了"三滴血"的方法才奏效了。

那么，何为"三滴血"疗法呢？

1975 年 Ralph 及其同事首次报道了利用自体血清滴眼液治疗眼表疾病的病例。Ralph 将血清或血浆的提取物应用于 6 位患者的眼表疾病治疗，得到了较好的疗效。而后，Fox 又证实了自体血清用于治疗干燥性角膜结膜炎的有效性。1999 年，Tsubota 等人发表了两篇关于自体血清用于干眼治疗的文章，其一是证实了自体血清用于治疗干燥综合征相关性干眼的有效性，其二是证实了自体血清用于治疗长期角膜上皮缺损的有效性。此后，自体血清用于干眼的治疗开始逐渐得到关注并推广开来。

因此，所谓"三滴血"，其实不是真的指三滴血，而是指自体血清。

变"血"为"药"的神奇过程：

张女士的医生通过阅读文献得到启示，首先从张女士手臂上抽取了新鲜血液，通过静置—离心—分离—稀释的步骤制成眼药水让张女士滴眼睛，1 天 3 次。当然，首要条件是确保血清储存及应用安全。张女士定期门诊随访，过了一段时间，张女士的干眼明显好转，角膜上皮逐渐修复，缺损得到明显改善。

"三滴血"是如何治疗张女士的干眼的呢？

自体血清能用于干眼的治疗是因其成分和天然泪液成分相似且浓度相似，构成眼表内环境并含有维持眼表稳定的有效成分，如表皮生长因子、转化生长因子、纤维蛋白、维生素 A、多种趋化因子、营养成分等。

"三滴血"技术为何未被推广呢？因为自体血清也存在一定的局限性：

（1）获取及储存不易。已开封的自体血清眼药水需放置于冰箱冷藏，而未开封的则需放置于冰箱冷冻，这就为患者每天 3 次的应用带来不便。

（2）每瓶自体血清眼药水最长储存期为 3 个月，因此该疗法需患者反复抽血，且取血量大，对于儿童、老人及全身情况差的患者不适用。

正因如此，自体血清疗法至今未被推广应用。但尽管存在以上不足，对于一些顽固性干眼的患者还是可以尝试自体血清治疗。医学之路本就是在不断探索中前进，请跟我们一起期待更多更好的干眼治疗方法，因为你们的舒适就是我们最长久的追求。

（复旦大学附属中山医院　祁俏然）

166　遗传错误

电影《柔道龙虎榜》很多人都看过，影片中古天乐扮演的柔道天才司徒宝由于患有一种视网膜色素变性的遗传性致盲眼病，对生活失去信心，陷入沉沦。虽然最后在好朋友和对手的帮助激励下，男主角勇敢地面对自己的命运，但是观者不免为其失去光明这一结局扼腕叹息。

遗传性的眼病是一类具有遗传倾向的眼科相关疾病的统称，也是困扰人类健康的重要问题。主要的遗传方式包括染色体异常、常染色体显性遗传、常染色体隐性遗传、X 染色体相关遗传以及线粒体遗传。虽然这类疾病具有遗传模式，但是由于隐形携带者和不完全显性的存在，患者的父母和子女可以不患有该病。目前已知的遗传性眼病既包括先天性角膜异常、先天性白内障等结构发育异常，也包括色盲、夜盲等功能障碍疾病。除此以外，视网膜母细胞瘤这一儿童最常见的眼内恶性肿瘤也被证明具有遗传倾向。其中视网膜色素变性就是最为常见的眼科致盲性遗传疾病,其在全世界的发病率为1/3000～1/4000。目前已有超过40多个不同致病基因被证实与视网膜色素变性相关,这些基因突变引起视网膜色素上皮细胞营养不良,进而影响了视觉的传导。病变早期,出现夜盲的症状,随着年龄的增长,夜盲症状逐渐加重,视野减小。大多数患者在中老年期发展为全盲。

先天性白内障中大约有1/3具有遗传因素,虽然它是几种可以治疗的遗传性眼病之一,但是会严重影响患儿的视力发育。遗传型的视网膜母细胞瘤病例约占该病的40%,常表现为双眼发病。目前主要的手术治疗以及放射治疗等保守方式,视网膜母细胞瘤(Rb)基因转导技术现在正被研究,有望成为新的治疗途径。

由于部分患有遗传性眼病的患儿,初期可因单纯的视力不良就诊,尚未表现出明显的眼疾改变,所以眼科医生对一些特殊的"弱视、斜视"患儿要小心,对于一些难治性的或者临床检查与症状明显不符合的病例,必要时可通过基因测序来明确诊断。

在全世界各国科学家的共同努力下,人类基因组的破译工作终于在20世纪90年代完成。通过这项人类基因组计划,我们对基因信息有了更加全面的认识。随着科技的发展,各种基因组测序技术获得了长足的进步。其中全外显子测序技术由于测序准确和价格相对便宜的优点,已经成为科学家寻找致病基因的普遍手段。与此同时,虽然现在绝大多数的眼科遗传病根本没有有效的治疗手段,但是科学家们并未放慢寻求新疗法的脚步。

牛津大学Nuffield眼科实验室的Robert Maclaren开发出了治疗遗传性无脉络膜症的基因治疗药物AAV2－REP1,利用腺相关病毒(AAV)的载体将Rab－escort蛋白1转移到视网膜细胞内,并且该项治疗的临床实验显示出可喜成果。现在,他也将目光对准了视网膜色素变性。

我们也希望这些科学家可以早日取得更大的突破,为遗传性眼病的诊疗提供更加光明的未来。

(上海交通大学医学院附属仁济医院　沈洁)

167 翼状胬肉是啥东西?

翼状胬肉最早是由古希腊的医生观察到,它是眼部出现的膜状增生物,像蝉翼似的翅膀。轻度翼状胬肉可能只影响患者的外观,严重翼状胬肉会引起不规则散光,甚至导致视功能障碍。主要发生在沿海、高海拔地区,与阳光和紫外线过度的照射有较强的关联性。

翼状胬肉早期多无自觉症状或仅有干涩、模糊等自觉症状。胬肉头部侵入角膜缘内时,刺激症状就会比较明显,有时感觉视物模糊、视力下降是由于牵拉而产生散光的原因。

翼状胬肉主要的治疗手段为手术干预。随着对疾病的认识及在手术技巧和疗效上不断的进步,翼状胬肉不再是单纯的切除,而且要考虑到术后创面得到有效修复和愈合,降低胬肉复发。翼状胬肉术后疼痛主要来自于炎症,其中,前列腺素是一个最主要的炎症因子。

翼状胬肉术后有时会出现胬肉复发,角膜创面的持续不愈合,流体动力学障碍引起角膜干斑、肉芽肿的形成,这主要是因为术中使用抗代谢药物后,干扰愈合过程,从而导致角膜或巩膜溃疡持续存在甚至感染等。

手术技巧:

(1)翼状胬肉只切除头部的一小部分,其余的属于正常结膜,只要把它退回到原位就可以,然后再根据缺损的部位取相应的一块角膜缘干细胞组织就可以。角膜缘干细胞从颞下方取,颞上方要给白内障和青光眼手术留地。一般缝合4针,间断缝合。

(2)手术缝线用10—0缝线,一般7～10天拆线,恢复很快。若使用可吸收缝线,则恢复较慢,刺激症状较重,而且时间长。

(3)手术开始的时候,先用副肾＋生理盐水(1∶1)稀释后放在翼状胬肉头部湿敷,以减少出血。术前检查时发现浅前房、角膜小有青光眼倾向的患者一般就不用副肾上腺素了。

术后用药:手术后可佩戴角膜绷带镜,第二天开始点激素类眼药水。

个人认为翼状胬肉应该早期手术。这样创伤小,反应轻,恢复快,复发率也就越低,患者的损伤小。适应证包括早期变性的睑裂斑及初发期的翼状胬肉。据观察,翼状胬肉双侧生长的,复发率很高。

(河北省眼科医院　韩育红)

168　隐形眼镜亲密接触之七戒

颜值不能不顾,尤其眼睛为灵魂之窗,近视的人在聚会应酬时,多半都会戴上隐形眼镜,但过年跑摊聚会,不少民众回到家倒头就睡,连隐形眼镜都忘了摘,认为偶尔一次没关系,明天再换新的就好,然而这样偷懒的想法,将为眼睛带来伤害。从现在开始,你必须戒除7个伤眼的"一时方便"!

(1)隐形眼镜戴超过6~8小时。隐形眼镜戴太久,症状轻则眼睛干涩,严重时则导致角膜发炎或破皮,视力甚至可能受损。陈莹山医师指出,一天佩戴时间最好不超过6~8小时。

(2)戴着隐形眼镜睡着。长时间佩戴,让眼睛无法呼吸,戴着睡觉甚至让附着在镜片上的灰尘、细菌和你度过整夜,这增加了6~8倍的眼睛感染机会。因此,回家后第一件事:快拔下你的隐形眼镜。

(3)长时间佩戴瞳孔放大片或变色片。陈莹山医师指出,长时间佩戴瞳孔放大片或变色片,容易造成眼睛伤害,主要因为这类隐形眼镜多有染剂等化学物质,长时间佩戴,或一次次的清洁冲洗,都可能让染剂脱落。不仅眼睛可能感到刺痛、异物感,严重时甚至还会红肿、发炎。

(4)使用过期的隐形眼镜或保养液。许多学生省钱省过头,隐形眼镜日抛当周抛、周抛当月抛是常有的事,甚至连清洁、保养液过期了还在用。民众必须严格遵守各种产品的使用期限,否则哪一天感染、发炎了,省下来的钱反倒花在医疗上。

(5)隐形眼镜与配件清洁不佳。门诊中时常出现,旅行时没冲洗隐形眼镜,直接丢入保养盒,或是没盖好保养盒的盖子、重复使用保养液等,这都让细菌或微生物易孳生。最后可能因感染、角膜破皮到医院报到。

（6）用开水或生理盐水保存隐形眼镜。不少民众图方便，直接用开水保存隐形眼镜。这是绝对禁止的。看似清澈的水，却潜藏无数细菌，浸泡一夜可让它们入侵你的隐形眼镜，也增加了眼睛的感染风险。

（7）游泳时戴隐形眼镜。少数游泳爱好者怕麻烦，直接戴着隐形眼镜下水。但水中的细菌或微生物易附着在隐形眼镜上，容易伤害眼睛。隐形眼镜族要游泳，请先备好有度数的蛙镜，这样才能保护你的双眼！

（中国台湾新竹国泰综合医院　陈莹山）

169　荧光素眼底血管造影

很多患者在眼科就诊时，可能会遇到医生跟他说："你去做个造影吧！"说起造影，大家第一时间想到的可能是心脏冠脉造影，或者是脑血管造影。那这个到底又是什么呢？今天我要跟来大家谈谈眼科要做的造影。

它的全名叫作荧光素眼底血管造影（FFA）（简称"荧光血管造影"）。顾名思义，它是利用荧光素来进行眼底血管的显影，从而获得疾病的诊断与评估。它与冠脉造影和脑血管造影完全不同，前两者一般是利用含碘造影剂在射线下获得间接的图像，而荧光血管造影则是利用荧光素在可见光下获得直接的眼底图像。这里要明确的是：它是一个检查，不是治疗。荧光血管造影是眼科医生进行视网膜和脉络膜疾病诊断的最常用的影像手段之一，对于眼底病医生而言，其如同听诊器对于内科医生一样重要。

荧光血管造影的原理：不同的化合物可吸收不同波长的光线，其吸收光线中的能量后，可导致化学物质中的电子被激发到高能状态。这种高能状态是不稳定的，它会以发光的形式释放能量到稳定的低能状态。而在吸收与释放能量过程中，释放的能量比之前吸收的能量要少，而光的波长与能量成反比，因此释放的光的波长总是较之前吸收的光的波长长。一旦停止入射光，发光立刻消失，这种发光现象就叫作荧光。荧光血管造影的造影剂是荧光素钠,利用荧光素钠的荧光特性,将其注射入患者的手背或者肘前静脉,通过血液循环到达眼底血管,来进行眼底疾病的检查。荧光素钠是一种无毒的染料,其吸收光谱在 465～490nm(蓝色光),发射光谱在 520～530nm(黄绿色光),在造影设备中利用滤光片就能获得我们所要的波长的荧光显像。荧光素钠进入血液中后,80%以上和血液中的蛋白(主要是白蛋白)结合,而我们所见的荧光主要来自于血浆中未结合的荧光素。未结合的荧光素分子可自由通过脉络膜毛细血管,但无法通过血视网膜屏障的视网膜毛细血管内皮和色素上皮。这一特性,决定了荧光血管造影可用以多种眼底疾病的诊断。

(上海市浦东新区公立医院眼科　严翔)

170　荧光血管造影的注意事项

荧光血管造影是利用未结合的荧光素钠分子在眼底血管内的运动,来获得一系列眼底荧光显影的照片,从而进行眼底疾病的诊断。临床上,很多眼底疾病都会出现血视网膜屏障的破坏和血管的异常。因此,如果发现有眼底疾病,尤其是血管性疾病时大都需行荧光血管造影检查。荧光血管造影是眼底疾病的诊断与鉴别诊断的基本工具,也是指导治疗及评估预后的重要依据。临床上需行荧光血管造影最常见的疾病包括:糖尿病性视网膜病变、视网膜静脉阻塞、老年黄斑变性、葡萄膜炎以及前部缺血性视神经病变等。

荧光血管造影是个有创检查,虽然荧光素钠是一种无毒的染料,但仍存在发生不良反应的可能性。其发生率很低,但既然有可能出现,在检查之前医生就有义务告知患者,在患者知情同意后进行检查。

(1)最常见的不良反应是恶心、呕吐,其发生率低于 5%。这在注射入荧光素钠后 30s 后即可出现,多发生于 50 岁以下的人群,或者注射过快的情况下。要准备好呕吐袋和纸巾供呕吐时使用,可暂停检查,嘱患者深呼吸,安慰并告知患者不舒服的感觉很快会过去,一般持续数十秒至两三分钟大多数患者症状都会缓解,可继续检查。检查前禁饮水 4h 或者空腹,能降低呕吐发生率。

(2)其次为荨麻疹和瘙痒,这是最常见的变态反应,可在注射入荧光素钠后数分钟内出现,一般不影响继续检查,几小时内会消退。如皮疹严重,可注射激素或者抗组胺药物。

(3)血管神经性反应包括出冷汗甚至晕厥与休克。其发生率比恶心低得多,多因患者紧张引起,而不是注射造成。发现患者有休克或晕厥倾向时,可让患者平卧,吸氧,监测血压和心率,必要时给予注射肾上腺素。

(4)支气管痉挛与喉水肿是严重的过敏反应,但很罕见。一旦发生,须及时予以吸氧、注射肾上腺素、激素等药物,并积极请相关科室协助处理。

(5)对于既往有青霉素、含碘造影剂等药物过敏史的患者,临床发现,绝大多数行荧光血管造影时并未出现过敏反应。因此,此类患者仍可接受荧光血管造影检查。

(6)对于有心脏病、心律不齐或者安装心脏起搏器等病史的患者,荧光血管造影并没有明确的禁忌。

(7)虽然目前尚无妊娠期间注射荧光素后造成胎儿并发症的报道,临床上一般避免为妊娠妇女进行荧光血管造影,尤其是在妊娠前3个月。

(8)患者注射荧光素钠后皮肤黏膜会发黄,犹如黄疸,小便也会呈现橘黄色,此时不必紧张,可多饮水,加速荧光素钠自尿液中排泄。

综上所述,荧光血管造影是一种较为安全的检查措施,很少发生严重不良反应。当然,常备急救药物与应急设备也是十分必要的。

(上海市浦东新区公立医院　严翔)

171　预警:"视力早衰"已经悄悄找上你

如今计算机应用普遍加上 3C 当道让"眼过劳"族群爆增,虽说眼过劳和身体过劳一样,只需要适度休息就可以恢复,但是眼过劳其实是相当高风险的。眼睛其实不是容易过劳的器官,当你眼睛出现干涩、充血、异常分泌物、看东西吃力甚至头痛时,说明"视力早衰"已经悄悄找上你了。

现代人常用眼过度、精神压力大,可能并发"视网脉络膜炎"。根据统计,眼过劳患者不只暴增 2～3 成,更有年轻化趋势,其中也发现有六大族群会因生活习惯和生理状况而常出现眼过劳状况。

眼睛是脑神经系统的一部分,是脑部的窗口,而眼脑是交互作用的。例如,看手机看久了头会痛,眼过劳其实就是眼睛表现出来脑部的压力。而"精神压力"大的人更属高风险人群,例如主管阶级、孕妇、要求完美的 A 型人格。

另外,喝酒和长期服用类固醇或精神药物的人也是高压力人群之一。根据美国研究,喝酒时人会兴奋,但喝完酒其实心情是会忧郁的;而服用精神药物的人主要就是脑部有精神方面的问题而造成,与药物本身是没有关系的。

六大眼过劳高风险族群:①熬夜加班工作;②老板、主管阶层;③A型人格;④怀孕;⑤经常喝酒;⑥长期服用类固醇或精神药物。

(中国台湾新竹国泰综合医院眼科　陈莹山)

172　遇见眼镜……

选配树脂镜片莫忘索取包装袋

一副眼镜最重要的是镜片。3 个月前,市民张先生配了一副树脂镜片眼镜,但是没戴多长时间,镜片就有些"花了",导致视线模糊。他怀疑镜片的耐磨性太差,向眼镜店投诉,而眼镜店则称镜片是耐磨型的,出现问题是张先生自己使用不当所致。

树脂镜片的质量可以说一直是消费者比较困惑的问题。对眼镜消费者调研发现:80%以上的眼镜消费者都表示自己不能辨别树脂镜片的质量;大多数消费者将保障镜片质量的希望寄托在去知名大眼镜店配镜或者接受营业人员推荐等方法上。同时,调查显示,有44.4%的消费者希望能为每副合格的镜片配上合格证明,让他们可以买得放心、用得放心。

据有关专家介绍，镜片与其他商品一样，出厂时应具备合格证，而镜片的合格证就标贴在镜片的包装袋上，同时包装袋上还有反映该镜片的有关技术数据，它是一副镜片真假、优劣的重要依据，消费者不可不索取，否则一旦出现质量问题，投诉无证据，只能自己吃亏。

俗话说"要像爱护自己的眼睛一样……"，如果你选配了眼镜是为了提高和改善视力，那么对眼镜的保护无疑就成了关爱自己眼睛的组成部分。了解眼镜产品的质量和维护就如同了解自己的眼睛状况一样重要。

您的眼镜合格吗？

怎样才算是一副合格的眼镜？大部分的眼镜佩戴者对这个问题都不甚了了，或者尽管理念上清楚，但在实际消费行为中却缺乏把握。

在配镜过程中，公众最重视的是验光。调查中，有超过95%的消费者认为要配到一副合格的眼镜，验光水平是至关重要的因素。但与此同时，却有32.9%的消费者在配镜时不进行验光，只按照原有的眼镜度数直接进行配镜。显然，消费者在认识上和行为上仍存在一定的差距。

不论是青少年还是成年人，视力状况都是在不断变化的。因此，每一次配镜都应由具有专业技能的验光师，使用验光仪器及辅助设备做眼屈光和视功能的检查，这样才能配到最适合自己视力状况的眼镜。因为敷衍了事而配到不合适的眼镜只会让自己的眼睛受损。

相对于验光和镜片质量，公众对眼镜加工装配的重视程度则要低得多，有33.1%的消费者认为，眼镜的加工装配并不是很重要。其实，一副合格的眼镜不仅仅依赖于合格的镜片质量、镜架质量和验光水平，镜片的打磨加工以及眼镜整体的整形、校配也非常重要。要配到一副真正满意的眼镜，建议最好去正规的眼镜专卖店及专业医院验配并选购镜片与镜架。

读了这篇报道后，你在验配眼镜的过程中是否注意到这些相关因素呢？看似简单的事情，却是处处包含着高科技的系列工程。因为每个人的屈光状态不同，每个人的眼调节状况不同，每个人的面部特征不同，所以合适的眼镜必须进行个体化的验配，必须有专业的技术保障，才能做到良好的视力矫正。在做出决定之时，请你认真地考虑与选择。

（复旦大学附属眼耳鼻喉科医院　孙兴怀）

173　原来他是闭角型青光眼急性发作了

周老先生今年 83 岁，患有脑梗、帕金森、心律失常等慢性病。2017 年 7 月中旬，周老先生因肺部感染、高烧被医院内科救治，住院一周后肺部感染得到控制，却又出现了严重的头痛、眼痛、视力下降等症状。经眼科医生会诊，发现周老先生左眼视力只剩下光感，角膜水肿，眼球硬得像石头一样，一测眼压，发现老先生左眼眼压超过 50 mmHg（正常 10～21mmHg），诊断为闭角型青光眼急性发作。

周老先生患有肺炎、发烧、心律失常、房颤同时伴有上消化道出血，全身病诱发了闭角型青光眼急性发作，头痛、眼痛把老人家折磨得日夜不得安宁，使患者全身疾病症状加重。一方面，患者的全身病需要每天大量输液，而另一方面患者的青光眼又需要脱水，二者治疗相互矛盾。这种情况需要急诊做眼科抗青光眼手术，但是患者因肺部感染，全身情况不好，不适合手术治疗。患者痛苦，家属焦急。而患者唯一的愿望就是解除眼睛的疼痛，对视力没要求。鉴于患者原来视力就很差，眼科医师果断地采取非手术的治疗措施。很快转到了眼科病房，在局麻下为患者左眼做了睫状体光凝术。当天下午，患者的头痛、眼痛症状就缓解了。术后第一天，左眼眼压降到 14mmHg。一周后医院又为患者右眼做了预防性虹膜激光周切术，彻底解决了周老先生的青光眼问题。得知自己再也不会经受青光眼痛苦折磨后，老人家眼圈都红了。

原发性闭角型青光眼是老年人常见的眼病，大多具有浅前房、窄房角等解剖基础，常常会在情绪激动、天气骤变、劳累、失眠、阅读时间过久、全身疾病等情况下诱发。有青光眼家族史、远视的朋友更容易发生。青光眼治疗的关键在于早期发现早期治疗。原发性青光眼往往都是双眼性的,一眼发病,没有发病的眼往往处于临床前期,也需要进行预防性治疗。如果能在未发作前(也叫青光眼临床前期),做一个预防性虹膜激光周切,三分之二的患者可以得到根治。激光虹膜周切眼球没有伤口,损伤小、恢复快。如果错过这个时期,恐怕就要手术治疗了。周老先生的左眼青光眼未能及时发现而急性发作,虽然做了睫状体光凝术,眼压下降,解除了痛苦,但视力已经不能恢复了。因他的右眼处于临床前期,所以医生选择实施了预防性虹膜激光周切。

40岁以上的朋友,请注意爱护眼睛,记得每年到眼科做一次常规检查,排除青光眼和其他眼病。

(首都医科大学附属北京世纪坛医院 卢艳)

174 孕妈护眼很重要

俗话说:眼睛是心灵的窗户。妈妈们都希望自己的宝宝有一双明亮的好眼睛,漂亮招人喜欢。

如何才能让宝宝拥有一双明亮的眼睛呢?当胎儿还在准妈妈肚子里的时候,胚眼的发育主要在孕期的前5周里,视网膜的发育持续到孕期的第30周。宝宝出生时,他(她)的眼睛只有光感,眼球各部分的发育则要持续到出生之后成长到1~2岁。

(1)孕早期决定宝宝视力,孕期保健很重要。孕早期的准妈妈一定要格外注意为自己腹中的宝宝提供一个安全、良好的发育环境。如果孕妈咪在此时感染了风疹、感冒发烧或其他病毒和细菌侵犯,再加上用药不当,就会引起眼球发育不当,造成先天性眼病,比如近视。当然,如果父母高度近视,子女由于遗传患近视的比率要高一些,但如果准妈咪注意孕期保健,情况会有所改善。

(2)准妈妈孕期营养要补足。如何确保宝宝眼睛明亮?其实宝宝视力和怀孕期间的营养很有关系。

①ω-3不饱和脂肪酸:降低有害光线对眼睛的伤害,而且还能帮助腹中胎儿的大脑与视力发育。

②维生素、矿物质：补充有丰富抗氧化功能的天然食物，如胡萝卜（β－胡萝卜素，维生素 A）、西红柿（维生素 B）、木瓜（维生素 C/E）等蔬果。准妈妈可从奶、蛋、全谷类和五色蔬菜中获得矿物质。

③花青素、玉米黄素和叶黄素：抑制自由基和某些酶破坏，强化血管，对近视、远视、视网膜病变、夜盲症和青光眼起改善作用。准妈妈可通过山桑子、蓝莓和葡萄中摄取。

（3）近视孕妈护眼要谨慎。

①户外胎教动起来：适当户外运动，晒晒太阳补补钙，对宝宝视细胞和角膜发育有好处。

②拒绝眼部化妆：经常化妆的准妈妈睫毛根部容易长一些白色的小点——麦粒肿（眼睑急性化脓性炎症），因此，准妈妈还是尽量少画眼线、涂眼影。

③谨慎使用眼药：氯霉素眼药水会抑制骨髓发育，四环素会导致胎儿畸形，所以，孕妈咪还是要在医生指导下用药。

（上海市普瑞眼科医院　郭花）

175　贼的儿子是贼吗——遗传性眼病

常见的具有遗传倾向的眼科疾病达 600 多种，有大家熟知的高度近视、色盲、先天性白内障、先天性青光眼、视网膜母细胞瘤等，也有一些不太熟悉的如视网膜色素变性、视网膜劈裂、视神经萎缩、眼球震颤、锥杆营养不良、先天性黑矇、小眼畸形等，这些都属于遗传性眼病的范畴。

遗传性眼病发病率高，危害大

遗传性眼病在临床上常见，发病率高，在我国单基因遗传病发病率为 4%，多基因遗传病更多见，如高度近视。遗传性眼病危害严重。据统计，25 岁以下青少年盲人中，遗传性眼病约占 2/3，它还是全球工作年龄人群中的首要致盲原因。

遗传性眼病对眼的结构和功能危害严重，大多可导致视力下降及视功能障碍，且多为双眼发病，治疗方法有限，病变发展不可逆转，同时具有传递给下一代的特征,是一类严重影响患者和后代身心健康的疾病,必须引起家庭和社会的高度重视。

基因诊断:辅助判断预后

有一些遗传性眼病尤其是遗传性视网膜疾病,都表现为视力下降,眼底各项检查有时也很难准确区分并做出正确诊断。这就需要通过基因诊断来进行相关疾病的鉴别诊断,从而明确这部分患者的临床诊断。如视网膜色素变性和先天性静止性夜盲虽然在临床上都表现为夜盲,但预后却迥然不同,视网膜色素变性的病变特点是由周边视网膜向中央进行性发展,视野逐渐缩小,最终可致盲。而先天性静止性夜盲一般来说出生后就有夜盲,很少进展。因此,正确诊断对于正确评估患者病情进展及视力的预后非常重要。

例如一位男性患者,根据主诉、临床表现和体征在临床上诊断为视网膜色素变性,而根据随后的基因诊断结果,最终将该患者的诊断修正为"先天性静止性夜盲"。告知患者后,患者的对自己所患疾病的预后有了更好的了解,避免了不必要的紧张和焦虑。再如,同样是视网膜色素变性,但根据突变基因的类型不同,可有几十种亚型的基因诊断,每种亚型的进展速度和视力预后也不尽相同,因此,基因诊断显得尤为重要。

防治:遗传咨询意义重大

基因治疗和干细胞治疗有望为部分遗传性眼病的治疗带来突破性进展,但目前仍在攻关阶段,没有正式在临床上开展。目前对大多数遗传性眼病尚无有效而可靠的治疗方法,而且这类疾病本身又具有先天性、终身性和遗传性的特点,一旦罹患,不仅严重影响患者的视功能和身心健康,也会给家庭和社会带来极大的负担。

眼遗传病具有多样性、复杂性和特殊性等特征

有的属于单基因遗传,有的属于多基因遗传,有的是显性遗传,有的是隐性遗传,还有的跟性别有关。因此,通过及时对这些疾病的基因诊断、遗传倾向咨询,预测家族人群或下一代的发病风险,可以提高眼科遗传性疾病的早期发现率,并提供可能的个性化优生优育策略。

基因诊断和遗传咨询:精准医疗的先行者

通过基因诊断,可精确寻找到致病原因,从而对一种疾病不同状态和过程进行精确亚分类,实现对于疾病和特定患者进行个性化精准治疗的目的,提高疾病诊治与预防的效益,即所谓"精准医疗",也是未来医学发展的趋势和全新的医疗模式。

(复旦大学附属眼耳鼻喉科医院　吴继红)

176　治疗干眼的新神器

目前干眼的治疗手段主要包括睑板腺物理治疗、人工泪液、糖皮质激素、环孢素、泪小点栓塞等。但对于角膜上皮损害严重的重症干眼,如 Sjogren 综合征、Stevens－Johnson 综合征等,这些治疗有时并不能完全缓解病情。

最近有学者对巩膜镜(Scleral Contact Lens,SCL)治疗中、重度干眼进行了报道,该研究发表在今年 3 月的 American Journal of Ophthalmology 上。研究共入组干眼患者 25 例(41 眼),其中 Stevens－Johnson 综合征 22 眼,Sjogren 综合征 11 眼,抗移植物宿主病 2 眼,屈光手术术后 2 眼,其余眼表疾病 4 眼。

患者佩戴巩膜镜后进行 12 个月随访,结果显示患者的泪液渗透压、角膜染色 van Bijsterveld 评分、最佳矫正视力、干眼症状和生活质量均得到显著改善,但泪膜破裂时间 BUT、泪液分泌 Schirmer 值和睑板腺评分无明显改善。该研究表明巩膜镜是治疗眼表损害、严重干眼的有效手段。但值得注意的是,该研究缺乏对照组,此结论还需进一步研究证实。

那巩膜镜到底是什么呢?

其实巩膜镜并不是新发明,早在 1887 年就诞生了世界上第一副巩膜镜,其创意还是来源于达·芬奇的画作。早期人们使用吹制玻璃、磨砂玻璃、PMMA 等作为镜片材料,但因透氧性差,巩膜镜一度被弃用。直到 20 世纪 70 年代,随着高透氧性隐形眼镜材料的出现,巩膜镜才重新受到重视。巩膜镜的材料与硬性角膜接触镜(RGP)类似,但其直径远大于 RGP,一般大于 14mm,大于角膜直径,因此镜片与结膜接触,而不与角膜直接接触。

由于巩膜镜曲率的特殊设计,镜片和角膜之间的空间储存有泪液以湿润眼表。巩膜镜也能防止睑缘对角膜的机械性损伤。另外,泪液镜还能矫正角膜的不规则散光。但不是所有的巩膜镜都适合治疗干眼,由于个体疾病基础和角膜形态不同,需要眼科医生进行详细检查后再进行配适。

(上海交通大学医学院附属新华医院　沈光林)

177　中医论"养肝护目"

中医根据"肝气喜条达"的特性与春季木之生发相比类,认为春季是养肝护肝的最佳时机。

(1)肝主疏泄,调畅情志。肝具有疏通宣泄和升发的生理功能,它是保持人体气机运行顺畅的重要因素。现代研究认为肝主疏泄的本质与神经内分泌有关。

青光眼是一类与情绪相关的疾病,常因情绪激动而诱发,从中医角度理解,肝主疏泄的功能障碍,急则导致气机逆乱,肝火上炎头目,发生"绿风内障"。肝主疏泄功能受阻,通过交感－副交感神经,作用于效应器——平滑肌—瞳孔开大肌,造成房角的急性关闭,引起眼压急剧升高。

视疲劳是现代高发性功能性眼病,即持续注视近距离目标后,出现眼胀、头痛、头晕、眼眶胀痛等症状,中医因肝开窍于目,故称之"肝劳"。

(2)肝藏血。肝血旺盛为充盈和滋养眼脉提供了物质基础。肝血不足,则易致两目昏花。视觉活动需要大量的氧供和血供,脉络膜组织因此被称为"眼内血库",又称血管膜,它由大大小小的血管组成。

现代医学发现很多眼底疾病与血管的收缩或供血不足有关。如视网膜动静脉阻塞常与情志因素有关,情绪激动或抑郁,肝气郁结,疏泄失司,血行不畅,常可致血管内皮细胞功能受损,从而发生血管性眼底病。

（3）肝在液为泪。中医认为干眼症不是孤立的一种眼病，而是与患者整体的阴阳失衡、脏腑失司密切相关。临床上也常见慢性肝炎患者抱怨眼干的症状明显。

研究发现丙肝患者的干眼发病率明显高于正常人群，且与感染病毒的时间长短有关，原因可能在于感染病毒的时间越长，肝纤维化越重，血清蛋白浓度越低，也可能与泪液及眼表中一些必须因子如V_A、生长因子合成减少有关。这可能也是"肝藏血，在液为泪"的物质基础。反之，老年人出现的功能性溢泪多因眼轮匝肌松弛、泪液泵的功能下降所致。

十二经筋围绕眼周而司眼睑开合，常导致泪液分泌及输布异常。春季当如何养肝护眼呢？

——春季养肝当以顺应阳气自然生发舒畅的特点，故首要应调畅心情，保持心胸开阔，情绪乐观，以使肝气顺达，气血调畅。

——避免熬夜或长时间电脑前工作，以养肝血。合理的作息和睡眠是保持肝血充盈同时发挥肝脏解毒功能的关键。

——绿色蔬菜无疑在春季对养肝非常有益，如菠菜、芹菜、莴笋等。同时，可吃一些红枣、枸杞、桂圆等以养肝血。

大家不妨试试，相信可在眼病的养护方面起到事半功倍的效果！

（上海中医药大学附属曙光医院　俞莹）

178　中医论干眼

空调、电视、电脑和手机已成为人们日常生活的一部分，越来越多的人有眼睛酸涩胀痛、视物模糊、眼红不适、异物感等症状，这严重地影响了人们的工作及生活质量，甚至使部分人产生了悲观情绪。在排除屈光不正、青光眼、白内障、视网膜等疾病的同时，检测到泪液分泌减少、泪膜破裂时间缩短，大多可诊断为干眼。

中医认为：

1）肝失调和、肝血不足可致干眼

（1）肝开窍于目：肝所收藏的精微物质被输送到眼，使眼受到滋养而维持其视功能。

（2）肝藏血：肝受血而能视，五脏化生五液，肝化液为泪，润泽目珠。泪液的生成和排泄与肝的功能是否正常、肝所藏真血是否充沛有关，若肝气调和、肝血充沛，则肝疏泄有度，肝所藏之真血可升运于目，化生为泪液，滋润目及其经络，泪液运行有序而不外溢。若肝失调和，肝所藏真血亏虚，则泪液化生之源不足，泪液匮乏，则目珠失于濡润，日久致目珠干燥之症。

（3）肝气通于目：供给眼部的气血津液有赖于气的推动，而人体气机是否调畅，又与肝的疏泄功能密切相关。

2）肾气亏虚，肾精不足可致干眼

肾者主水，受五脏六腑之精而藏之，肾既藏先天之精，亦藏后天之精。肾脏对体内水液的代谢和发布起着重要的作用。若肾气、肾精充沛，津液在肾的调节下，化生有源，不断输送至目，为目外润泽之水及充养目内之液提供了物质保障，则目珠润泽，视物精明；若肾气亏虚，肾精不足，则肾失所主，津液不能上润于目，日久目失津液濡润而变生目珠干燥之症。

现代人由于：

（1）生活不规律、工作压力大、经常久视，导致肝失调和、气机郁滞、津液代谢疏布障碍、目失濡养，造成干眼。

（2）更年期前后，肝肾亏虚、阴虚火旺，致热伤津液。肝不能化液为泪，目失濡养，造成干眼。

（3）过饮过食或偏好辛辣之品，致脾胃湿热蕴积、清气不升、气机不利、目失濡养，造成干眼。

那如何来保养我们的眼睛呢？

中医主要是补益肝肾、滋阴养血、调合气机，饮食不能过于油腻辛辣。平时可煮白木耳红枣汤喝，或石斛煎汤代水喝。茶水可用绿茶加枸杞菊花，趁热先熏眼。

对于第一种情况，除了生活要有规律、多眨目、适时站立休息外，可服中成药逍遥丸，以疏肝理气、健脾养血。

对于更年期患者，要补益肝肾、滋阴养血，可服些杞菊地黄丸。

对过饮过食、眼角有白色泡沫样分泌物的人,需清利湿热、宣畅气机,可服保和丸加些薏米仁熬汤喝。

(上海中医药大学附属医院　任建萍)

179 肿泡眼是咋回事?

拥有一双明媚动人的眼睛,是很多爱美人士的心愿。灵巧的眼神能传递活泼多变的心灵讯息,然而,有不少小伙伴却因为"肿泡眼"而受到困扰。想通过双眼皮手术解决肿眼皮的问题。殊不知"肿泡眼"可能另有玄机,我们需要区分眼皮浮肿的原因,才能对症下药。

眼睑浮肿的原因有很多种,可因感染、炎症、肿瘤、外伤或是药物反应等引起,感染和炎症的眼睑肿胀还同时伴有红、热、痛的体征。一些患者眼睑肿胀多年,并且越来越肿,甚至伴有表面皮肤的变化,可能是自身免疫系统出现了问题。这些情况发生时需要前往医院就诊,接受检查才能明确病因。

日常生活中大部分人眼皮的轻微浮肿,主要是以下两个原因:

(1)由于眼眶内的眶隔脂肪丰富,造成眼睑的饱满。有些朋友从小是单眼皮,眼皮总是鼓鼓的,通常可以通过双眼皮成形手术,手术同时去除眶隔脂肪,使双眼变得有神。

(2)后天发生的眼睑肿大让眼皮看上去耷拉下来,还遮挡了视野,可能是"泪腺脱垂"惹的祸。

那什么是"泪腺脱垂"?

泪腺是分泌泪液的器官,位于眼眶外上方,正常情况下是摸不到的。泪腺脱垂是先天性或后天性原因造成的泪腺部眶隔松弛,导致泪腺向前向下脱出。因此,上眼皮肿胀,造成眼睛睁不大、无神。部分患者可在上眼皮外侧摸到杏仁大小可自由移动的包块。

泪腺脱垂是一种较为常见的眼疾,多见于女性患者。单纯的泪腺脱垂可进行手术矫正,矫正术通常可以与双眼皮成形术同时进行。

但是也有一种"泪腺脱垂",除了眼皮浮肿外,还伴有红肿、胀痛或是黄色素的"肿泡眼",这可能就不仅仅是单纯的泪腺脱垂了,需要来医院进行一系列检查,比如查看泪腺体积是否变大。有时,自身免疫相关性疾病(如眼眶炎性假瘤、睑松弛症、黄色肉芽肿病等)也会造成泪腺肿大并脱垂。这样的患者需要在医师的指导下进行系统的治疗。

(上海交通大学医学院附属第九人民医院　李瑾　张嘉莹)

180　左眼跳财,右眼跳灾?

54 岁的张阿姨走进诊室,右眼不停地抽动,她说刚开始是上眼皮跳,后来就上下眼皮都跳,现在好像半个脸都抽了。她还说有时会出现睁眼困难,过马路或是紧张时更加厉害,这事让她心烦意乱,全身的神经都蹦得紧紧的,跳一下就紧张一下。因为听人家说"右眼跳灾",所以她老是觉得要有啥事情发生,这咋办?

医生告诉她,首先,"左眼跳财,右眼跳灾"是迷信的说法。以上表现是一种眼病的症状,名称是眼睑痉挛。痉挛一开始出现在眼睑部位,表现为眨眼次数增多(正常人为 16～20 次/分钟),常常肌肉快速抽动几下,不受控制,每次发作数秒钟至数分钟,之后从上眼皮或下眼皮跳发展为整个眼睑抽动,甚至发展为同侧面部肌肉的不自主抽动,而且频率也越来越高,最后可能发展为持续性的眼睛紧闭,不能看书或看电视,甚至不能过马路,医学上叫"功能性盲"。

长期眼睑痉挛的危害不可小视:

(1)面肌痉挛会使患者出现失眠、焦虑、忧郁、精神障碍等病症的发生。面肌挛缩还会导致眼睑皮肤松弛、上睑下垂、眉下垂等。

(2)有的患者常会出现性格改变,比如情绪低落,常常感到疲劳,不愿与任何人交往等。

(3)眼睑痉挛的患者常常合并干眼症状,如眼干、眼红、怕光、异物感、沙砾感、视物模糊。美国 2014 年 AJO 杂志上报道患有眼睑痉挛的患者伴发干眼的相关症状较单纯干眼明显。

目前,眼睑痉挛的原因不明,一些人可能是精神紧张或是疲劳所致。国外对此病的发病机理研究最有价值的就是利用脑干磁共振血管成像技术，发现其病因常为面神经在小脑脑桥角被血管或肿瘤压迫，从而揭示出部分病因。

眼睑痉挛的治疗：

（1）首先要放松身体，给自己放几天假，不妨出去旅游一下或是睡个好觉。做到不要只关注眼睛这一部位，通过这种方式一些人无需治疗就好了。

（2）对有干眼症的患者，可给予人工泪液的补充或佩戴湿房眼镜。

（3）可给予患者营养神经的药口服或肌肉注射。

（4）肉毒杆菌毒素局部注射：A 型肉毒杆菌毒素可作用于胆碱能运动神经末梢，干扰乙酰胆碱的释放，使肌纤维不能收缩。有效率为 80%，注射后最大作用在数天内出现。1～5 天后痉挛症状减轻或消失，痉挛缓解持续平均 3.6 个月。

（5）对于极其严重的患者，可采用手术治疗：包括单纯性周围面神经分支切断术、显微神经血管减压术和肌切除术。

总之，眼睑痉挛给患者的精神和身体带来极大的痛苦，同时也影响美观。患者在得到明确的诊断和治疗以前忍受了相当长时间的痛苦，而且常因误诊而耽误了及时治疗。我们要认识到这个疾病并积极治疗。

（复旦大学附属中山医院　马晓萍）

第二篇 他山之石

181　阿司匹林的秘密

阿司匹林最早作为退烧药、止痛药广泛应用于临床,后来发现它可以抑制血小板的聚集,预防血栓形成,现在更多用在心脑血管疾病的防治。但阿司匹林的应用也存在诸多误区。下面是阿司匹林使用过程中大家最为关注的 10 个问题。

Q1 哪些人必须要用阿司匹林?

阿司匹林不是没有不良反应,它可导致消化道出血和脑出血,乱用阿司匹林有害无益。只有确诊冠心病、心肌梗死、缺血性脑卒中、外周血管疾病、做过支架和心脏搭桥手术等心脑血管病患者,以及存在心脑血管病高危风险的患者,在没有禁忌证的情况下,才能服用阿司匹林。让所有没有阿司匹林禁忌证的心脑血管病患者服用阿司匹林是每一个医生的责任。

Q2 阿司匹林是床头救命三宝之一? 真有这么神奇吗?

网上传言阿司匹林是床头救命三宝之一,所有怀疑心脏病发作的人都需要立即服用阿司匹林救命。真有这么神奇吗? 心肌梗死发作时,阿司匹林可快速抑制血小板聚集,对延缓疾病发展有一定作用。对心肌梗死急救时,服用阿司匹林可使死亡率下降 20%～30%。欧洲的胸痛指南中建议,怀疑心肌梗死患者应立即呼叫急救,同时服用阿司匹林。但非专业人士对心脏病缺乏鉴别知识,消化道疾病或主动脉夹层情况服用阿司匹林反而有害,建议怀疑有心肌梗死发作时首先呼叫急救,在急救专业人员指导下用药。急救时,剂量不能太小,应达到 300 毫克,应嚼碎服用,吸收迅速尽快发挥药效。

Q3 阿司匹林需要服用多长时间?

所有符合服用阿司匹林适应证的患者,服用期间没有胃肠道出血、哮喘发作等不良反应,只要能耐受,都需要长期服用。

Q4 阿司匹林肠溶片应该空腹还是餐后服药?

以前的阿司匹林到达胃内后在酸性胃液作用下崩解,引起胃肠道刺激甚至胃粘膜损伤出血,是阿司匹林常见的不良反应,餐后服用可以减少不良反应。现在的阿司匹林改变剂型后都为肠溶阿司匹林,药片外有一层耐酸的包衣,保护它顺利通过胃内酸性环境不被溶解,到达小肠碱性环境缓慢释放吸收,减少胃肠道不良反应。如在饭中或饭后服,阿司匹林会与食物中碱性物质混合延长胃内停留时间,释放阿司匹林药物会产生胃肠道不良反应。空腹服用可缩短胃内停留时间,顺利到达吸收部位小肠。建议阿司匹林肠溶片最好空腹服用。

Q5 阿司匹林应该早晨还是晚上服用?

关于这个问题目前没有定论,到底是晚上还是早晨服药,很多人各执一词。有人根据夜里 2 时到上午 10 时之间血小板更活跃,也是心血管病高发时段,认为晚上吃阿司匹林更有效。也有研究发现,若早晨服用,则夜间血中前列环素水平更高,对预防夜间心血管病发作更有效,提出应早晨服药。其实,在哪个时间段服药并不重要,只要长期坚持服用阿司匹林就能获得持续的血小板抑制效果。从药效来讲目前专家们的共识是,长期服用阿司匹林的作用是持续性的,早晚没有多大区别,关键是坚持。

睡前服用阿司匹林,胃内食物没有排空,阿司匹林与食物混合,延长胃内滞留时间而导致胃肠道不良反应。还有很多降压药、降糖药物都在清晨服用,阿司匹林可以和这些药物一起服用,不至于遗忘,并能减少服药的次数,所以个人认为阿司匹林早晨起来立即服用比较好。

Q6 阿司匹林的最佳剂量是多少?

阿司匹林最佳剂量是 75~150 毫克。在临床上经常会遇到,有人担心不良反应大,吃阿司匹林肠溶片(25 毫克/片)一片或两片,这样不能达到治疗和预防效果。超过 150 毫克不能增加疗效,只会增加不良反应。目前,进口的阿司匹林每片 81~100 毫克,一天一片就够了;国产 25 毫克阿司匹林应服 3 片或 4 片(一次服下)。

Q7 放过心脏血管支架的患者该如何服用阿司匹林?

在临床上经常遇到因冠心病做过支架的患者服用双联抗血小板药物 12 个月后,停了阿司匹林服用氯吡格雷。这是不正确的。目前研究证实,氯吡格雷不能替代阿司匹林用于二级预防。正确的做法是,服用阿司匹林和氯吡格雷双联抗血小板药物 12 个月后,在心血管科专科医生的指导下,停氯吡格雷,单服阿司匹林。如果患者不能耐受阿司匹林或者阿司匹林过敏,可以用氯吡格雷替代阿司匹林。

Q8 哪些人不能服用阿司匹林?

阿司匹林是药,就一定有禁忌证。如果有阿司匹林过敏史、阿司匹林哮喘、正在发作的胃肠道出血和需要治疗的消化性溃疡,以及在过去 6 周内有颅内出血等情况就不要服用阿司匹林。

Q9 外科手术前阿司匹林能停药吗?

阿司匹林发挥抑制血小板、抗血栓作用的同时也会导致出血。服用阿司匹林的患者在接受手术时,会增加止血难度。外科医生往往会要求停用阿司匹林,但做过支架的冠心病患者,停用阿司匹林会增加支架血栓的危险,一旦发生血栓往往是致命的。所以,在停阿司匹林和氯吡格雷等抗血小板药物时,一定要征求心血管专科医生的意见。

Q10 可以服用阿司匹林预防癌症吗?

目前有不少研究发现,阿司匹林可以降低食道癌、结肠癌和乳腺癌等的发病率。但是,考虑到阿司匹林的不良反应,到底净获益如何尚缺乏有效评价。也就是说阿司匹林预防癌症证据是不足的,目前国内外均没有指南推荐阿司匹林用于预防癌症。

（复旦大学附属中山医院心内科　赵刚）

182　发现早期胃癌的重要性

人们对胃肠镜体检的意识逐渐增高,人们逐渐接受"胃肠道肿瘤早发现、早治疗"的治疗理念。因此,无论何时在胃内发现任何病变,人们总是希望通过开刀来"彻底解决"威胁健康的凶手。且不谈良性病变,为何发现胃癌,医生却建议胃镜下治疗而不开刀?

Q1 什么样的胃癌可以不用开刀? 为什么不用开刀?

胃是一个像气球一样的中空器官,胃壁像人穿的衣服一样,一共有 4 层。胃癌一般由最里面一层(即胃黏膜)先发生,将胃癌细胞比作水滴的话,它可以逐渐向四周渗透。胃癌细胞只在第一层,或者渗透到第二层的时候,叫早期胃癌。早期胃癌的淋巴结转移概率低,尤其是只在第一层的早期胃癌,只有 $1\% \sim 3\%$ 的患者会发生淋巴结转移,因此外科开刀的手术效果基本等同于胃镜下治疗。外科开刀需要切除患者的大部分胃,有时甚至需要切除整个胃,患者由于缺少了胃的消化、蠕动功能,对术后的生活质量造成了巨大影响。而胃镜下治疗,只需要切除胃癌所在的部分胃壁,既切除了病变又保全了胃。但并不是所有的早期胃癌都可以做胃镜下治疗,胃镜下治疗的最佳对象是只在第一层的胃癌,部分渗透到第二层的早期胃癌也可以进行胃镜下治疗,主要取决于胃癌渗透到第二层的深度。

Q2 如何才能发现早期胃癌?

早期胃癌由于在病变发生早期,病变范围非常小,与周围正常的胃壁区别并不明显,就好像人们穿了一件粉红色的衣服,不小心滴到一小滴比粉色稍红的墨迹,是难以发现的。这滴墨迹就好像早期胃癌,如果躲在皱巴巴的衣服里面,就更难以发现了,所以医生需要像吹气球一样将胃腔撑开,才能充分完全的观察胃壁。如果患者难以忍受普通胃镜,检查过程中频繁恶心、呕吐,建议其选择麻醉胃镜检查。此外,如果患者的胃腔内覆盖了较多的食物残渣和黏液,有可能遮挡住早期胃癌从而造成漏诊。因此,建议患者严格遵循医院胃镜前准备的要求。从一件干净的熨平的衣服中发现墨迹的可能性要远远大于一件不干净的褶皱的衣服。

Q3"墨迹"就一定是早期胃癌吗?

现代人生活节奏快,饮食、作息不规律,胃镜检查总能发现一些糜烂性胃炎、疣状胃炎之类的良性病变。不幸的是,很多时候,早期胃癌与这些良性病变相似,很难直接区分。现在内镜医生可以选择放大胃镜精查,精查就好像给内镜医生戴了一副放大镜,可以更加仔细、更近距离地观察病变,也可以通过喷洒某些药水使病变更加明显。锁定可疑病灶后,通过胃镜下取一小块病变组织送病理检查,从而明确诊断。

发现一例早癌,拯救一个家庭。希望通过医患的共同努力,发现更多的早癌,将胃癌消灭在萌芽之中。

(复旦大学附属中山医院　陈巍峰)

183   防治强迫症有个好办法

张阿姨一天要洗手三四十次,肥皂也是 2 天用一块,这还是其次,后来发展到别人和她握手后也必须立刻去洗手,最后导致了心理疲惫不堪,整天惶惶恐恐,经他人介绍做了心理咨询,被诊断为强迫症。

强迫症患者最大的特点是对自己反复出现的强迫观念、强迫行为非常痛苦,自己无力摆脱,求治欲非常强烈。正常人偶尔也会出现一些强迫症状,例如数电线杆、记车牌号、核对账目、查看门锁等。但正常人的强迫症状一是出现时间短暂,断断续续,时有时无;二是症状较轻,不影响正常生活和工作;三是没有"反强迫"心理。这些人大可不必为自己的强迫症状耿耿于怀。而强迫症是指明知不必要,但又无法摆脱,反复呈现的观念、情绪或行为为临床特征的一种心理障碍。

强迫症的表现为强迫思维:强迫性怀疑和回忆,强迫性穷思竭虑。这种人老是问一些没有必要或者一些暂时无法回答的问题。如果他们停止思考这些问题,他们生活的秩序仿佛被打乱,会明显地感到不安。或者自己也认为这个问题没法解决,要想一定的遍数后才能停止,然后就开始数"想这个问题"的次数,没完没了,甚为痛苦。患者明知这种想法毫无意义,但无法控制去想。强迫计数,如有人每次吃饭一定要用 10 张小的手纸,多用一张又要重新开始计数。还有个患者每次穿衣一定要左袖伸三次,右袖伸三次,然后才肯把衣服套上身。

强迫症的治疗,主要是综合性治疗,包括心理治疗和行为改变,严重的需要使用药物帮助。

强迫症要学会自我减压,试着给自己降低工作要求,不要过分追求完美,给自己的标准打点折扣。尽量量力而行,不要苛求自己。可以适量减少自己的工作量,要注意休息和放松。有时工作量减少了,压力也会随之减少。对于少数强迫症(病态程度)可以用施予合理的心理疗法,促使其减轻和放松精神压力。

对于有强迫行为的患者,可以使用系统脱敏疗法等治疗方法。如多培养兴趣爱好,有自己喜欢的事情和志同道合的朋友,使自己生活得充实,不知不觉就没有时间去实施诸如反复检查门锁等强迫行为。还可以选择运动和户外活动来充实生活,缓解紧张,身体的放松可以缓解紧张、焦虑等强迫心理的干扰。

强迫在也可以用药物治疗,对于有严重强迫思维、行为的患者,应采用药物治疗,目前公认氯丙咪嗪是一种较为有效的抗强迫症的药物,但应在专科医生指导下服用。

另外,改变患者对本病的认识,要使患者认识到强迫症状并不都是病态的,有其积极的一面,即使严重到可以诊断为"强迫症",那它也是一种功能性疾病,即经过治疗,可以逐渐好转,要有战胜疾病的信心。

(复旦大学附属中山医院　陈华)

184　歌星的乳腺癌

歌星娜娜,业界称其为"多能歌手"。一日无意中见两乳乳头似有高下,不痛不痒、不红不肿,谅也无事,就没有介意。不觉又过数月,再看两乳的位置,高下似更显着,心想:或需整形。女星乳部整形,必成八卦,于是便又搁置了下来。又一月,与一曾做整形手术的闺密相遇,说起此事。闺密称其与某整形专家甚熟,可作妥帖安排。后某日,闺密陪同专家至。专家一看一摸皆了然。"娜娜小姐的右侧乳房上有一小瘤,宜先请肿瘤科将其切除,再考虑整形手术之事"。歌星听说,心中一怔:乳房上长一"小瘤"? 忙问:"会不会是乳房癌啊?"专家未明确回答"十有八九了",推荐了肿瘤医院的乳癌专家陈教授。陈教授诊察后,嘱尽快入院手术。娜娜毅然接受乳癌根治手术,切除了右侧乳房、胸大肌及右腋下淋巴结。术后病理证实淋巴结已有转移,于是又加放疗、化疗。手术、放疗、化疗,不断进行。治疗一经结束,歌星便又活跃在舞台之上,或许生了大病的人更觉生命的可贵,歌星病后复出,对歌唱事业几呈拼命三郎之态,人皆敬佩。乳癌切除后两年歌星忽有咳嗽、咯血并觉气闷,近来左侧下肢似感无力,歌唱发声自觉不爽。即就医检查,经胸部与脑部 CT 检查,发现乳癌竟已转移至肺与脑,即入院再作化疗、脑部放疗,以望控制。然而终于难遂人愿,过了 3 个月,歌星带着她对人世的眷恋,应上帝之约而去。

歌星结束了年轻的生命,留给世人的是她美妙的歌声和她对事业的追求。据陈教授说:娜娜的乳腺癌发现过晚,以致手术时已有淋巴结转移,虽经放疗、化疗,仍在两年后发生了肺及脑部的转移。

陈教授提醒大家:若发现乳头位置偏移、乳头附近皮肤呈'橘皮状'、摸到乳部或腋下肿块及非哺乳期乳头有液体逸出等情,皆应及时就医检查。直系亲属中更应特别注意防癌检查,最好能学会自行检查,或每年 1～2 次请有经验的医生触诊并辅以超声波或乳腺钼靶摄影检查是必要的"。

杨医生说:乳腺癌是如今妇女发病率最高的癌症,不过这乳腺癌长在身体表面,相对而言,较易早期发现,若早期发现后并能及时手术切除者,亦可获良好之疗效,甚至治愈。由于乳腺癌长在身体表面,患者自己可以看到、摸到乳部的变化,因此早期诊断至少是早期发现,患者并非无能为力,关键只在"重视"二字。

(复旦大学附属中山医院　杨秉辉)

185　好不了的咳嗽

在平时门诊中,我经常会碰到一些患者,他们的症状几乎都一样,就是咳嗽。这可不是一般的咳嗽,是不停地咳嗽,这讨厌的症状严重影响了他们的工作和生活,大家原本以为咳嗽就是去看呼吸科,殊不知这种不停地慢性咳嗽与我们耳鼻咽喉科息息相关,接下来就先为大家介绍两个疾病的定义,了解了概念大家就能揭开这个顽固病症的真实面目了。

(1) PNDS(鼻后滴流综合征):由于鼻部疾病引起分泌物倒流鼻

后和咽喉部,甚至反流入声门或气管,导致以咳嗽为主要表现的综合征。

（2）UACS（上气道咳嗽综合征）：由上呼吸道疾病如普通感冒等通过鼻分泌物后流和/或炎症刺激引起的咳嗽统称为 UACS。

由于尚无法明确上呼吸道疾病导致的咳嗽是由鼻后滴流、直接刺激或上呼吸道咳嗽受体炎症引起,2006 美国 ACCP 指南编撰委员会一致建议以上气道咳嗽综合征（UACS）替代 PNDS。

上呼吸道疾病引起上气道咳嗽综合征的途径：上呼吸道疾病,引起鼻分泌物后流和咳嗽受体炎症刺激,从而刺激迷走神经,传达到咳嗽中枢,运动神经然后引起咳嗽反应。

诊断标准：

（1）发作性或持续性咳嗽,白天咳嗽为主,入睡后较少咳嗽。

（2）鼻后滴流和/或咽后壁黏液附着感。

（3）有鼻炎、鼻窦炎、鼻息肉、慢性咽炎等病史。

（4）检查发现咽后壁有黏液附着、鹅卵石样表现。

（5）鼻窦平片或 CT 示鼻窦黏膜增厚＞6mm 或窦腔模糊不清或有液平。

（6）针对性治疗咳嗽缓解。

上气道咳嗽综合征诱发咳嗽的鉴别诊断：过敏性鼻炎、常年性非过敏性鼻炎、感染后鼻炎、细菌性鼻窦炎和过敏性真菌性鼻窦炎,还包括解剖学异常引起的鼻炎,物理或化学刺激引起的鼻炎,以及职业性鼻炎、药物性鼻炎和妊娠期鼻炎等。

上气道咳嗽综合征的临床表现及病因：

临床表现：①咳嗽,咳痰；②咽喉部滴流感、口咽黏液附着、频繁清喉、咽痒不适；③可伴有鼻塞、鼻痒、流涕、打喷嚏；④讲话引发咳嗽；⑤通常发病前有上呼吸道感染史。

致病机理：①鼻腔对空气加温、加湿及净化作用减弱；②炎症直接刺激鼻、鼻窦、咽喉等处的咳嗽感受器引起咳嗽；③分泌物倒流至咽喉部或下呼吸道刺激此处咳嗽感受器,产生冲动,通过神经反射而咳嗽；④气道高反应状态,当鼻再次接受刺激时产生鼻肺反射引起慢性咳嗽。

上气道咳嗽综合征的治疗：

治疗原则：①避免接触过敏源；②阻断或减轻炎症反应和分泌物的产生；③治疗感染；④纠正结构异常。

如果患者有上气道咳嗽综合征诱发咳嗽的基础疾病，应首先直接针对该类疾病进行特异性治疗。

对于慢性咳嗽患者，应给予上气道咳嗽综合征的经验性治疗，因为经这种特异性治疗后，咳嗽改善或缓解也是诊断上气道咳嗽综合征诱发咳嗽的关键。

针对其可能的基础疾病采取特异性治疗：

（1）普通感冒、非变应性鼻炎、血管舒缩性鼻炎、全年性鼻炎等引起的上气道咳嗽综合征，首选第1代抗组胺药和减充血剂、鼻用糖皮质激素。

（2）变应性鼻炎引起的上气道咳嗽综合征首选鼻腔吸入糖皮质激素，首选无镇静作用的第2代抗组胺药。

（3）改善环境、避免变应原刺激是控制变应性鼻炎的有效措施。

（4）变应原免疫治疗可能有效，但起效时间较长。

（5）急性、慢性鼻窦炎、鼻息肉的治疗参照EPOS指南。

（复旦大学附属中山医院　王鹏）

186　警惕长了脑肿瘤

如果您出现视觉障碍，经眼科治疗后没有好转时，千万别掉以轻心，但也不要焦虑。正确的做法是：进一步接受脑部CT或核磁共振检查，因为这可能是人体的"司令部"——脑部病变（肿瘤或血管病）的征兆！

我们是如何通过"视觉"观察这个世界的？我们的两个眼睛就像两个摄像头，随时记录着身边的影像，并通过电缆（视觉传导通路）传输至显示器（大脑视觉皮质）。

摄像头（眼睛）、电缆（视神经、视束等结构构成的"视觉传导通路"）、显示器（大脑视觉皮质）任何一个环节出现问题，都会影像我们观察这个世界。因此,当您的视觉出现问题,而经眼科检查摄像头(眼睛)是正常时,我们就要考虑是否电缆或显示器(视觉传导通路或大脑视觉皮质)出现问题了。最常见的引起视觉障碍的颅脑病变是脑肿瘤和脑血管疾病。通俗来说,脑肿瘤对视觉的影响可以分为"间接作用"和"直接作用"。

间接作用:为脑肿瘤的"一般表现"之一。由于颅骨构成的颅腔的空间是固定的,随着肿瘤生长,其体积不断增大,以及肿瘤压迫脑组织引起的脑水肿,使得颅内压力不断增高,进而出现视神经水肿。视神经水肿的早期往往无视力障碍或仅有一过性视力下降,晚期会出现视野缩小甚至失明。

直接作用:肿瘤直接刺激、压迫甚至破坏视觉传导通路或大脑视觉皮质引起视觉障碍,即与视觉障碍有关的颅脑肿瘤的定位表现。

颅脑肿瘤都有什么表现呢? 一般表现大多数脑肿瘤都可以出现,无特征意义,包括头痛、头晕、呕吐、视力障碍、癫痫(即口角、手足抽搐)、精神及意识障碍等。定位表现不同部位脑肿瘤对脑组织的刺激、压迫、破坏引起的表现。

建议:(1)如果患者出现视力下降,尤其是视野缺损(眼科患者一般都不会出现视野缺损),一定要做一个视神经附近的磁共振检查。

(2)如果青光眼、白内障等眼疾患者顺利完成眼部手术后眼睛依然看不清,也应进一步检查是否脑部出了问题。

(3)脑肿瘤的一般表现包括:头痛、头晕、呕吐、癫痫(即口角、手足抽搐)、精神及意识障碍等。

如果一个患者出现视觉障碍,同时伴有上述脑肿瘤的一半表现,应当警惕长了脑肿瘤。

(复旦大学附属华山医院　徐斌)

187　马方综合征

马方综合征(Marfan syndrome),为一种遗传性结缔组织疾病,为常染色体显性遗传。患病特征为四肢、手指、脚趾细长不匀称,身高明显超出常人,伴有心血管系统异常,特别是合并的心脏瓣膜异常和主动脉瘤。该病同时可能影响其他器官,包括肺、眼、硬脊膜、硬腭等。

对骨骼肌肉系统的影响:主要有四肢细长,蜘蛛指(趾)。长头畸形、面窄、高腭弓。皮下脂肪少,肌肉不发达,肌张力低,呈无力型体质。韧带、肌腱及关节囊伸长、松弛,关节过度伸展。常见漏斗胸、鸡胸、脊柱后凸、脊柱侧凸、脊椎裂等畸形。

对眼的影响:特征性表现是晶体脱位或半脱位,约 3/4 的患者为双侧性。晶体脱位可由多种因素所引起。此外,还可出现高度近视、青光眼、视网膜脱离、虹膜炎等眼部异常。这些眼部病变较晶体脱位对眼的影响更为严重。

对心血管系统的影响:约 80% 的患者伴有先天性心血管畸形。常见由于主动脉中层囊样坏死而引起主动脉瘤样扩张,扩张多起始于主动脉窦部,并向升主动脉远端扩展,呈"洋葱头样",并可导致主动脉瓣关闭不全,部分形成夹层动脉瘤及破裂。二尖瓣脱垂、二尖瓣关闭不全、三尖瓣关闭不全亦属本征常见表现。

马方综合征的主要危害是心血管病变,特别是合并的主动脉瘤,应早期发现,早期治疗。根据临床表现骨骼、眼、心血管改变三主征和家族史即可诊断。临床上分为两型:三主征俱全者称完全型;仅两项者称不完全型。诊断此病的最简单手段是超声心动图,有怀疑者均可行此检查,进一步确诊则需要通过 CTA。

马方综合征的治疗:目前尚无特效药物治疗,主动脉病变时服用倍他洛克治疗可能有一定作用。一旦确诊为合并有主动脉瘤或心脏瓣膜关闭不全,则应视情况考虑手术治疗。由于动脉瘤有破裂出血的危险,心脏瓣膜关闭不全也有致心衰、死亡的危险,不经过手术治疗的患者预后极差,平均年龄仅 40 岁,故建议尽早手术治疗。手术方式是置换人工血管和心脏瓣膜(Bentall 手术)。

近年来,上海中山医院于国内率先开展了保留瓣膜的主动脉根部人造血管置换手术(David 手术),使部分患者避免终生服药抗凝。

(复旦大学附属中山医院　赖颢)

188　玫瑰有毒

毒品通过各种渠道扣击生活的大门,毒品滥用(成瘾)已经成为我国乃至全世界均面临的严重的公共卫生和社会问题。在我国,被滥用的毒品主要可分为两种:一是以海洛因为主的传统毒品,二是以苯丙胺类物质为主的合成毒品。

随着禁毒工作的开展,海洛因滥用现象已慢慢减少,但合成毒品的滥用却开始逐渐蔓延且危害日益显著。据国家禁毒局 2014 年禁毒报告显示,我国登记在册的吸毒人员已经达到了 258 万。新发现的毒品使用者中,合成毒品滥用占到 70% 以上,而且仍然呈现出逐年升高的趋势。

所谓"合成毒品",是相对鸦片、海洛因这一类传统麻醉毒品而言的。鸦片、海洛因主要取材于天然植物,而合成毒品是以化学合成为主的一类精神药品,又因为是近 20 年才在中国出现滥用,并且多发生在娱乐场所,所以又被称为"新型毒品"和"俱乐部毒品"。新型毒品大多为片剂或粉末,吸食者多采用口服或鼻吸式,具有较强的隐蔽性。在中国流行滥用的摇头丸等新型毒品多发生在娱乐场所,所以又被称为"俱乐部毒品""休闲毒品""假日毒品"。新型毒品"娱乐性"的假象在很大程度上掩盖了其"毒"的本质,这也是新型毒品蔓延的重要原因。

1919 年,日本科学家首次合成了甲基苯丙胺,也就是冰毒,并在二战期间作为抗疲劳剂在士兵中广为使用。战后,日本大量抛售库存冰毒,造成了世界上第一次冰毒大流行。

冰毒(甲基苯丙胺)在外观为纯白结晶体,晶莹剔透,故被称为"冰"(Ice),对人体中枢神经系统具有极强的刺激作用。该药小剂量时有短暂的兴奋抗疲劳作用,故其丸剂又有"大力丸"之称,具有较强的成瘾性和依赖性,是我国流行较多的毒品之一。

合成毒品容易被滥用,尤其在青少年群体中。某些看似美丽的花瓣,也是一种隐藏的新型合成毒品。原来这些花瓣是由一种名为"AM－2201"的物质浸泡而成,而 AM－2201 属于纯人工合成的大麻素类物质,是一种致幻剂。这种毒花瓣可通过卷入香烟吸食,并迅速产生幻觉,常常泛滥于各种娱乐场所。

合成毒品对于人体都有哪些危害呢?

(1) 认知功能的影响。比如记忆力下降,做事情注意力不集中,脾气容易急躁,严重者甚至可以出现一系列的精神病性症状,包括猜疑、幻觉等。曾经有一女性患者因长期吸食冰毒后出现精神病性症状,自称大脑被父亲锁住了,每天从早到晚做的唯一一件事就是缠住父亲要钥匙,要把脑子里面的这把"锁"打开,弄得家里鸡犬不宁,严重影响了自身和家人的生活质量。

(2) 导致精神病症状。合成毒品可导致大脑结构与功能损害,神经递质紊乱,出现精神病症状,如幻觉、妄想、情绪紊乱等,在精神病症状影响下发生自伤、自杀、攻击、危害他人的行为,严重影响家庭及社会安全。

(3) 全身各个系统的损害。例如神经系统损害,表现为癫痫发作、中风;心血管系统损害表现为高血压、急性心肌损伤、心肌梗死。

(4) 感染各种性传播疾病。由于合成毒品可以提高个体的性冲动,同时降低患者自控力,因此使用后可出现一些乱性行为,从而导致各种性传播疾病的感染,包括艾滋病(AIDS)、肝炎等。

(5) 眼部的损害。合成毒品可以导致眼表的毒性反应:眼红、怕光、流泪。瞳孔扩大、角膜缘干细胞受损。急性视力下降,房角关闭,视神经萎缩。

2012 年《世界禁毒报告》的数据显示,通过注射方式吸毒的人员中有约 20% 的人患有艾滋病,有 46.7% 的人患丙型肝炎,有 14.6% 的人患乙型肝炎。另外,每 100 名死亡的成年人中,就有 1 人和毒品药物滥用有关。

目前,毒品滥用形势复杂严峻,禁毒工作任重道远。对患者,应进行适当的生物-心理-社会综合干预,以达到降低复吸、减少危害的目的;对于社会大众,应加强毒品基本知识的宣教,做到防患于未然。

最后,希望大家"珍爱生命,远离毒品"!

(上海交通大学医学院附属精神病医院　赵敏)

189　女人与黄豆

黄豆,食品也,人皆可食。为什么单提女人?

原来研究表明黄豆中除了含有蛋白质、脂肪、维生素、矿物质之外,还有些类似黄酮类的物质,但又并非是真正的黄酮,故称之为"异黄酮"。进一步研究的结果发现异黄酮的化学结构与女性的雌激素有几分相似,于是便有人称之为"植物(来源的)雌激素"。

这个名称太引人注目了。

女孩子青春发育之后出落得闭花羞月,是因为雌激素的作用,那么女性多吃些黄豆或豆制品,岂不是能永葆青春?

更年期的女性卵巢功能逐步衰退,以致产生更年期综合征,便是因为体内雌激素逐步减少的结果,那么多吃些黄豆或豆制品,应该能治疗更年期综合征了?

不过,过多雌激素的刺激可能会触发乳腺癌。这可是要命的大事了,那么女人究竟能不能吃黄豆?

科学研究表明"植物雌激素"虽有雌激素之名,但对人体而言并无雌激素之实。激素是生物体内新陈代谢代谢的启动剂、促进剂,不同物种之间有很大的差异。多吃黄豆及豆制品既不能使女性永葆青春,也治不了更年期综合征,当然,也吃不出乳腺癌来。

不过研究表明"植物雌激素"可能与人体内的雌激素"受体"结合,反而干扰真正雌激素的作用。那么女人多吃了黄豆或是豆制品会不会变成黄脸婆呢?鲁迅先生笔下豆腐店里的"豆腐西施"吃的黄豆或豆腐必定不少,怎么还"西施"呢?原来这黄豆中的"植物雌激素"实在非常有限,有研究称大约1公斤黄豆中所含"植物雌激素"即使有如人体雌激素的作用,也不过相当于在人体内增加0.01毫克雌激素而已,是可以忽略不计的。

因此,女人可以吃黄豆、也可以吃豆制品。不过除了营养作用之外,既不因之美容,也吃不出"黄脸婆"来;既不能治疗更年期综合征,也不加重更年期综合征;既不会吃出乳腺癌来,也谈不上能预防了乳腺癌。

黄豆中的确有点异黄酮,也可以叫它"植物雌激素",但不能"听见风就是雨",以为它就是雌激素,以为它就能美容、就能抗癌……

"没有量就没有效"是药理学的基本原则。但凡说吃什么食品就能治什么病、防什么病时,都应注意这个"量"的问题:它所含的量能起到这个作用吗? 食品,终究不是药。

（复旦大学附属中山医院　　杨秉辉）

190　少量饮酒有益心血管吗

酒精伤肝,酒精可引起肝硬化、肝癌人尽皆知。如今十分常见的脂肪肝,众人以为皆是脂肪摄入过多所致,事实上其中便有一部分属于"酒精性脂肪肝",其发生即与酒有关。还有人体检发现一种称为"咖玛谷氨酰转肽酶"的酶增高,到处检查,不得其解,其实其中也有很大一部分因饮酒所致。

酒精伤脑,醉酒不醒,自然是伤脑的表现。长期嗜酒者,分析判断能力降低,甚至行为怪异、人格下降,老年之后多失智(痴呆)、患帕金森病的概率也高。

酒精伤胃,空腹大量饮烈性酒,可致急性糜烂性胃炎,甚至引发胃出血。

酒精伤胰腺,长期嗜酒者多因酒精损害了胰腺而致发生慢性胰腺炎,可引发糖尿病和胰腺癌。

唯独对于心脏,比较流行的说法是:少量饮酒有益于心血管。

是耶? 非耶? 考证起来,此说来由有三:

一是许多年来人们从表面现象看,喝了酒脸红,表示其血管扩张,想来血管扩张总比收缩有利于血液循环,所谓"活血"是也。其实这扩张的只是面部、充其量包括颈部的毛细血管,于心脑血管并无裨益。而且,饮酒后的脸红,据研究认为是乙醛的作用,而这乙醛正是酒精(乙醇)代谢后所产生的损肝之物,也就是说脸红表示其体内已有较多的乙醛聚集,肝已开始受损,岂是好事?

二是有人以为红葡萄酒中所含的多酚类物质,如白藜芦醇之类的、有抗氧化、降血脂的作用,便谓之可"软化血管"。其实红葡萄酒中此物含量甚微,不足以成其好事,若是多饮,肝脏必不能耐受。

三是曾有报道称,经常少量饮酒者发生心血管问题的机会较大量饮酒者少,亦较完全不饮酒者少。不过也有学者指出:经常少量饮酒者必是生活较为富裕而安闲者,他们有较好的保健意识,故不大量饮酒,抑或有较完全不饮酒者有较好的生活条件、医疗保障,此类人士发生心血管问题的机会少些,岂能归功于经常少量饮酒? 而且,尚不知此类人士之肝如何、脑怎样?

事实上,大量饮酒时,因酒精可引起交感神经兴奋,使心跳加速、引发心律失常。长期嗜酒者病理切片检查心肌组织中多脂褐素斑点,犹如皮肤上的老年斑,为心肌老化之征,心脏收缩功能或因之减弱,甚至促成心力衰竭。由此可见酒精也伤心。此外,脑卒中亦常发生于酗酒之时,因酒精使交感神经兴奋,导致血压升高,引发脑卒中。故饮酒之于心、脑血管皆有危害,确是事实。

饮酒伤肝、伤脑、伤胃、伤胰也伤心。

(复旦大学附属中山医院　杨秉辉)

191　痛风之眼

提到"痛风",很多朋友立马会在脑海里浮现出一堆似是而非的"印象":痛风就是尿酸高,只要尿酸不高就不会有痛风;痛风就是疼痛明显,等痛好了也就过去了;痛风只要管住嘴,不喝酒、不吃海鲜就行了;痛风的药和糖尿病药一样要一辈子吃……事实真的像我们想象的那样吗?

1. 高尿酸和痛风

诚然,痛风是人体尿酸代谢紊乱的严重状态,人体内尿酸越高就越容易患痛风,但是并不是每一个高尿酸血症的患者都会得痛风,据统计在高尿酸血症的患者中大约只有10%最后会出现痛风发作。人体血液内的尿酸浓度并不稳定,会受到很多因素影响,比如饮水量的多少、气温的高低、是否合并其他疾病状态等,所以很难凭一次正常的血尿酸检查结果来排除高尿酸血症,但是却可以凭一次增高的血尿酸检查结果来诊断高尿酸血症。值得注意的是,人体内尿酸浓度的增高其实反映了人体内氧化应激程度的加剧,所以我们对于高尿酸血症不能单纯着眼于控制降低尿酸,而应该整体考虑是否存在导致人体氧化应激过度的因素,比如肥胖、饮食不健康、运动量不足等。

2. 痛风治疗不是单纯止痛

痛风发作的时候确实是疼痛非常明显,这时应该是将止痛治疗作为第一要务。但是就像上文所说,痛风的成因一大必要条件是体内尿酸的增高,所以一旦疼痛缓解,就应该立即着手进行降低体内尿酸的治疗,包括药物、饮食、锻炼等。只有长期有效控制血尿酸水平,才能减少甚至防止痛风的再次发作。

3. 痛风患者的饮食管理不单单是注意酒和海鲜

痛风是体内尿酸长期增高的结果,而体内尿酸的来源则是食物中的嘌呤类物质。那么哪些食物中嘌呤含量比较高呢?动物内脏、鱼子、贝壳类海鲜等。所以在痛风发作时应该尽量避免食用这些食物,即使是在痛风发作缓解期也应该严格控制这些食物的食用量。豆类植物确实是植物中嘌呤含量较高的,但是有证据显示食用豆类植物并不会导致痛风发作,所以强调痛风患者不能吃豆制品的观点是完全错误的。

人体饮酒后一方面酒精需要从肾脏排泄,会挤占尿酸排泄的通路,减少血尿酸的清除,升高血液中尿酸浓度;另一方面,酒精在肝脏中氧化代谢会影响食物嘌呤在肝脏中转化为尿酸,增加尿酸生成,所以痛风患者必须戒酒是一条铁律。现在研究还发现,除了酒精外,蔗糖、果糖等糖类物质也会增加人体血液中尿酸浓度,每天饮用超过1000mL含糖软饮料的人群,高尿酸血症和痛风的患病概率将倍增。所以对于高尿酸血症或痛风患者而言,除了不饮酒,含糖软饮料也是需要注意避免饮用的。

4. 痛风的药物需要一辈子服用吗?

痛风和糖尿病并不完全一样。痛风患者通过饮食和药物治疗后,使体内尿酸浓度降低,并且最重要的是将原先沉积在体内的尿酸结晶溶解后,如果坚持健康生活方式,那么完全可以达到临床"治愈"

痛风的目的。但是溶解体内尿酸结晶的过程相当缓慢,大约需要1~3 年的时间,并且养成和保持良好的健康生活习惯也是一个终身过程,所以治疗痛风还是不能一蹴而就,需要循序渐进,坚持一个相对长时期稳定的用药治疗,这样才能获得最满意的治疗效果。

然而,痛风性关节炎还只是高尿酸血症危害中的冰山一角,其健康危害还包括心脑血管疾病、高血糖、肾损害和眼病等。对高尿酸及其并发症的诊疗同样十分重要。

事实上,过多的尿酸盐结晶也可沉积在眼部的眼睑、角膜、结膜、巩膜、虹膜和球后等多个部位,引起眼部炎症等,称之为"痛风性眼病"。

痛风患者最常见的眼部异常为巩膜和结膜血管充血导致的双侧红眼。痛风早期,眼表面血管变得迂曲、增粗、充血,或有持续性的结膜下出血。其他眼部表现如葡萄膜炎、眼内压增高和青光眼、巩膜炎及慢性结膜炎也可出现。还有研究报道痛风病可以导致视网膜出血和血栓形成。

此外,痛风可能是白内障进展的重要危险因素,痛风病程的长短与痛风患者白内障的患病率有关。

干眼与痛风的关系目前尚不清楚,但有研究发现痛风患者的干眼患病率明显增加。

健康小贴士:寒冷会导致尿酸在体内加速结晶,所以保暖和多饮水、适当运动、改变生活方式有助于减少痛风的发作。

(复旦大学附属中山医院　姜玲娣)

192　问题疫苗的背后

山东"问题疫苗"事件引起了社会广泛关注,进而也引发了一些老百姓对打疫苗的恐惧。事实上,接种疫苗是预防传染病的最有效手段,自 20 世纪疫苗相继问世以后,儿童的死亡率显著下降,人群的寿命得到延长。接种疫苗对于保障儿童的健康和良好的公共卫生都有非常重要的意义,公众千万不要因为"问题疫苗"而对疫苗失去信心。

儿童接种疫苗的类型

一类疫苗是国家免费给儿童接种的,比如卡介苗、乙肝疫苗、骨髓灰质炎减毒活疫苗、百白破疫苗、流脑疫苗、麻疹疫苗、麻风腮疫苗、甲肝疫苗、乙脑疫苗、骨髓灰质炎灭活疫苗。二类疫苗是自费自愿接种的疫苗,包括水痘疫苗、流感疫苗、轮状病毒疫苗、肺炎链球菌疫苗、B型流感嗜血杆菌疫苗、EV71灭活疫苗、狂犬病疫苗等。这次"问题疫苗"主要是二类疫苗。

在给宝宝注射疫苗之前,家长应注意让孩子保持心情愉快,在孩子患病的状况下,等病好了再接种。过敏体质、有基础疾病和免疫功能异常的孩子,在接种之前要咨询专业医务人员如何接种合适的疫苗。

有没有必要打二类疫苗?

只要是疫苗肯定对人类的健康有很大好处,二类疫苗还是应该要打的。水痘疫苗1998年在国内开始推广使用,近年来,随着水痘疫苗在各地儿童接种覆盖率越来越高,儿童水痘发病率明显下降。世界卫生组织(WHO)高度推荐流感疫苗在人群中每年接种,因为疫苗株每年可能更新,尤其是机构儿童、慢性病的孩子、医务人员、老年人等高危人群很有必要接种。轮状病毒疫苗、肺炎链球菌疫苗、B型流感嗜血杆菌疫苗也是WHO高度推荐儿童接种的疫苗。2016年我国自主研发的灭活EV71疫苗上市使用,可以有效预防重症手足口病,避免儿童死于手足口病。

打了"问题疫苗"该怎么办?

失效的疫苗不会产生毒性,但是很可能起不到免疫保护的作用。建议打过"问题疫苗"的儿童补打疫苗,不会有安全隐患,也可以检测疫苗的抗体、判断是否有免疫保护。

减毒活疫苗和灭活疫苗有什么区别?

减毒活疫苗的免疫原性和诱导保护性更好,因为它是模拟人的轻症感染。灭活疫苗虽效果弱一些,但通过多剂的强化,也可以达到很好的保护效果。麻疹减毒活疫苗在20世纪60年代就有了,安全性和有效性很好。

打疫苗时，应该选择进口疫苗还是国产疫苗？

我国有能力生产安全合格的疫苗。疾控中心做了很多研究，发现进口和国产疫苗在安全性、有效性和不良反应发生率上都是相似的。20 世纪 80 年代就证明国产麻疹疫苗要比进口疫苗对中国儿童的免疫源性更强。

孩子打完疫苗后出现反应，该怎么处理？

疫苗对机体是外来物，接种后对机体会产生刺激，个别人会出现全身或局部反应症状，常见反应有接种部位红肿和疼痛，或伴有发烧（在 37.5～38℃之间）、哭闹等。

轻微发热、轻微腹泻、轻微皮疹一般不需处理，只要加强观察，适当休息，多喝开水，注意保暖，防止继发感染。体温较高、腹泻严重者应该去医院作对症处理。

有的宝宝在接种灭活疫苗后 6～24 小时会出现体温升高的现象，其中大多数在 37.5℃ 以下，接种减毒活疫苗如麻疹疫苗、水痘疫苗等，出现发热反应较晚，一般在 5～7 天开始有短暂的发热，1～2 天可退烧。

（复旦大学附属儿科医院　曾玫）

193　西点军校

西点军校（West Point），是美国陆军的一个军事学院，曾经也是陆军的军事堡垒。风景异常秀丽。素有"美国将军的摇篮"之称。许多美军名将如格兰特、罗伯特·李、艾森豪威尔威尔威尔、巴顿、麦克阿瑟、布莱德利等均是该校的毕业生。

西点军校的校训是"责任、荣誉、国家"（Duty，Honor，Country）。它曾与英国桑赫斯特皇家军事学院、俄罗斯伏龙芝军事学院以及中国黄埔军校并称世界"四大军校"。

1778 年，萨丢斯·科什乌兹科（Thaddeus Kosciuszko）设计了堡垒的外形。美国独立之后，华盛顿想在此建立一所全国军校，但是他的国务卿托马斯·杰弗逊争辩说宪法之内没有给总统创立军校的权力。杰弗逊上任总统之后,在 1802 年 3 月 16 日签署了法律,建立美国军校,同年 7 月 4 日西点军校开门。200 年来,西点军校已由当年成立时仅有 1800 英亩的面积,第一期仅有两名学员毕业的小学校,成长为如今占地 16000 英亩、每年有 900 多名男女学员毕业的名校和众多美国青年人向往的地方。

如今,这所名校的任务是教育、训练和激励学员,使每一位学员成为恪守"职责、荣誉、国家"价值观、"品德高尚"的现役军官;把学员培养成以美国陆军军官作为职业发展和终身为国家服务的优秀军事人才。据此,西点有着自己严格的入学条件和标准。西点招生对象必须是年龄为 17～22 岁的未婚高中毕业生或具有同等学力的士兵,经政府高官(如副总统或国会议员或陆军部高官)推荐、考试和体检后择优录取。考试范围包括学业能力倾向测验、体育等。西点的学制为四年,程分为文科、理科、工程、军事科学和体育等,每年暑期(6～8 月)进行野外军训。乔治·华盛顿选中西点为堡垒建筑点,因为这是一个对于整个美洲都很重要的战略地点。西点在哈德逊河"S"弯之中,占据之人可以控制所有河运。

西点军校从 1976 年开始招收女学员,现在整个学员队的人数为4000 名,每年的 7 月 1 日约有 1200 名新学员入学。学员在校的主要制服颜色为灰色,这是早在 1816 年就确定了的,因此,学员队又有"灰色长队"之称。学员毕业后被授予理科学士和陆军少尉军衔,一般至少需服现役 5 年。

西点军校的训条:准时、守纪、严格、正直、刚毅。

自 1898 年西点军校把"职责、荣誉、国家"正式定为校训以来,西点军校特别重视对学员品德的培养。他们反复强调,西点仅仅培养领导人才是不够的,必须是"品德高尚"的领导人才。为此,学员从进校的第一天起,就被灌输西点的基本价值观,即正直诚实和尊敬他人的尊严。《学员荣誉准则》明确规定"学员不得撒谎、欺骗和行窃,也不得容忍他人有上述行为"。学员在撰写论文时,如果不在脚注中对一些被引用的观点和文字加以说明的话,一经查出,轻者要被严厉批评,重者则被勒令退学。至于尊敬他人,西点告诫每位学员,如果自己想得到别人的尊敬,就必须以同样的尊敬和尊严对待别人。

在西点军校的巴克纳尔训练营,高年级学员对低年级学员进行野外训练科目。这是西点的传统,目的是培养学员的领导才能。在障碍训练场上,每当低年级学员因未掌握好动作要领而出现失误时,得到的不是批评、责骂或是不屑一顾的嘲笑,而是激励的掌声和诸如"加油! 你一定能行!"的鼓励声。低年级学员在这种气氛下,不仅完成了动作,更主要的是增强了自信心,这也是西点野外训练的主要目的之一。

22 条军规

①无条件执行;②工作无借口;③细节决定成败;④以上司为榜样;⑤荣誉原则;⑥受人欢迎;⑦善于合作;⑧团队精神;⑨只有第一;⑩敢于冒险;⑪火一般的精神;⑫不断提升自己;⑬勇敢者的游戏;⑭全力以赴;⑮尽职尽责;⑯没有不可能;⑰永不放弃;⑱敬业为魂;⑲为自己奋斗;⑳理念至上;㉑自动自发;㉒立即行动。

美国内战时,约 400 名南北双方的将领是从西点军校毕业的。其中最有名的是统帅北方军的尤利塞斯・格兰特将军和领军南方部队的罗伯特・李将军。这两位昔日的同窗校友因各为其主而成为战场上的对手。结果,格兰特技高一筹,最终迫使李将军俯首称臣。

第二次世界大战名将巴顿将军也是西点军校的毕业生,并以作风严厉、作战勇猛、善于捕捉战机、扩大战果,而被誉为"血胆将军"。1950 年,他们在校图书馆对面立了一尊头戴钢盔、身着戎装,手持望远镜的巴顿将军塑像。

而五星上将麦克阿瑟据说是在母亲的陪伴下度过四年西点生涯的。当年,麦克阿瑟的母亲把麦克阿瑟送到西点军校后,自己也在学员宿舍对面的西点旅馆瑞安营扎寨了。她每天早上伴着起床号起来看儿子出早操,晚上直到儿子宿舍的灯光熄灭才休息,整整陪读了 4 年。而麦克阿瑟则时常在夜深人静之时悄悄地溜到母亲的住处打打牙祭。

我想,医生的职责是救死扶伤,生命的托付重于泰山、生命来不得半点马虎,这就要求医生尽职尽责,敬业为魂,永不放弃、互相协作。而这些都是与西点军校军规不谋而合的。

同样,作为一名大学生,西点军校的训条、荣誉准则也是我们所要学习的。

(美国波士顿大学 马悦仪)

194 驿动的心

早搏,亦称期外收缩或期前收缩。正常心脏的跳动是规则的,如果在均匀的心脏跳动中,发生心脏提前搏动,便称为早搏。按起源部位不同,通常将早搏分为房性、房室交界性和室性 3 种。正常的心脏跳动是由心脏的窦房结控制的,室性早搏就是这次心跳起搏信号由心室部位发出的,房性早搏就是这次心跳起搏信号由心房部位发出的。早搏可偶发或频发,患者可有心悸、心前区不适、胸闷、疲乏等不适,有的人则感到心脏停跳、心脏悬空、心脏跳得很重等感觉。

如果出现早搏需要就医,以判断是否是疾病状态引起的早搏,如甲状腺功能亢进、贫血、低血钾、发热等心脏外疾病,或是风湿性心脏病、冠心病、肺心病、心肌炎等心脏本身的器质性疾病。部分正常人做 24 小时心电图连续观察也可记录到少许早搏。情绪激动、神经紧张、疲劳、过多吸烟、大量饮酒、喝浓茶或使用某些药物可引起早搏发作。

心脏听诊和触诊脉搏可发现早搏,可以通过心电图区分早搏类型。常规心电图对早搏有诊断意义。24 小时动态心电图可详细记录早搏发生的多少、发生的类型和规律及有否其他心律失常,还可发现部分心肌缺血患者。心脏超声检查可发现心肌和瓣膜病变患者,还有一部分患者则需要做进一步检查,明确有否冠心病。另外,进行相关的血液化验检查也是有意义的。

总之,早搏可发生在各种心脏疾病的基础上,但也可出现在正常人。如果发现自己有早搏,不必过于焦虑,应及时到医院进行检查,明确原因,经医生从各个方面评价后决定是否需用药以及用什么药治疗。

(复旦大学附属中山医院 姜红)

195 睁一眼闭一眼的检查

最近一段时间方老师慢慢地注意到一个现象:倒茶时会把茶倒在茶杯外面,需要再凝神才能准确倒入杯中,一次还因此烫了手。

方老师今年 58 岁,精于立体的概念。一天突然想到:人视觉的立体感来自两眼的聚焦,莫非自己有一眼视力出了问题? 马上睁一眼、闭一眼试验,果然发现右眼的视野中心有一黑影挥之不去。方老师自己发现了眼睛的问题,但是是什么问题呢? 他想:大概是白内障吧,障者、遮挡之意也,眼前的黑影不就是障吗? 不过奇怪、明明是黑影,怎么会叫白内障? 应该叫黑内障啊。

第二天下午方老师无课,便去了医院眼科检查。

医生查得到很认真,最后告知方老师,他患的不是白内障而是叫"年龄相关性黄斑变性"的疾病。方老师没听说过这个病,便请教如何治疗? 医生说:此病发现已晚,属干性黄斑变性,无治疗之法,唯需防范另一眼亦发此病。

该医师说:"年龄相关性黄斑变性"旧称"老年黄斑变性",因多见于老人而得名,不过近年发现中年人亦有患此病者,故称"年龄相关性黄斑变性"表示此病与年龄的增长有关,并不仅见于老人,但确以年老者患此病居多。

年龄大的人视网膜下往往有些新生的血管,而此种血管多不健全,易于渗血或破裂出血。一旦渗血或出血便会使这部分视网膜上的视觉细胞受损乃至衰亡。若发生在黄斑部便使视力受损,称之为"黄斑变性"。此种在血液渗出期的黄斑变性称为"湿性黄斑变性",日久血液吸收后留下的纤维素等使这一区域疤痕化,便称之为"干性黄斑变性"。

"这病无法治疗吗?"

医生道:"若为'湿性黄斑变性'可用抑制新生血管之药物注射,有一定疗效,亦可采用激光封闭出血之新生血管亦有效。但如果已属'干性黄斑变性',则目前尚无良策。不过,已有研究采用干细胞治疗或视网膜移植等方法治疗的,相信是有前景的。"

方老师又问:"此病有无预防的办法呢?"

医生道:"此病的发生与年龄相关,随着年龄增长,发病率会增高。若有糖尿病应控制好糖尿病,若吸烟应戒烟,避免阳光暴晒,多吃些深色蔬菜、玉米、猕猴桃等富含叶黄素的蔬菜、水果。关键是一旦发病要早期发现"。

那如何才能做到早期发现呢?

医生从办公桌抽屉里取出一张印有许多细密小方格的纸交给方老师,说"这表名为阿姆斯勒表,检查时睁一眼闭一眼地用单眼观察表格的中心部位。如见这方格扭曲变形或是中心部位有一黑影遮挡,便有可能是患了此病,应即到医院查治。"

方老师本以为要早期发现此病,或需验血、照 X 光之类,不想却有如此简单之法。随即一试,果然用右眼观察时可见中心部位有一黑影,而左眼则无。便道:"这方法简单易行,应该推广、推广才好"。

(复旦大学附属中山医院　杨秉辉)

196　知否"腔梗"

腔梗即"腔隙性梗塞"的简称。由于梗死区域较小,若不涉及关系着肢体运动的神经中枢,也可以没有明显的症状表现出来,以致不能引起患者重视。

腔梗的本质即脑梗,不过是"微小的"脑梗罢了。其发生的机制与通常所说的脑梗相同,那么,既然可以有微小的脑梗,当然也可以发作"大的"脑梗。据统计,约 1/3 的腔梗患者在 2 年内会发生"大的"脑梗。所以腔梗是脑梗的前奏和信号。

腔梗若不加以控制还会常常反复发作,积少成多、聚小为大,其结果亦同脑梗。即使这些小的腔梗不聚集、不融合而各自分散,但数量越多,对脑功能的损害亦越大。我国老人所患老年性痴呆很多是属于此类血管性痴呆。

腔梗可以不造成明显的症状,但细心体察也并非全无症状。眩晕、记忆力的急剧下降、面部或上肢的轻瘫或麻木、吞咽不畅、饮水呛咳、舌根发硬、一时性失语、单侧下肢无力等皆有可能与之有关,及时做 CT 或磁共振检查可以确诊。

腔梗所有的治疗皆是为了预防腔梗的反复发作和脑梗的发作,如果能达到腔梗不再反复发作,也无脑梗发作,那么也就是达到治疗的目的了。

腔梗的患者生活宜轻松,饮食宜清淡,心态宜平和,应戒烟,少饮酒,可以作适度的活动,但不可劳累,肢体活动不利索的须防跌倒。

腔梗因高血压与动脉粥样硬化而起,故控制高血压与高胆固醇尤其是高"低密度脂蛋白"(俗称坏胆固醇的那种)非常重要。我国高血压者中多所谓"H 型"高血压者,此型高血压易发生脑梗等脑血管意外情况,故高血压者宜作血液"同型半胱氨酸"检查,若过高,加服叶酸片,可以改善。从预防腔梗而言,尤其在高龄老人中,血压以控制在 130mmHg/80mmHg 左右为宜,并不强求降得过低,但对于低密度脂蛋白则以降得更低些好,尤其在伴有糖尿病的患者中,低密度脂蛋白低些更安全。糖尿病是引起血管损伤的重要因素,预防心梗、脑梗,包括腔梗,糖尿病皆需着力控制。

阿司匹林有抗血小板聚结的作用,因此能预防血栓形成,在预防心梗、脑梗(腔梗)中的作用是肯定的。由于是预防性用药,在腔梗患者中应终身服用,当然有出血倾向者不宜。对腔梗患者应用阿司匹林时必须强调:应先控制血压至 150mmHg/90mmHg 以下,避免因血压过高引发脑溢血的风险,再使用阿司匹林方属安全。

总而言之,腔梗和脑梗是一丘之貉。对于腔梗固然无须紧张,但亦不应忽视,若因发现了腔梗从而避免了脑梗,方是正理。

(复旦大学附属中山医院 杨秉辉)

第三篇　心灵驿站

197　爱在深秋

做医生，我们最大的成就和快乐，是为患者解除痛苦。我希望，在不远的将来，医生和患者一起，都像朋友或者战友，我们唯一的敌人是病魔。

我今天讲一个我和患者的故事，让大家知道，做医生，我们最大的成就和快乐，是为患者解除痛苦。这是我19年前行医的一个小故事，绝对真实，而且里面提到的人有些人也认识。1997年，一个很平常的日子，我接待了一个不平常的患者，那个患者家属是英国皇家黄金珠宝鉴定的高层，中国人，她母亲在北京一个医院监护病房，心力衰竭，寿命不久了，他也10年没有回来了，他因为母亲有病回来，想着见母亲最后一面，但他母亲双目失明，看不到他，他和母亲都很难过。估计是白内障，想让我去看看他母亲有没有机会手术，他想让他母亲走之前见他最后一面，后来我拿着手电去了病房，看到双眼全白白内障。

但是，她母亲身体不可能承受手术，他百般求我，让我一定答应给他母亲手术因为他打听了，那个时候我5分钟做一个白内障，是他知道的医生中速度最快的。这样他母亲身体应该有机会承受手术，从医疗常规来讲，肯定不应该手术。充血性心衰，在监护室，随时有生命危险。这是目前能够查到的白内障手术禁忌。如果患者直接死在手术台上，患者要告我的话，估计我要成为囚犯了。但患者的心情可以理解，10年没见，母子情深，希望临走前看得见儿子。患者家属说愿意签署任何协议，做公证都可以，只是希望能完成她母亲和自己的愿望。我真的受不了别人那种期待的眼光，那种对于亲情的渴望，如果我拒绝了家属和患者，估计是我一辈子的遗憾。我做了决定，做！但我做了决定还不行，还要领导批准。感谢陈扬院长，她是我们中心的主任，感谢北京医院的高岩教授，他是我们中心的顾问，院长也很信任他。是他们的信任，让我可以实施这个手术。

当然，手术前的准备还是很必要的。常规准备就不说了，医院几乎把监护室搬到了手术室。院长亲自做监控，其实手术大家应该很清楚，白内障手术的痛苦比霰粒肿还轻，不过我还是给她打了利多卡因球后麻醉,我想只要麻醉没问题,手术中的风险应该更小,手术非常顺利,手术结束以后,患者病情稳定,我嘱咐 ICU 的医生,病情有什么变化及时通知我,手术结束的时候注意了几个环节,黏弹剂尽量吸出干净,术毕的眼压保持在 Tn 的水平,免得晚上出现眼压高。我担心病情变化,尽管手术顺利,但患者万一坚持不到明天摘纱布,还是不能实现患者的愿望。我想,万一不行,随时摘掉纱布。因为我自信患者半个小时以后就可以恢复视力。

我之所以没有提前摘掉纱布,是因为担心患者手术的刺激和应激,加上打开纱布,患者看见儿子的惊喜,可能会出现意外。在那时刚听说天津某家医院一个老年白内障患者第二天打开纱布看见后,开心得大叫"我看见了",随后就去了极乐世界。这个患者的身体条件更差,所以打开纱布看见那一刻,也是生死考验。第二天早上,我到医院的时候已经来了很多人,患者家属也来了很多,医院 ICU 也严阵以待。我给患者打开了纱布,同时嘱咐患者,她马上可以看见东西,但最重要的还是保持心情,不能激动。我就不用文学的语言来描述当时的景象了,我只是很平淡地告诉结果,患者视力 0.8。我差点又一次接受跪谢,但我坚决地扶起了家属。后来患者提出给我不菲的感谢费和去英国的旅行邀请,我都拒绝了。不是我高大,是我也有劫后余生的感觉。其实那个患者好像只活了五天。

在 2005 年,我在武汉也做了一个心率只有 36 次/分的白内障患者,其实也是源于这次的经历。估计群里武汉艾格的老员工应该都知道这件事,我今天讲这个故事,是想说,做医生真的好难。你每天可能面对不同的患者、不同的病情,尽管我们不是执法者,但有时也许我们可以在情和法之间权衡。这个患者,我可以冒着风险为她手术,但有些患者,我有 100% 的把握,完全符合医疗规则,我仍然拒绝手术。因为我需要患者的理解,理解万岁。我相信大家和我有同感,我希望,在不远的将来,医生和患者一起,都像朋友或者战友,我们唯一的敌人是病魔。

另外,我想说的是术前足够的沟通及说明预后很重要,当能让患者感受到医者无私的帮助时,就可更易沟通。

(尖峰眼科学院 刘保松)

198　北京往事

方帐之内，尸体满布，陈旧的，新鲜的，断胳膊，掉腿的，无头无尾的，散发着淡淡的血腥味。尸体是它们的，但毫无疑问，血是我的，有种武林高手的挫败感……本以为如此血腥十足的恐怖地带，不会再有胆大妄为者，但其实不然，一个接一个，前赴后继，为了那杀戮的快感，还是大自然最原始清香的食材，战斗在继续，终于，我倒在了血泊之中，渐渐睡去，任其宰割，不再有痒痛……

七月的夜，蚊子不会少，好在一夜过去，未因失血过多而休克，只是有点晕，迷迷糊糊，一切都像未睡醒的样子，半睁半闭，刷牙洗脸出门。路过一片花园，月季常开常谢，石榴、柿子星云棋布，北京的小区，甚至大街小巷，绿化带总能看到类似的果树，待到十月成熟的时候，果子一天天变黄，虽然，从小看着它长大，小编却怎么也下不了手，生怕辜负了首都人民的信任。花园旁边开了一家健身游泳馆，一楼门面，地下一层健身游泳，苦苦等了三个月的小编，盘算着装修异味终于散去，打算办一张健身游泳卡，哥们儿说：地下健身游泳，你这是有氧运动还是缺氧运动呀？我的内心是崩溃的，于是乎就没有然后了。

医院西区食堂在主楼东南角，爬楼梯也没什么大不了的，智者则坐两层扶梯，再走两层楼梯。早餐供应，截至八点半，花卷、包子、油条、油饼……素包子味道怪怪的，小编总是不习惯，肉包子、梅菜包子味道不错；白米粥、黑米粥、小米粥、玉米粥。粥很稀，勺子只有不停地搅，才能泛起几粒米似的，此情此景，一如青睫综合征角膜后的羊脂状 KP，粒粒可数。

午餐，土豆烧牛肉、红烧鸡块、粉蒸排骨、清蒸鱼块、洋葱鸡片等，偶遇糖醋里脊，嗯，一大口下去，居然没咬到肉，搞了半天，原来是面裹肉油炸而成，这种做法，太不厚道了。凉拌茄子，也是第一回吃到，糊面状，黏黏的。西芹藕片炒核桃，比较爽口，一缕清新的荷塘味道。麻辣香锅，野性十足，重口味最爱。土豆、茄子、胡萝卜炖猪肉，缘自东北的乱炖。最后总结一句，这些个毕竟是大锅菜，也别太挑剔了，凑合着吃吧！

一天的工作始于检查室，裂隙灯和眼压计竟然成了稀缺的资源，最文明的抢法，就是早起的马儿先用之，本来都是些茉莉麻，原则是要在本组教授来之前，把一切准备工作做到位，否则你这只茉莉就要被做成茉了，呵呵！好在教授们之间也达成了默契，谁先来谁后来，点卡得再好不过，虽然患者多得乱糟糟的，但是教授们看的是有条不紊。检查完患者，电脑又成了紧俏货，因为要用电脑开医嘱写病历，就那么五六台电脑，所以早起的马儿继续领先。排队等电脑的，在一旁焦急得蹑着脚，像猎犬一样，寻找着时机。坐在电脑前的，不敢离开半步，恨不得一口气全部敲完，只听得键盘声声，韵律有致，否则，送本病历医嘱的工夫，已物是人非。

开完医嘱，下一站天地，天上是手术室，地上是门诊。手术室之所以是天上，其一西区手术室位于眼科病房的楼上，其二上手术、看手术均是天大的美事儿。进入手术室的名单是根据前一天手术通知单上提供的名字确定的，某日，复制少了两个，唇舌半天。手术室的鞋柜未上锁，随机放，除非你上手术早，要不打开一个有鞋，打开两个还是有鞋，小编的经验是，编号带4的柜打开以后往往是空的，编号掉的柜更加没人用，一般人我不告诉他，呵呵。术前第一次刷手，小编真的很受伤，水龙头出水又快又猛，根本无从躲避，已然湿身，最伤不起的是，手术间里空调温度又低，那个凉呀，激姿势，从此洗手亦若小公举！

待到出手术室时，已是午后时光，难怪朋友说小编变白了，手术室待时间长了，不见阳光，如韭黄一般，其实就是韭菜收过一茬后，黑布遮住阳光长成的。回到办公室，继续电脑写病历、收新患者、办出院……

肚子饿的可以吃点儿办公桌上的零食，以巧克力和牛肉干为多，印象最深的是两大包俄罗斯进口的巧克力夹心酥，吃了一两个星期才吃完，一直不知道谁送的，有种白吃的感觉，总想找出来记住他的好，要不真白吃了，后来牟老师又拿来一盒巧克力的时候，才知道那是他拿来的，有种找到雷锋的感觉。说到牛肉干，在此感谢闫老师，让小编从此可以骄傲地说：我吃够了。各种口味，几乎天天供应，夸张到他休息的前一天，还要拿一包出来让大家好第二天有得吃，他的口号是：吃牛肉有劲，有劲好干活！小编怀疑他家里有一车皮牛肉干，因为总是取之不竭。至于闫老师作为大师的一面，小编在此略去三千字……

说到闫老师，不得不提到角膜组的大咖潘主任，他也是小编尊敬的大咖之一，对于潘主任的敬重，不仅是因为他的名气和医术，而是亲身感受到的那种侠义。他会因为别组住院医师受到患者家属不公正的喧嚣，拍案而起，挺身而出，针锋相对；也会因为本组的住院医师偶尔的情绪激动，霸气侧漏，而与患者喂言细语，虚与委蛇，缓和气氛。这种性情，这种气度，堪称大家风范！

卢主任亦是小编景仰的大咖之一，景仰是因为他苛求完美的手术风格和个性鲜明的讲课特点，听了他的课，总有种"心血来潮，想跟着他干"的冲动，颇具传销的魅力。针对孩子、年轻父母及老人不同的沟通方式，卢主任的经验和讲解体现了他的大爱和大智慧，深受好评。

小编把教授们分析得那是相当透彻，笼共分三型：主动讲解型、被动讲解型、闷骚无语型，敬请对号入座，呵呵。同样个性的主任，如刘主任、姜主任等，讲课亦是铿锵有力，气场十足，粉丝众多。

进修的生活是紧凑的、充实的，门诊、病房、手术，日程满满；进修的生活是和谐的、快乐的，北京人的豁达开朗、幽默高笑，让你毫无违和感。

这是真诚的年轻一代，用最真诚的心，最火热的情感去直面生命，直面生活，直面未来。他们竭尽全力除人类之病痛，助健康之完美，维护医术的圣洁和荣誉。青年医生们手握理想的碎片，攥在手心，被扎出了血，疼得流下热泪，依然默默前行。

我仅仅想说的是不忘初心、继续前进，这些点点滴滴的感动更是我们行医路上的加油站、催化剂，鼓舞着我，支撑着我。为了他们，我无怨无悔地走下去……

（湖北医药学院附属襄阳市第一人民医院　吴小军）

199　不了情

2014 年 1 月 9 日的那个冬夜，浦东的天空下，淅淅沥沥地飘着几丝细雨。而机场的候机大厅内，有一个房间，气氛隆重而热烈。有一群身着橄榄绿的白衣天使，听从了母亲的召唤，将从这里出发，去遥远的热带异域，做和平的使者，当友谊的桥梁。

白驹过隙，一转眼，240 多个日日夜夜已逝去。那冬日乘风而去时高空中依稀可见的上海繁灯,仿佛成了遥远的过往。满心里记得的,竟只是金边的烈烈骄阳与煦煦和风了。

纵离别有千般不舍,当踏上普农奔这片热土,温暖的气浪萦身,在上一批同志殷切的目光中,在武官处领导热情的欢迎下,一行七人迅速完成了角色的转换,一股昂扬向上、充满激情的荣誉感、责任感和使命感彻底武装了全组,从这一刻起,美妻、娇儿与老母,暂时都让位给了中柬两国友谊。

此后的岁月,是生活,也是战斗;既救死扶伤,又言传身教;展现了中国军医的良好形象和素质,也播撒和浇灌了中柬两国友谊的花种。

忘不了,初次进入驻地,全体组员打扫卫生的热情与高效;忘不了,从未进过厨房的教授第一次拿起菜刀的无措与搞笑;忘不了,除夕大家围坐一起包饺子的热闹与美好;忘不了,买米、买菜、烧饭、洗碗的合作与协调;忘不了,兵乓球台边、羽毛球场上挥洒的汗水与欢笑;忘不了,每晚在小区暴走时的诙谐与吐槽;忘不了,深夜一点全体前往医院抢救伤患的团结与被需要;忘不了,彻夜守护病患终于抢救成功的喜悦与疲劳;忘不了,各种义诊活动中柬埔寨百姓信赖、感激的眼神与微笑;忘不了,首长访柬时我们的激动与骄傲……

从对柬埔寨一点都不了解的上海人,到提起普农奔、吴哥寺、磅逊港如数家珍的金边客,我们查看地图,研读历史,学习语言,了解风俗,操着不太熟练的"莫伊、比、贝""阿棍、索斯得、丽儿嗨""么朋楞、么斯丹母、么郎留",我们与柬埔寨的商贩、朋友、患者交流着;从时常挂在嘴边的微笑,到经常做的双手合十礼,从进出王宫、寺院互相提醒注意服饰,到参加婚礼、葬仪全体注重入乡随俗,我们努力地融入环境,只望为所到之处留下中国人友善、通融的形象。

每一个早晨在患者床边亲切地问候,每一次指导审查患者的检查报告,每一台无影灯下对生命的守候,每一课经验、知识的无私传授,换来的,是患者感激的眼神与合十礼,纵然语言不通,为医者应得的尊重我们能感受到;赢来的,是柬方同行佩服的大拇指和信任的拍拍肩膀,虽然付出有限,我们也能体会为师者常有的成功感。

在洞里萨河畔的柬埔寨王家军总医院里,院长办公室门口有一株菩提树,从我们房间的窗口也能望见。她枝繁叶茂,葳蕤如云,生命力极强,一周之内,满树的枝丫绿叶换遍,四五种植物寄生其上皆生机勃勃;枝干粗壮,五人手牵手勉强可以合围;树下香火不断,每天都有很多人去供奉也去乘凉。当地人敬之为神树。20多米高的身躯,一年之中,经半年无雨而叶未调,历半年风雨而根不腐,周而复始,将近百年。每当我从树下走过,总要抬头看看,这令人肃然起敬的神树。她的根,一定深深地扎在脚下的泥土里,才能屹立百年,秀于林,虽风催之而不倒,更愈加繁茂。想想中国,想想柬埔寨,都是有着悠久的辉煌历史的文明古国,也都遭受过外族的入侵和内部的战乱。现如今,我们中国以负责任的大国之姿屹立于世界民族之林,柬埔寨也在诸多友邦的帮助下和国民的努力中蓬勃发展着,早已远离了战火的创伤。

柬埔寨这个地处热带季风区的东南亚国家,其国民显然的热带慵懒风格,虽然给工作的低效、拖沓提供了很好的理由,让人与他们在工作上打交道时难免有些"恨铁不成钢"的怒意;但他们的善良、热情、平和、知足和感恩,也确实深深打动了我们。当无意中谈起还有4个月就要回国了,我们一个个言谈之间竟有丝丝的不舍。为了普农奔明媚的骄阳与痛快的大雨,为了吴哥神秘的微笑与金色的天堂,为了西港洁白的沙滩与蔚蓝的大海,为了柬历新年一起围树而舞的柬埔寨朋友,为了一起因挽救病患而并肩作战的柬埔寨战友,为了一起挥洒过汗水和欢笑的大使馆的朋友和在柬的华人朋友,为了这一切的一切,虽然我们梦系中华,却也将永远情牵金边。

(上海长征医院眼科　黄潇)

200　当爱成为伤害

浩明和文晴是单位里郎才女貌的"黄金搭档",文晴的家境优越,深受父母的宠爱,结婚生子后,浩明的事业青云直上,而文晴为了照顾孩子家庭也就一心在家当起了全职太太。

然而不久前听说,和她有类似境遇的女友离婚了,顿时她对自己的婚姻也开始风声鹤唳、疑神疑鬼,觉得浩明也会是一个有钱就会变坏的男人,经常查看浩明的手机短信、网上聊天记录。终于有一天她发现了一些言语暧昧的东西,随后就在家里大发雷霆,对浩明的"不良行径"严厉指责,浩明自知理亏,也不予多争辩。然而这一切更加加剧了文晴的猜测,查岗查哨日渐频繁,浩明渐渐地变得不言不语,即便在家里对文晴只是不咸不淡的招呼,这让文晴渐渐地感觉到自己不再被爱了,但一直想要维护"幸福"的她是无法接受婚姻破裂,但一年多的冷战的确然自己心身皆疲,终于她鼓足勇气以"产后抑郁"的名义寻求心理帮助。

"幸福的家庭家家相似,不幸的家庭彼此不同。"俄国大文豪托尔斯泰的至理名言被传颂了一个多世纪,而在多年的心理咨询的过程中还发现一条不同的规律,而所谓"不幸的家庭家家相似。"类似文晴这样的家庭还是不少的,特别在文化程度比较高的白领人群中,有许多类似的情况。

家庭冷暴力一般是指家庭成员之间出现矛盾而又找不到调和的方式时,采用非暴力的方式刺激对方,致使一方或多方心灵上受到严重伤害的行为。与殴打等直接暴力方式不同,冷暴力主要集中在精神方面,明显特征是漠不关心对方,对对方冷淡、轻视、放任和疏远,对性生活的冷落拒绝。大多数的冷暴力往往是双方共同制造的,所谓你给我"冰刀"一把,我给你"霜剑"一双。

就如浩明和文晴,理性、爱面子的他们用冰冷的距离感来表达自己的不满情绪,即便是陪同文晴前来做心理治疗,浩明也表示自己是在尽责任。自己作为丈夫,是有义务帮助妻子解决抑郁问题的。

这让人不寒而栗的理智感,不仅冷却了心理治疗室,也让文晴感到委屈,她哭着说:"我很想知道他心里怎么想的,他不愿对我说,我被隔离在他的生活之外,他把自己封闭起来了,让我觉得离他好远好远,我每天晚上、回到自己的卧室都像是进监狱一样,浩明给我的就是背影,躺在他的身边觉得很紧张,有时候实在忍受不了就逃到母亲的房间去睡觉。"浩明看到妻子的哭泣,忍不住心疼起来,说:"我一直觉得你对你父母太依赖,我无论说什么你都会说爸爸妈妈是为了我们好,那好吧,我只好不说话了! 你觉得那个网上聊天有问题,那我就不聊了,你不放心我出去玩,我只好眼巴巴地望着窗外,对我来说每个周末也一样像是关在监狱里,和犯人一样……就算是犯人也有放风的时候吧!"文晴听到丈夫这么说,不禁破涕而笑说:"我是有不对的地方,把你看得太紧了,但你对我那样,让我不放心你。"浩明只能无奈地摇摇头、笑一笑、叹叹气。这一声叹息让在场的治疗师、文晴及浩明本人都笑了,笑让治疗室里凝固的气氛融和了。

在家庭治疗中,对于家庭的这种冷暴力,良好的沟通就是成功的开始,进一步的路该怎么走,我们也在思考,这一对夫妻究竟怎么啦?在这个婚姻里,并没有第三者插足,只有日常生活中的一些琐碎小事,家庭文化的不同便可致使家庭貌合神离。

沟通是破冰之旅,怎样才能够带来融化冰河的温暖春风呢?爱,爱是最重要的,爱需要"添材加薪",是你给我"安慰",我给你"鼓励",你对我"信任",我对你"坦诚",是彼此不断地互动的过程。两个原本各不相同的"原生"家庭中走出来的人,从彼此由独立的个体,到相互的好奇、欣赏、爱慕,最后牵手走到一起,是"不同而和"的过程,结婚后如果一方理所当然地认为对方就应该按照自己的想法这样、那样,凡事都和自己想的一样,那就犯了最愚蠢的错误了,这就是"和则不继"。所以对于冷暴力的家庭,双方先要降低对对方的期望值,对新的家庭的悉心经营过程中依旧要相敬如宾,这样会少许多的抱怨,多一些感动。

在治疗室里,文晴说自己原本是个很骄傲的人,从来就不会去求人,去妥协,现在为了维护家庭,为了孩子,觉得自己就忍受这种冷淡了。这时候浩明看着自己的妻子低头哭泣,束手无策。治疗师鼓励浩明给妻子一个拥抱,浩明略显勉强地伸出手,当妻子也伸出手抱住浩明的时候,他把文晴紧紧地拥在怀里。

等他们情绪平息一会儿后,浩明也开始发表了自己的想法:"在家庭里,妻子总是站在她父母那边,对于家庭事务也无话可说。其实每天早上看到妻子不在自己身边,也觉得很挫败,在家庭里没有了自己的位置"接着他又说:"自己工作很忙,也没有时间精力来哄她,加上她之前的无理取闹,就更不愿和她沟通了。"文晴听到丈夫的心声后,说:"我也觉得自己对父母太依赖了,也想过我们搬出去自己住,自己学着去处理一些问题,我希望你能一起帮我",浩明拍拍她的肩膀,把她拉近到自己身边。渐渐地,两个人在治疗室里已经觉得回到了从前,但治疗师担心他们回到家里,又会出现以往的状况,便要求他们回家后完成"每天有 20 分钟两个人相处、对话"的作业,一起培养孩子及一些共同的兴趣爱好,每天在离开家和回到家的时候有一个拥抱的仪式,并安排了定期的随访。

最后,在离开咨询室的时候,两个人手牵着手……

(复旦大学附属中山医院 陈华)

201 风雨兼程

今天我想用我笨拙的笔写下我小小的感触。

下午查房时,正赶上患者吃饭时间。一对百岁老人相约一起来开白内障手术,护士很贴心地将这对老夫妻安排在同一间病房的隔壁床,伸手就能够着彼此。两周之前老爷爷在家人的陪同下做了左眼白内障手术,术后视力恢复非常好,这次他鼓励着老奶奶一起来做白内障手术了。眼前的一幕是一对百岁老人各蒙着一只眼睛,他们两人分享着医院的饭菜,满脸的堆笑,慈祥的目光。我特意在这个病房多待了一会儿,就想把眼前这幸福的一幕留在心里,老人的言谈举止中只有平淡中的相互照顾。

又过了两周,同一时间查房,我看到一位老人的面孔很熟悉,原来是百岁老奶奶来开第二只眼了。旁边是一位中年妇女,一边将老奶奶碗里的硬菜帮子挑出来,一边将软和的菜叶子夹在老奶奶手边。由于老奶奶没有牙,只能吃软的东西,从老奶奶干瘪的嘴上露出的是仍然祥和的微笑,这一幕又深深打动了我。询问之下,才知晓这位中年妇女是两位老人的媳妇,来照顾婆婆的。一边感叹两位老人相濡以沫,牵手一生;一边称赞着儿女孝顺,照顾周全。

牵手

看着一起携手看美丽的夕阳的老爷爷、老奶奶,他们享受膝下承欢,看儿孙孝顺,家庭和睦。当年在婚礼誓言里承诺过要相互陪伴、相互扶持,无论今后的生活是好是坏、富裕或贫穷都要相守一生的伴侣,他们,这对百岁老人的确做到了。

或许在凋零的落叶里,包含更多的是生活中漫长而琐碎的相守,彼此带给对方的也许是生活中的一地鸡毛。不过,生活就是一团麻,有许多解不开的小疙瘩。但最终他们还是牵手走过来了。

再看看老人的儿女们把父母照顾得无微不至,我想这就是生活中的圆吧。今夜我异常想家,想念那个生我养我的故乡。不想再等,就在此时,就在此刻,我要给爸妈打个电话,报个平安,问候他们身体健康。

带着父母去远方

小的时候,看着父母操劳,总想着等我长大了,我要给爸妈买大房子,带他们周游世界,带他们尝遍天下美食;等我长大了,我要好好保护他们,不再让他们这么辛苦,不再让他们为我操心。现在的我,已经长大了,小时候的梦想却变得更加遥远。长大的我不在爸妈身边,没能让他们住上大房子,没能邀请他们来上海玩一玩,没能带他们尝一尝我吃过的美食,却还是让他们为我操心,担心远方的我是否吃饱穿暖,是否学业有成。

常回家看看

世界上最可怕的事就是"子欲养而亲不待"。快到春节了,我开始想家,想回家给爸妈洗一次脚,为爸爸捶捶背,捏捏肩;给妈妈洗洗碗,扫扫地。想回家享受一下妈妈爸爸的唠叨……

(复旦大学附属中山医院　李燕萍)

202　马兰花啊马兰花

大人大多会在孩子入睡前给他们讲讲故事、唱唱童谣以帮助其入睡。但有时孩子还是赖着不想睡,不免会和大人争执,在小孩子哭闹的时候,有时大人不免说一些妖魔鬼怪的故事来吓唬孩子,让他们保持安静,殊不知孩子是安静了,但他们内心巨大的恐惧、疑虑、不安全的感觉也油然而生。渐渐地,这些孩子会开始害怕某些场景,怕独自一人，怕一个人上学，晚上常做噩梦，甚至半夜被吓醒而大哭大叫。

事实上，由于过多地接触恐惧信息，孩子势必会从小一直处于一种紧张且充满威胁的状态，内心深处缺乏真正的安全感。由于儿童的认知能力极为有限，恐惧故事中反常态的非自然或变态的恐怖信息对孩子的危害很大，会使得他们感到孤独、害怕、焦虑、注意力不集中、身体不适等，这种恐怖的感觉往往会影响孩子个性的正常发展，过多的害怕会阻碍他们学习新的经验和知识，阻碍他们身心健康的发展。强烈的恐惧感会导致严重的情绪障碍和行为退缩，影响人们正常的学习、生活和工作的顺利进行。

天真无邪的儿童产生如此恐惧的心理，主要是由于家长或老师的教育方式不当，另外，社会媒体对孩子幼小稚嫩的心灵受到创伤也有不可避免的影响。

儿童青少年在成长过程中缺乏相应的认知和鉴别能力，心理承受能力相对较差，根本还来不及承载太多的压力和恐惧。人为的恐惧信息带给他们的只能是更多的负面影响和更多的伤害，作为老师和家长，洞悉孩子们内心的恐惧是基本要求，应随时了解观察并关注其内心恐惧的来源，进行合理的解释，适当的安慰和保证，给予他们及时的教育支持，以预防或消除儿童的异常恐惧心理。

老师和家长应及时注意孩子性格中的变化，尤其对那些情绪上受到困扰的孩子更应及时予以更多的关注。家长和老师要帮助孩子挑选合适的课外读物或陪孩子看适宜的、有教育意义的电视、影片，从小培养孩子良好的审美情趣。避免给孩子看恐怖色彩较浓影视剧等，以免心中留下恐怖阴影。

孩子一旦产生了严重的恐惧感，老师和家长要学会从孩子们的诉说中，挖掘他们童年或早期埋在心中的恐惧心理的形成原因，帮助孩子分清想象与现实，促使孩子坦然面对和控制恐惧。如果某种恐惧持续的时间过长且情况比较严重，则必须寻求专家的评估与帮助，必要时还需要对孩子进行心理治疗。

（复旦大学附属中山医院　陈华）

203 盲人国

H·G·威尔斯（H.G.Wells）的小说《盲人国》（the country of the blind)讲述的是坐落于安第斯山脉秘鲁的一个与世隔绝的小村的故事。自远古时代起,人们就在峡谷里定居,并与外界有交流。然而,一次自然灾害隔绝了峡谷与外界的通道,使之从此与世隔绝。

随后,一种奇怪的疾病袭击了村落,从此所有人都变成了盲人。年长的能勉强看到事物,年幼的只能模糊辨认,新生儿则完全失明。未失明的人们引领着幼儿们在峡谷里来回走动,让他们领略峡谷的美好,直到种族最后一名非盲人离世。一代代人们相继遗失了些东西,也创造了些新的事物。

在峡谷里的盲人们经历 15 代后,故事的主人公——努涅斯,一名登山者爬进了这个峡谷。他被峡谷里的神奇构造所吸引,但却为当地人在中午"睡觉"而讶异。最后在与当地人的交流中知道了他们都是盲人。他的脑海里突然飘过一句谚语——"在盲人国里,独眼称王"。

努涅斯觉得自己有种优越感,因为只有他可以看见,其他都是盲人。当他告诉 3 名盲人"我能看得见"时,一名盲人说:"他的感官有缺陷,用手引导他吧"。英雄努涅斯很快知道了由于族民们多代都是盲人,非盲人在这里生活并没有优势。房子都无窗户,对他来说居住太暗了。但他们已经习惯了夜里凉快时工作,这也造成了他的困难。事实上,人们并没有"盲"与"非盲"的概念。

最后,努涅斯为了加入该种族否认自己可以看见,他喜欢上了一个体态优美的女孩,虽然当地人觉得她很普通。最后族里长老们觉得可以通过挖去努涅斯的双目来改变他与众不同的行为。虽然说不清原因,但是却固执地认为双目是他与众人的区别所在。努涅斯无法说服他们的所见是如何超乎人们的想象的。因此,在族民们弄瞎他之前,他逃出了这个古怪的峡谷。

这个故事通过努涅斯告诉人们"永远不要自以为是,永远不要因为个人优势而有莫名的优越感"。他以"盲"来象征所有构成个人特质的东西,如种族、性别、宗教等。以"盲"来作为标志是因为很容易引起共情——大家很容易感受到努涅斯最初的那种优越感。以努涅斯为镜,我们不应该漠视当地人的风俗传统。

引自:www.readbookonline.net/readOnLine/2157

(中山大学孙逸仙纪念医院　何奇柳)

204　那些瞬间

微信里收到来自小 wing 父亲的一个特殊的问候,瞬间把我的思绪带回到半年前。

半年前小 wing 的父亲带小 wing 就诊,住在我分管的病床上。小 wing 已经是第三次住院了,虽然只有三岁,但已经经历两次手术。小 wing 异常乖巧,检查时不像这个年纪小孩儿各种的挣扎不配合,只是嘴里不停喃喃地说"爸爸我听话",表达着她心里其实和同龄的孩子一样的恐惧。这次住院时,她的右眼被肿瘤侵蚀,已经明显增大,看起来有些狰狞,让人不忍直视。诊断已经明确只能摘除眼球,作为眼科医生,她的预后我们都很清楚,也很无奈。

术前谈话:"没有办法了吗?"面对小 wing 的父母忧虑无助的眼神,任何安慰的话语都是那么苍白无力。

手术时,上级医生亲力亲为,做得格外的小心谨慎,病变仅限于眼球,尚没有眼外的转移,在摘除眼球的瞬间,上级医生说了一句:"这是我们最不愿做的手术,特别是一个孩子",道出了大家的心声。手术可以在麻醉下进行,让她暂时不觉得痛苦,但是换药只能是在利诱下进行。取出油纱之后需要安装义眼片,防止结膜囊挛缩。

我去门诊选了几个备份带回来,在我走进病房的瞬间,小 wing 立即躲到父亲背后,说:"不是我,不是我……"

她希望我要找的不是她。

几天下来,我已经成了她要躲避的人,但只能硬着头皮想办法尽量减少她的痛苦。护士小雨中午值班,见我面有难色地带孩子去检查室,问我要做什么,她看了几个义眼片,说:"就这个吧,我选的准没错,我帮你吧,这个孩子太可怜了"。

我尽量动作迅速,减少她难过的时间,但孩子还是会恐惧、哭闹,我有些不知所措,那一瞬间还好有小雨。初为人母的小雨坐在她身边轻柔地呵护着小 wing:"知道你疼,别哭了,已经没事了,回去了好吗?",小 wing 开始发现不是自己的妈妈,挣扎了一下,但很快就接受了小雨,在她怀里慢慢恢复了平静。

小 wing 牵着爸爸的手指回到了病房,小雨在后面得意地和我说:"我选的好吧?",我笑了笑,不置可否,其实我想说我们选的是同一个。小 wing 在逐渐恢复,那天她的妈妈和我说小 wing 很喜欢护士虹哥,她打针不疼,于是我和虹哥说小 wing 小小年纪哭得太多了,如果她不怕你就请帮我这个忙。之后的几天,换药任务就交给了虹哥,小 wing 也不用再面对我这个"坏人"。

小 wing 后来的治疗转到了其他的科室,出院时应小 wing 的父亲的要求留了电话和微信,我看到了没发现病情时候的小 wing 的照片,一个清秀的小女孩儿。后来间断的在微信中知道小 wing 眼部恢复的一些状况,但是始终也没有勇气去了解病情进展。

(烟台毓璜顶医院　陈宁)

205　亲,你在他乡还好吗?

记得那年初四,说有急诊,起来一看,竟然是一个二十岁的小伙子,我的"老粉丝",诊断青光眼近两年了,一只眼是青光眼晚期,视力仅光感;另一只眼是青光眼早期,视力 1.0,视野还好,原来眼压三十多,点两种降眼压的眼药水,眼压控制还比较理想,之前一直在我这复查,最近有段时间没来了。

他说在外地打了半年工,过年回家来想找我看看眼睛。我问他在打工的地方看过眼科医生、查过眼压吗? 他说没有,觉得不熟,不放心。于是我就让他先查下眼压,结果一查吓了我一跳,右眼 33mmHg,左眼 27 mmHg,咋会眼压这么高? 原来,他已经有几个月没有点降眼压眼药了。我当时很生气"你这个人是怎么搞的? 你知道眼压高的结局是什么吗？那是失明！你还这么年轻，你现在只剩下一只眼了"。他忙解释，在外面打工，用药不方便。我又说"打工是为了挣钱，如果连眼睛都没了，挣了钱又有什么意义"。他恳求我说："吴医生，你再给我详细查查吧"。于是我常规让他去做个视野和OCT检查，还好，没有想象中的那么糟，顿时松了口气。再三叮嘱他要好好的按时点，过几天过来看看眼压控制情况，他似乎有什么话想说，但又忍住，走了。

　　我刚到值班室他又进来，从口袋里掏出一张装了很久的、放旧的、皱皱巴巴的药品说明书，"吴医生，这种眼药对生育有影响吗？"他指了指下面，原来是降眼压药苏为坦的说明书中所说的致癌、致突变、生育能力的损害。我忙向他解释说此药没有发现致癌作用，不影响鼠的交配和生育能力。因为滴眼吸收的浓度更低，应该影响不大。他眉头稍放松了一些，接着说："吴医生，我跟你说实话吧，这几个月来我一直都很苦恼，我在新疆和一个姑娘谈朋友了，我很喜欢她，但是我很内疚，不敢告诉她我有青光眼，当然也怕她发现我点眼药，从那时起我就没点眼药了，我知道我有青光眼，我的一只眼睛视力已经不好了，我恨我自己得了这个病，恨我自己骗了人家，但我又不想失去她。"我说："如果你不点降眼压的眼药水，你眼压就会升高，眼压高就会对视神经造成损害，当达到一定的程度，视力、视野的改变就显现出来，也就向失明走近一步。当你真的视力下降，甚至到了失明那一步，你才是真正对不起人家，对不起你的父母，更对不起你自己。只有保护好你的眼睛，保护好你自己，最好保持一辈子，你才对得起你爱的人。"

　　接下来的日子，我没有再见过他的身影，一直到现在，已经几年过去了，不知他还好吗？

（湖北医药学院附属襄阳市第一人民医院　吴小军）

206　透支的后果

　　一名大二女生眼睛出现暴盲。医生分析，造成女生暴盲的原因很可能是她长期熬夜玩手机导致用眼过度。该女生经过住院治疗半个月后,视力才逐渐恢复正常。所以晚睡的你,不要看手机啦!

你是不是白天玩电脑,睡前玩手机,躺着看电视,天天不是手游就是刷剧?如果你出现视力下降、眼痛、流泪⋯⋯当心!这可能是眼睛发出的"警报"。不躺着看书;夜晚看电视时要开灯;对着电脑30分钟,要休息10分钟⋯⋯眼睛是心灵的窗口,一定要呵护。

很多人喜欢边走路边玩手机。为了照顾低头族们的安全,有的街道还专门开设了手机专用道,玩手机的走这边,不玩的走那边,按线行驶,避免相撞。

长江后浪推前浪,我们的下一代正提前成为萌萌的"低头族"。作为一个全职微商,我是用眼过度玩手机最多的人群之一,刷手机是我每天必备的事情。虽然钱要赚,但是健康也很重要,我可不想因为年轻时的职业需要导致四五十岁眼睛出现各种毛病。

因长时间低头玩手机,长期久坐办公室,长时间开车,或过度练胸部肌肉,忽视背部肌肉训练,不进行胸部拉伸,造成相应肌肉不平衡、圆肩、含胸驼背、肩胛骨形体严重变化,轻则颈肩部肌肉紧张酸痛,重则头痛头晕,手臂麻木,呼吸不畅,记忆力减退,心慌胸闷,心肺功能差,身体处于亚健康或者功能减退。

地铁、公交车处处可见低头一族。3C产品对眼睛的刺激,极容易为很多眼科疾病埋下隐患,比如干眼症、青光眼、视网膜脱落、飞蚊症⋯⋯更有甚者,一名15岁男孩因走路玩手机,一脚踏空掉进湖里。落水时无人经过,被发现时已身亡。

世界很美好,不是在网络的虚拟世界,而是在一草一木、一山一水之间。眼睛是心灵的灯,眼睛若明亮,世界就光明;眼睛若昏暗,世界就暗淡。千万不要等到眼睛干涩无光,布满血丝才追悔莫及。平时也要爱护好自己的眼睛。

(读者 裴华)

207　温柔的倾诉

在从医的生涯中,有件事至今感到遗憾,难以释怀。大约在 20 年前,我应邀前往南昌市第一医院(现为江西医学院附属第三医院)手术,有一名 4 岁男童,是南昌市卫生学校校长(原为南昌市第一医院外科主任)的儿子,患单眼先天性上睑下垂及多器官畸形。在第一次到南昌手术时,该院麻醉科副主任会诊后,认为全身麻醉风险较大,拒绝为其全身麻,故放弃手术。次年,我又去该院,患儿父亲再次要求为其子手术治疗,但麻醉科副主任依然不同意全身麻醉。其父绕开麻醉科副主任,请麻醉科主任为患儿实施全身麻。在麻醉过程中,使用一种叫作"加压器"的仪器,当我成功完成手术,进入休息室后不久,传来了患儿在紧急抢救的消息,并根据病情,邀请全南昌市的麻醉科医师进行大会诊,终因患儿广泛肺泡破裂、皮下气肿而宣布不治。这件事给了我深刻的教训,自此以后,在他院手术时,对全麻的安全性是我首先重点考虑的因素。

(上海交通大学医学院附属第九人民医院　徐乃江)

208　心中的玫瑰

一切都是那样的熟悉。熟悉的手术室,熟悉的手术床,还有我亲爱的同事。没想到,我今天作为一个眼病患者也躺在这张熟悉的手术床上。

同事们来来回回的脚步声和拿器械的声音告诉我,术前的准备工作正在有条不紊地进行着。说实话我是有些紧张,脑海里浮现出各种疑问和担心:伤口的愈合会理想吗? 术后的视力恢复会顺利吗? 外观会变得怎么样? 其实这些问题,术前签字时医生已经反复告知,但此时我还是胡思乱想。主刀医生来了。听到这熟悉的脚步声,我的心稍稍有丝安定,托付与被托付之间链接着的是信任的力量!

我工作的岗位在这里已有八年多。"放松,不要紧张""有什么不适告诉我们"……这是我经常和患者说的话。今天,作为患者,我听到这样柔声细语的关照,突然感觉这是世界上最温暖人心的话语,它让人平静安然。

手术开始了。注射麻药,切开皮肤,分离肌层……听着器械有序的交替,躺在手术台上的我尽量转移不安的思绪,别乱想、别乱想,慢慢地、慢慢地,镜头把我推向了八年前的一个场景。

那天下午,我们正在进行着一个手术,突然感觉地晃动起来,带滑轮的手术台倾斜移位,第一感觉是"地震了"! 主刀医生顿了顿,又看了看手术台;我在旁也一怔。我们对视了一下,他正了正身没有说话,立即低头继续缝合。突然,地又晃了一下,但他的手没有再停顿一下。后来得知,是汶川大地震。上海所处的是余震地带,有震感。当时,主刀医生坚定从容的眼神,即使真的发生什么,患者也绝不会被丢下不管,这点我深信不疑。

也是在这里,有人送来一盒巧克力,说是给某天下午手术的女医生,她不知道医生的姓名,也不知道她的相貌,她只记得那天手术前主刀医生因身体不适稍作休息,也就在休息的这当口,这位医生说:"想想患者那么远跑过来,我总要尽力把手术做好。"她无意中听到这句话,深深地被打动了。医生也是凡人,可是在手术台上,他们就是病患的希望、是生命的希望、是家庭的希望。我知道这一盒巧克力非同一般,它凝聚了患者对医生的无限谢忱和深深敬意。

像这样的"巧克力"我见过太多太多,这也使我对自己的职业产生出自豪感和使命感。尽管现实生活中也不断上演医患之间的各种矛盾纠纷,乃至发生医务工作者被误解伤及生命的事情,但我坚信,医生这一救死扶伤的崇高职业,是会永远被敬仰的,它承载着的是一个人甚至是一个家庭的幸福。

"快好了,最后一针了。"思绪被收回,惊觉人生第一次手术结束了。冰冷的器械声在我听来仿佛是世上最动听的乐章,温暖着我的心房。这回作为医患两边的我,既了解了患者的疑虑,也知道以后该怎样更好地去安抚患者了!

白衣天使是病患赋予医者的一种神圣符号,所以值得人们对这个称谓产生崇敬之心。但同时医者更是一名普通人,他们需要得到更多的理解、支持和信任!

(复旦大学附属中山医院　董春琼)

209　一生一世的牵手

一生一世的牵手,从青春年少到步履蹒跚;从红颜到白发,在彼此默默注视中慢慢变老,还有什么比镌刻着岁月冷暖的这份情更珍贵呢?

王先生是一位非常成功的从事房地产职业经理人,今年60出头,身材偏瘦,平时为人非常谦和。王太太温柔贤惠,常常以微笑待人,夫妻俩有一宝贝女儿,家庭非常协和。

可是天公不作美,王太太查出来患有乳房疾病,本来脆弱的王太太一下子变得情绪极其低落,平静的一家一下子变得不平静了。王先生借助自己的人脉找到中山医院最好的乳腺外科手术医生,很快便切除了乳房肿块。

后续还需化疗,化疗的过程非常痛苦。爱是衣带渐宽终不悔的执着,爱是为伊消得人憔悴的不悔。王先生坚持给太太用最好的化疗药,在得知海参能增强免疫力后,历经千幸万苦买到最好的野生海参。说也奇怪,在王先生的悉心照料下,王太太在化疗过程中并未出现恶心、呕吐、脱发等并发症。尽管工作非常繁忙,但王先生从未间断陪伴他太太到医院来化疗、复查的过程。

认识他们夫妻俩已经快三年了,从未在王先生的脸上看到一丝的不悦,看到他时他总是面带微笑,陪伴太太看病时从不大声说话,看到医生忙就静静地等一会儿,直到医生忙完了再来和医生简短地讲上两句。

王先生对太太说话时也是细声细语,有时会情不自禁地摸摸太太稀稀拉拉的头发,仿佛世间所有的爱就只有他俩。他的黑眸深邃,他的灵魂连着她的心,就那么一齐牵挂在了她身上。而王太太显然把王先生作为她全部的依靠,常常会深情而又略带羞涩地回望一下她的丈夫。

最近,王先生决定退休了,我想他是用实际行动来告诉太太:最好的爱情,是给你一生,共度朝夕。

王先生不仅对王太太好,同时也会对身边的人好。世界上有两种东西可以称之为情感:一种叫相濡以沫,我们要做的是争取和最爱的人相濡以沫。王先生对我说,钱是赚不完的,有一个和睦的家庭、相伴到老的爱人那才是最重要的;另外一种便是亲情,有亲情的人才会生意做得如此之大,心胸如此之宽广。

人这一辈子要经历的太多了,不管是亲情、爱情还是友情,没有人能把每天都过得开心,有人坚强,有人脆弱,坦然面对一切才是最重要的。

就这样,王先生陪伴着王太太走过了每个春夏秋冬,而王太太在丈夫的悉心呵护下身体也日渐好转。王先生和王太太的故事,似乎是最好的人间真情,如果相守,便要一生一世。

(复旦大学附属中山医院　马晓萍)

210　你究竟爱哪个好妹妹?

在翻开第一本金庸的武侠小说以后,那啥《红与黑》和那啥《罪与罚》的立刻成了明日黄花;一只在被功课压得奄奄一息或是考试吓得魂不守舍的两条悲催路上傍地走的学渣兔,分分钟找到了爱丽丝的奇幻仙境。武侠书中自有为国为民的大侠之风,不缺酣畅淋漓的快意恩仇,更有离奇玄妙的盖世武功,最令人目眩神迷的还是形形色色的奇女子。论及举手投足,莫不如双眼能展现其颦笑神色,令人遐想万千。

少时读武侠,爱那小昭性格温柔,善解人意,加之"明眸皓齿,桃笑李妍,高鼻雪肤,秋波连慧",尤其双眼中"隐隐有海水之蓝意",因此"比之中原女子,另外有一份好看"。

后又读《倚天》,只觉得周芷若一船家贫女,却生得"出尘如仙",另有天资聪慧,勤奋好学,得灭绝师太真传,倚仗武学于屠狮大会技冠群雄,真是殊为不易,常常在脑中描摹她一双美目"光彩明亮,眼波盈盈,眼澄似水,晶莹澄澈",该是如何令人爱慕、惊为天人,只可惜半路上杀出个"程咬金"。说起周芷若,难免会提到赵敏。她男装时"方巾青衫""神态潇然,面莹如玉,眼澄似水""相貌俊美,双目黑白分明,炯炯有神",掩不住一副雍容华贵之气;女装时"但见她手中长剑颤动,婀娜而立,刃寒胜水,剑是倚天剑,貌美如花",双目"黑白分明,灵亮慧黠,炯炯有神,盈盈水瞳不带泥尘气,妩媚而多情"。细细思量,一句"既生瑜何生亮"便不禁在脑海里冒出苗头来。可是思及那兼具妇人之仁和举棋不定的张无忌,只为眼澄似水的两位美人大大的不值。

其实最最让人觉得心疼、不值的是程灵素啊!虽说其貌不扬,"容貌平平,肌肤枯黄,脸有菜色,头发又黄又稀,双肩如削,身材瘦小",但是"一双眼睛明亮之极,眼珠黑得像漆,这么一抬头,登时精光四射"呀!她师承毒手药王,育得"七星海棠",习得《药王神篇》,术业极其有专攻,兼之极致聪慧、料事如神、良善爱人、总是念及仁善予人退路。这样可爱可敬的女子竟会为了不爱自己的人牺牲自己?!每每捧起《飞狐外传》,心中总会漾起阵阵惋惜与不解。

近来又读,只觉得那程姑娘救治苗人凤时侠义豪迈,归还刀谱时心思细密,结拜胡斐时胸怀坦荡,清理师门时杀伐果断,真个是时时处处冷静从容,遇人待事妥帖周全,遇得难题无不迎刃而解,乃是危难之中可以仰仗的女丈夫。正在纠结于不明白这样的女子怎会为了一点点不可能的情爱便放弃生命,忽然灵光一闪,豁然开朗:有哪位医生不是倾尽全力救治自己的患者,何况更兼之是自己的挚爱呢?

您希望有一双眼澄似水的妙目吗?您希望有如程姑娘一般温柔、可靠又强大的天使来照顾自己的眼睛吗?那就常来我们的干眼茶馆坐坐吧,品一杯香茗,润一双明眸,何乐而不为呢?

(复旦大学附属中山医院　牛蔚然)

第四篇　荣誉殿堂

211 Ernst Fuchs

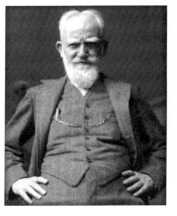

Ernst Fuchs 教授因有许多以他名字命名的疾病和发现而成为现代临床医生的传奇。如 Fuchs 异色虹膜睫状体炎、Fuchs 角膜内皮营养不良以及交感性眼炎的 Fuchs 结节。眼科中仅有 Hans Goldmann 的名字所出现频率比 Fuchs 高。然而,许多现代临床医生可能还不知道 Fuchs 是 20 世纪初最重要和最受尊敬的眼科医生之一。

Fuchs1851 年出生在维也纳,这一年赫尔曼发明了眼底镜并赢得了 Helmoltz 奖(12 月 11 日)。他的祖先是贫穷的农民,但他的祖父却成为一名工程学院的历史学教授,他的父亲则是维也纳技术大学的一名农业学教授。当他还是一个孩子的时候,Fuchs 就对天文学和物理学产生了兴趣,但最终还是决定从事医学事业。1874 年他 23 岁的时候,以优异的成绩获得了维也纳医学学位。

毕业后,他和 Billroth 完成了 2 年的外科培训,在这期间,抗生素被 Joseph Lister 所引进。接下来的时期,Arlt 邀请 Fuchs 作为一名助理加入他的临床研究团队,这也开始了 Fuchs 专业眼科培训的经历。5 年后,Fuchs 被任命为 Luttich Belgium 的眼科教授。

Fuchs 在 34 岁时回到了维也纳,并担任维也纳第二眼科医院主任,该医院是在 Jager 领导下从医院的一个专科独立出来的。Fuchs 在之后的 30 年里一直担任主任职务。在担任维也纳第二眼科医院院长期间,他成了全世界最有影响力的眼科医生。如果两个临床医生在特殊诊断上有分歧时,Fuchs 的观点就被认为是决定性的。

Fuchs 在眼科学领域中做出了很多的贡献,尤其是对眼内疾病的发病机制有划时代的指导意义。他的《眼科教科书》于 1889 年首次出版。这部专著成为那个时代最重要的眼科书本,在接下来的 50 年里均被奉为眼科圣经。退休后,Fuchs 发表了多达 99 篇的文章,大部分都基于他收集的病理组织学标本。

(中山大学孙逸仙纪念医院 何奇柳)

212 本杰明·富兰克林

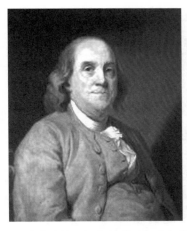

本杰明·富兰克林(Benjamin Franklin)1706 年 1 月 17 日生于马萨诸塞州的波士顿。他是一个肥皂工人富兰克林和妻子亚比雅·福尔杰 17 个孩子中的老十。由于家里没钱供他上学,他从小就跟着出版商的哥哥当学徒做印刷工。

本杰明 15 岁时,他的哥哥开办了波士顿第一份报纸《新英格兰新闻报》,他用笔名"沉默的多古"写了一个建议专栏。有一次,哥哥詹姆斯因为在该专栏撰文嘲笑牧师而入狱。在哥哥受监禁期间,本杰明尽力维持报社的正常运作。出狱后,詹姆斯因为本杰明作为一个学徒插手太多报社事务而严格限制他的权力。于是,1723 年,本杰明因不满便离开教会他一切的哥哥只身前往费城。

在费城,本杰明成了一名了不起的出版商。1729 年,他创办了《宾夕法尼亚州报》,并很快大获成功,该报成为宾城最好的报纸。1733 年,他出版了《穷人理查德的年鉴》,这本书中包含了日历表、阴历图、节假日、集市日,还有家用食谱、天气预测、生活格言等,与众不同的是本杰明在书中的精彩补白部分。

在他的一生中,本杰明捐助了改善费城街道的铺设和路灯项目,创建了费城的第一座图书馆,建立了宾夕法尼亚医院和费城联合消防公司。本杰明也曾当选为宾夕法尼亚州议会秘书和第一届费城副邮务长。1775 年他被选为宾夕法尼亚州州长并协助托马斯·杰斐逊起草了宣言的初稿。

1749 年,本杰明从商界隐退,专注于他的科研生涯。1743 年他就发明了富兰克林火炉和游泳蛙蹼,以及乐器玻璃琴。1750 年,仅凭风筝和钥匙,他解密了雷电之谜。

18 世纪 70 年代末,生活在巴黎的富兰克林却因为做不同远近距离的工作,需要不断更换佩戴的眼镜,他为此而烦恼。于是他想到,阅读时眼睛是往下看的,这样的话,可以通过一副眼镜,上面半个镜片是视远处物体,下面半个镜片可视近处物体。为了制作这样的眼镜,富兰克林找来两副眼镜,各取一半,然后组合在一起,视远在上,视近在下。这就是世界上第一副双重焦点眼镜。

(广州孙逸仙纪念医院　何奇柳)

213　毕华德

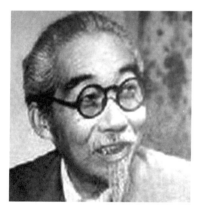

毕华德(1891—1966)是中国现代眼科学的主要奠基人。1918 年毕业于北京协和医学院。1924—1925 年在奥地利维也纳大学进修眼科。1932 年创办北平眼科学会并任会长。1925—1942 年任北京协和医学院襄教授。1950 年任中华医学会常任理事,眼科学会主任委员。毕华德对眼屈光学有特殊的研究,着有《眼屈光学》。他所建立的诊断、处理方法,至今仍为人们所遵循。

在北京协和医院,毕华德首倡用汉语讲课,是中国第一位西医眼科医师,又将中医眼科学用英语在外文杂志上发表,以弘扬祖国医学。他治学严谨,兴趣广泛,发表的 40 余篇文章多半是常见眼病的研究。毕华德 1920 年就开始发表有关中医眼科的文章,堪称中国具有深厚西医基础又研究中医眼科学第一人。他的文章至今仍为国外研究中国医学史的专家所引用，为中、外学者所推崇。他对眼科史的研究，所著中外眼科学史，以史料真实系统性强成为后学者所信服；所撰《西医眼科在我国之起源》，记述了西医眼科传入我国的详情，是现有相关文献中唯一完整的资料。

新中国成立后，毕华德创建中国最早的眼科学会，并创刊《中华眼科杂志》。1966 年 12 月 31 日病逝。

（复旦大学附属中山医院　朱志忠）

214　陈耀真

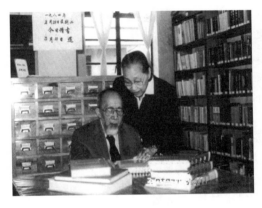

陈耀真（1899 — 1986），广东台山人，自幼勤奋好学，后因父早逝，家境贫困，不得不在中学毕业后到香港眼镜店做店员。1921 年赴美国波士顿大学深造，获医学博士。随后任底特律福特医院实习医师和 Wilmer 眼科研究所研究员。1934 年回国，任齐鲁大学医学院眼科教授，抗战暴发后，率学生内迁成都，任华西、齐鲁、中央大学等校联合大学眼科教授。开办眼科进修班，倡议成立成都眼科学会，并扩建了我国第一所眼耳鼻喉科医院——存仁医院。1949 年后，先后任广州岭南大学医学院、中山医科大学、北京中国医学科学院协和医院眼科教授；中山大学眼科医院院长、中华医学会理事、《中华眼科杂志》副总编。重视人才培养，教书育人，培养了我国第一批眼科研究生，主编高等院校教材《眼科学》，创办中山眼科中心，为医疗、教学、科研和防盲建立了良好基地，造就出一批眼科优秀医师。他一生勤奋、治学严谨，通晓多国语言，发表科学论文百余篇,蜚声中外。国际视觉和眼科研究会议曾授予陈耀真"特殊贡献奖"。他还刻苦钻研古汉语、甲骨文等,所著《中国眼科学史》受到医学界的普遍重视,是我国现代眼科学的奠基人之一。

(复旦大学附属中山医院　朱志忠)

215　丹尼尔·阿隆—罗莎

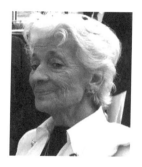

1750 年,法国眼科医生达维尔首次在欧洲描述了白内障取出术。19 世纪 70 年代后期,眼科界展开了一场关于白内障术式——囊内和囊外哪种术式更优的辩论。值得纪念的是这场辩论加速了大家对植入人工晶体(IOL)的接受度。囊外白内障取出术的优点是减少了玻璃体损失及视网膜脱离的风险;囊内白内障取出术的优点是减少残留皮质导致的眼内炎和后发障(PCO)。在当时,后发障引起的视力减退需要再次手术。在另一位法国眼科医生丹尼尔·阿隆 — 罗莎(Daniele S. Aron—rosa)发明了激光后囊膜切开术前,囊外白内障取出术都是白内障的标准术式。

阿隆 — 罗莎 1934 年出生于法国。从医前她学的是物理专业,1962 年她获得了巴黎大学医学学位。之后她在巴黎 Hopitaux 公立医院任眼科住院医生,并在巴黎大学(AP—HP)任研究员。

最初,她热衷于研究后眼眶肿瘤,注意到当时使用的红宝石激光脉冲很慢。她尝试运用自己的物理学知识来寻找一种脉冲更快的激光。后来,她从坎贝尔和丽特勒的红宝石激光中获得灵感,发现了脉冲氩激光(Nd:YAG)。她发明的新技术可以利用特定波长的激光产生能量切割眼内组织而无需任何切口。基于不同频率的氩激光 Nd:YAG,她可以选择不同波长激光,并选用特定的波长以免产生的能量破坏目标组织周围 $100\mu m$ 以外的组织完整性。

　　阿隆 — 罗莎1978年获得该专利,并于1979年1月生产了第一台氩激光后囊膜切开仪。该激光将后囊膜切口术从经弯针眼内手术转变为最微创、眼科医生最满意的手术。

　　阿隆 — 罗莎获得了美国眼科协会颁发的桂冠奖、法国总统密特朗颁发的法国最高荣誉骑士勋章、欧洲屈光手术协会颁发的巴拉克尔演讲奖、binkhorst奖章及查尔斯·凯蒙发明奖,并成为美国屈光手术协会(ASCRS)的名誉成员。

　　引自:AAO网站和ASCRS网站。

(中山大学孙逸仙纪念医院　何奇柳)

216　郭秉宽

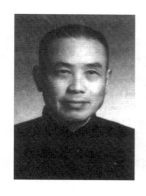

　　1927年毕业于北京燕京大学医预科,1927—1928年 在北京协和医学院学习。1928—1934年在奥地利维也纳大学医学院学习,获医学博士。是我国杰出的眼科学家、教育家。抗日战争期间发现沙眼和角膜病是当时致盲的重要原因。在沙眼普查的基础上首创以角膜血管翳为早期沙眼的诊断依据。在奥地利工作期间,发现了由类脂质积聚而成的角膜白环(der weiss Ring,white ring),将11个病例总结成论文,刊登在1936年的德国眼科杂志上。后被Duke-Elder的Textbook of ophthalmology引用。1945—1946年在美国哥伦比亚大学眼科学院和纽约市曼哈顿眼库学习角膜移植术。新中国成立后,历任上海第一医学院教授、眼科学研究所所长、中华医学会眼科学会副主任委员。1940年代在国内开展和推广角膜移植术。主编国内第一本中文版眼科学教材。新中国成立后一直在上海第一医学院附属眼耳鼻喉科医院工作,终身从事教学工作,培养出数以百计的眼科高级专业人才。被美国眼科医生誉为"中国眼科之父"。着有《眼科学》《中级眼科学》,主编有《中国医学百科全书·眼科分册》。

（复旦大学附属中山医院　朱志忠）

217　哈罗德·雷德利

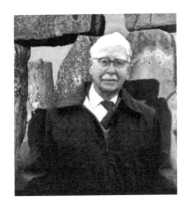

哈罗德.雷德利爵士（sir Harold Ridley）为 20 世纪眼科学的发展做出了杰出贡献，他完成了植入人工晶状体的手术。白内障囊外取出术解决晶状体混浊患者的致盲问题后的数个世纪中，患者仍为术后无晶体眼而残留的高度近视问题所困扰。在 Ridley 医生创新前，有人曾尝试用无晶状体眼镜或者角膜接触镜解决这个问题，但这两种方法在现实使用中都很麻烦。

1948 年秋天，一名实习生观摩了 Ridley 医生的白内障囊外取出术，并请教他术中为何不置换晶状体。之后 Ridley 医生反复思量和自问这个问题，最后觉得可行。早在第二次世界大战中，在皇家空军服役当眼科医生时，Ridley 医生就曾观察发现，因保护罩被击破而导致眼睛受伤的飞行员，他们能耐受 PMMA 材料的眼内异物。Ridley 医生因此假设白内障患者也可以耐受相同材料制成的人工晶状体。

Ridley 医生并没有进行动物实验，因他觉得自己已经在飞行员身上观察发现 PMMA 材料与人体的兼容性。1949 年 11 月 29 号，在圣托马斯医院，雷德利医生为一名 45 岁的女性的左眼植入了一个 PMMA 人工晶状体，因担心不稳定必需取出，所以直到两个半月后他才第二次为该患者植入另一个人工晶状体。术后检查其屈亮度为（−18.00DC−6.00DS×120）。经过实践，他定义了人工晶状体度数计算公式以使植入晶体后患者屈亮度接近平光。

Ridley 医生的发现在英国和美国都遭到了强烈的质疑。作为莫尔菲眼科医院（moorfield eye hospital）主任的斯图尔特·杜克·埃尔德爵士,是他在国内最大的反对者。幸好,全球一些前卫的眼科医生,如 Binkhorst、Worst、Choyce、Fyoforov 等,继续改进了 Ridley 的技术和设计。最终,人工晶状体植入术成为临床共识,使白内障囊外取出术演变成了当今的成熟手术模式。

Ridley 医生最后在自己研究的地方——圣托马斯医院接受了自己的双眼白内障取出和人工晶体植入术。2000 年他被伊丽莎白女王二式封为爵士,并于 2001 年逝世。

(中山大学孙逸仙纪念医院 何奇柳)

218 汤飞凡

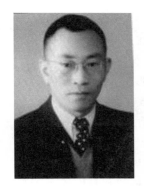

汤飞凡(1897—1958),沙眼衣原体之父,医学微生物学家。汤飞凡曾是最有希望获得诺贝尔奖的中国人。1914 年入湘雅医学专门学校,1921 年毕业,获医学博士学位。任教于北京协和医学院。1926 年被派往美国哈佛大学医学院从事细菌学研究。1929 年回国后,任上海中央大学医学院副教授、教授、细菌学系主任,1932 年后兼任上海雷氏德医学研究院细菌学系主任。1935 年任英国国立医学研究院研究员。1937 年后,任上海医学院细菌学教授,中央防疫实验处生物制品技正、处长,创建昆明卫生防疫处。1947 年在世界微生物学会第四次大会上当选为常委。历任卫生部北京生物制品研究所所长,中国科学院菌种保藏委员会研究员兼主任。1957 年被聘为中国科学院生物学部委员。毕生从事病毒研究。20 世纪 30 年代和魏曦共同对支原体进行研究,否定了沙眼细菌病因说;20 世纪 50 年代在张晓楼等协助下,成功分离出沙眼病毒(衣原体),是世界上第一个分离出沙眼病毒的人。沙眼病毒后被国际学界称为"汤氏病毒",汤飞凡也因此于 1981 年获国际沙眼防治组织追赠颁发的"沙眼金质奖章"。汤飞凡生前撰有《沙眼病原学研究:接种鸡胚,分离病毒》等论文 30 多篇。源自汤飞凡研究成果的"沙眼衣原体分离培养"获 1982 年国家科技进步二等奖。

（复旦大学附属中山医院　朱志忠）

219　夏德昭

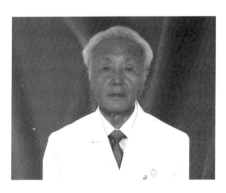

夏德昭是我国著名的眼科专家,东北地区眼科学的奠基人。中国医科大学附属第一医院眼科主任,中国医科大学学位评定委员会副主席,教授博士研究生导师,中华眼科杂志编委,眼科研究编委,中国实用眼科杂志主编、名誉主编。

夏德昭生于辽宁省昌图县夏家村,1941 年毕业于原满洲医科大学专门部,并获准留校,开始行医执教生涯;1945 年获得博士学位;1949 年以前,夏教授主要从事于沙眼和角膜疾病的防治研究;1959 年我国十年大庆时,受《中华眼科杂志》委托发表了《十年来我国角膜移植成就》的总结性论文;20 世纪 50 年代后期,开始了中西医结合治疗角膜葡萄膜和视网膜及视神经疾病领域的研究。

1981 年,夏德昭回到中国医科大学附属第一医院任眼科主任,翌年在《中西医结合眼科杂志》上发表了对视神经萎缩治疗的研究论文。

其后的十年间,在这一研究领域取得了开拓性的卓越成果;特别是视神经疾病的综合治疗效果有了显著提高,使得视神经疾病再也不能被简单地认为是"不治之症"。

1983 年,同东北三省几位眼科老前辈景崇德、董世范、朱鹏汉等出资创办了《实用眼科杂志》,1995 年卫生部批准更名为《中国实用眼科杂志》,至今,其发行量在眼科类杂志中仍居全国首位。

夏德昭作为新中国眼科事业的领军人物,以其严谨的治学作风、丰富的临床经验、坚忍的意志品质成为后继者的典范。对于人才,他更是关爱有加、精心培养。夏教授作为中国医科大学"文革"前任命的 20 位教授之一,已是桃李满天下。他培养的学生铭记恩师教导,钻研进取,目前大部分已成为眼科界的骨干或学术带头人,在各自研究领域发挥着重要作用。

(上海交通大学医学院附属新华医院　亢晓丽)

220　张效房

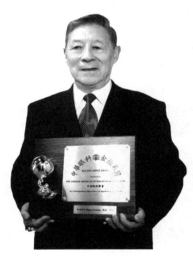

2017 年是张效房工作的第 72 个年头,如今老先生仍然在坐诊,查房,为学生修改论文,获得"全国最美医生"的称号。

张效房是我国著名眼科专家,创办《中华眼外伤职业眼部杂志》,1978 年,提出的"眼内异物摘出法"获全国科学大会优秀科研成果奖;1981—1982 年,荣获河南省政府重大科技成果三等奖、二等奖;1994 年,"眼内人工晶体"研究获国家科委科技成果奖;1998 年主编的《眼科学》获河南省科技进步一等奖;《眼外伤学》获第十一届中国图书奖。

此外,张效房还多次举办全国、全军眼外伤与眼内异物摘出学习班、白内障人工晶体学习班,主持了 7 届全国眼外伤职业眼病学术会议。1988 年、1993 年、1996 年经国家科委批准,在河南郑州召开了第一、二、三届国际眼外伤学术会议,担任大会主席。培养眼科硕士、博士后 70 余人。至今获国家和省部级科技成果奖 13 项,国家专利 1 项,参编其他重要著作 22 部,主编《眼内异物的定位与摘出》《机械性眼外伤》《眼科学》《新编临床眼科学》《眼外伤学》等 7 部,发表和宣读科技论文 248 篇,其中 180 篇为第一作者。1978 年被授予"全国先进工作者"荣誉称号;1991 年被国务院授予"国家级突出贡献专家"荣誉称号;1997 年被授予"全国优秀科技工作者"荣誉称号;1998 年被河南省政府授予"科技功臣"荣誉称号;2005 年成为中美眼科学会"金苹果奖"的全国唯一获得者。

他虽已 97 岁高龄,曾因肾癌接受过右肾摘除手术,但依然精神矍铄地战斗在临床、教学、科研第一线。他是我国著名眼科专家,被郑州大学第一附属医院誉为"院宝"的眼科泰斗。由他所引进、改进的小切口非乳化白内障手术,被定为"视觉第一,中国行动"规范术式。

从医 72 年,张效房从未涉及任何医患矛盾,他身上有老一辈医务工作者独特的习惯和情怀,"话多"就是秘诀之一。他认为:若沟通不好,医生不了解患者如何痛苦,患者对医生也会有看法。其实把病情尽量跟患者讲清楚,也就是晚一会儿吃饭的事。

在河南医学界,谈起张效房,最为后辈医者津津乐道的,除了精湛的专业技能与谦和、慈悲的医德外,还有两个细节。一是手术时从不浪费一块纱布、一个棉球,二是无论手术大小难易,从不收患者红包。

在寻找最美医生的节目中有人问张教授:您心目中最美的医生是咋样的?张教授回答:患者说我是好大夫,我就是好大夫。活着就要对社会做贡献。做春蚕,做蜡烛。

(同济大学附属东方医院　崔红平)